Andrea-Anna Cavelius · Birgit Frohn

DAS GROSSE BUCH DER
VOLKSHEILKUNDE

Andrea-Anna Cavelius · Birgit Frohn

DAS GROSSE BUCH DER VOLKSHEILKUNDE

Heilen mit den Kräften der Natur
Die besten Rezepte gegen alle Krankheiten

LUDWIG

Inhalt

Volksheilkunde – eine unendliche Geschichte   *12*

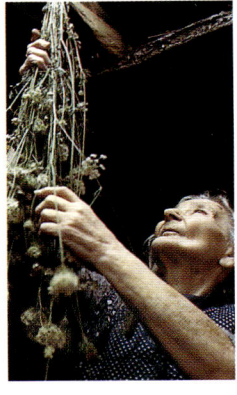

Natürliches Heil-wissen – seit Gene-rationen bewährt.

So heilt die Volksmedizin   *34*

»Gegen jedes
Leiden ist ein Kraut
gewachsen.«
Paracelsus
(1493–1541)

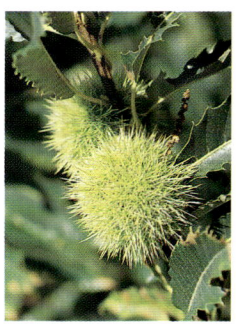

Die größte Apotheke der Welt – die Natur und ihre Heilpflanzen.

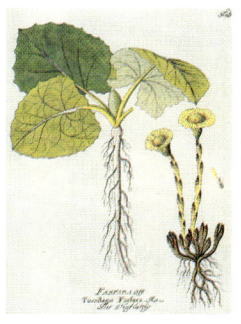

Huflattich – wohltuend für Lunge und Haut.

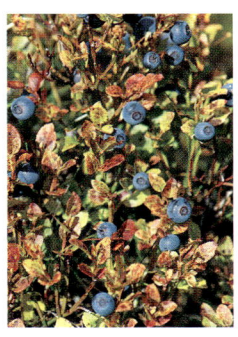

Die Heilkraft der Wurzeln, Käuter und Beeren nutzen.

Altbewährtes Heilwissen   *180*

Beste Erfahrungen bei der Behandlung kleiner und großer »Wehwehchen« hat man mit den kneippschen Güssen gemacht.

Ob Kartoffelsack oder Quarkwickel – das überlieferte Wissen der Volksheilkunde kann manchmal den Arzt ersetzen.

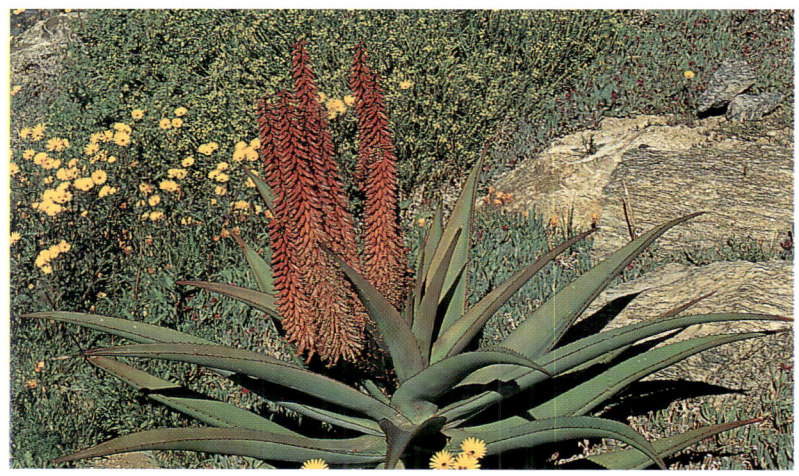

Aloe vera – ein vielfältiges Allzweck-Heilmittel.

. . . .

Die Naturapotheke   244

Alant, Anis, Arnika, Augentrost, Baldrian, Bärlauch, Basilikum, Beifuß, Berberitze, Bibernelle, Birke, Blutwurz,

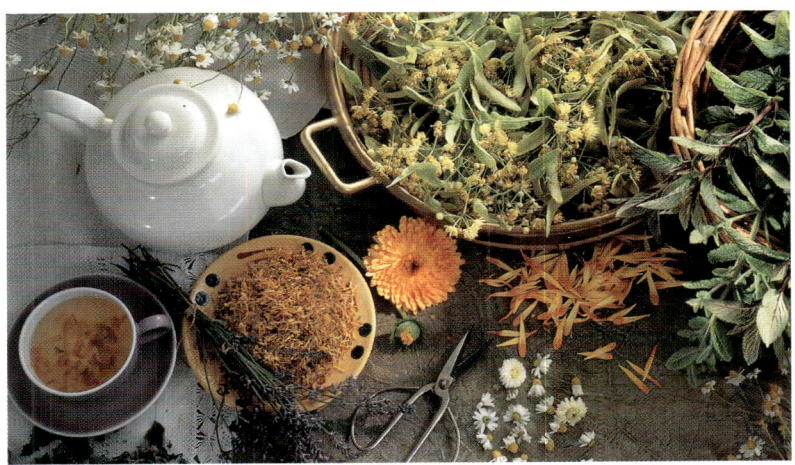

*Geringer Aufwand –
große Wirkung:
Heilen mit Tee.*

Bockshornklee, Bohnenkraut, Brennnessel, Brombeere, Brunnen-
kresse, Dill, Dost, Ehrenpreis, Echter Eibisch, Eiche, Esche,
Faulbaum, Fenchel, Frauenmantel, Gänseblümchen, Goldrute,
Hagebutte, Heidelbeere, Heublumen, Himbeere, Hirtentäschel,
Holunder, Hopfen, Huflattich, Isländisch Moos, Schwarze
Johannisbeere, Johanniskraut, Kalmus, Kamille, Klette,
Knoblauch, Königskerze, Kümmel, Lavendel, Liebstöckel, Linde,
Löwenzahn, Majoran, Malve, Meerrettich, Melisse,
Mistel, Nadelbäume, Petersilie, Pfefferminze, Quendel,
Ringelblume, Rosmarin, Rosskastanie, Salbei, Sauerampfer,
Schachtelhalm, Schafgarbe, Schlehe, Senf, Spitzwegerich,
Stiefmütterchen, Stockrose, Süßholz, Thymian, Veilchen,
Walderdbeere, Walnuss, Weide, Weißdorn, Weiße oder
Taubnessel, Wermut, Ysop, Zwiebel

Vorwort

Die Volksmedizin war und ist das bindende Glied zwischen Vergangenheit und Gegenwart in der Historie der Medizin, deren Kenntnis Voraussetzung zum wahren Heilen sein sollte: Der große deutsche Naturarzt C. W. Hufeland forderte von allen Ärzten, sie mögen doch die Geschichte ihres Fachs studieren, um richtig behandeln zu können.

»Gegen jedes Leiden ist ein Kraut gewachsen.« Um die Wahrheit dieses Ausspruchs von Paracelsus (1493–1541), dem großen Arzt des Spätmittelalters, wussten bereits unsere Ururahnen, denn die Anwendung von Arzneipflanzen zur Heilung und zur Vorbeugung von Krankheiten ist so alt wie die Menschheit selbst. Die geschichtliche Bedeutung von Heilpflanzen wird durch viele »Heilpflanzenbücher« vom Altertum bis zur Neuzeit eindrucksvoll dokumentiert. Schriftlich und mündlich wurden die Erfahrungen der Gelehrten und Pflanzenkundigen weitergegeben bis zum Beginn des 20. Jahrhunderts: In den europäischen Arzneibüchern des 19. Jahrhunderts waren noch rund 90 Prozent der aufgenommenen Arzneimittel pflanzlichen Ursprungs. Mit dem beginnenden Zeitalter der Industrialisierung brach die lebendige Überlieferung jedoch bald ab. Der alltägliche Umgang mit heilkräftigen Pflanzen trat sowohl in der Bevölkerung als auch in der Schulmedizin in den Hintergrund und fand seinen Ersatz in synthetisch hergestellten Arzneien.

Die Renaissance der Heilpflanzen

Die Erforschung der natürlichen Heilmittel hat indessen Fortschritte gemacht und erlebt durch das wieder aufkommende Interesse der breiten Öffentlichkeit an naturnahen Behandlungsweisen sowie einer ganzheitlich orientierten Lebensweise eine eindrucksvolle Renaissance. Heute weiß man wissenschaftlich gesichert um die Wirksamkeit der verschiedenen Hausmittel und bestätigt damit das althergebrachte Wissen unserer Vorfahren, die ihre nur durch Erfahrungen belegten Heilerfolge seit Jahrtausenden von Generation zu Generation weitergegeben haben.

Um dieses alte Wissen, das ein wichtiger Teil unseres kulturellen Erbes ist, zu bewahren und für den modernen Alltag aufzubereiten, entstand dieses Buch. Sie werden erstaunt sein, wie einfach und wirkungsvoll die Rezepte unserer Urgroßeltern bei vielen alltäglichen Beschwerden sind. Bereichert wird der große Rezeptteil durch einen unterhaltsamen und lehrreichen Ausflug in die lange Geschichte unserer Volksmedizin, die so prominente Heiler wie Hildegard von Bingen oder Samuel Hahnemann zu ihren Ahnen zählt. Praktische Anleitungen zur Durchführung der Heilbehandlungen und ein ausführlicher Kräuteralmanach, der genau über Vorkommen, Erntezeit und Wirkungsweise der natürlichen Helfer aufklärt, ergänzen das umfassende Kompendium.

So finden Sie sich zurecht

Bevor Sie nun nach dem passenden Hausmittel Ihrer Beschwerde suchen, lesen Sie zuerst unter dem jeweiligen Stichwort genau die Krankheits- und Ursachenbeschreibung nach und prüfen, ob diese auch zutrifft. Die einzelnen Beschwerdebilder sind alphabetisch geordnet. Im Anschluss daran finden Sie ein Kapitel mit Hausmitteln für den Notfall und Tips zur ersten Hilfe (Seite 162). Bitte verfahren Sie mit der Durchführung der Anwendungen sehr sorgfältig, und halten Sie die Anweisungen genau ein. In nahezu allen Fällen stehen mehrere Anwendungen zur Auswahl.

Der richtige Gebrauch der Heilmittel

Ohne weiteres sollte sich keiner mit Hausmitteln kurieren. So lange es sich um alltägliche Beschwerden wie Erkältungskrankheiten oder Verstopfung handelt, kann die Selbstbehandlung in der Regel problemlos erfolgen. Bei stark erhöhter Temperatur, heftigen Schmerzen sowie schwereren Erkrankungen wie Lungenentzündungen oder Magengeschwüren, sollte immer ein Arzt hinzugezogen werden. Dies ist auch der Fall, wenn während der Selbstbehandlung unklare oder schwerere Begleitsymptome auftreten als bei den einzelnen Beschwerdebildern beschrieben. Denn dieses Buch kann und soll nicht den Gang zum Arzt ersetzen, sondern es möchte Ihnen einige Alternativen aufzeigen, die unsere traditionelle und seit Jahrhunderten bewährte Volksheilkunde bereithält. Sie selbst sollten entscheiden, ob und inwieweit Ihnen die vorgestellten Hausmittel dienlich sein können.

Halten Sie sich immer an die Anwendungsvorschriften, denn ebenso wie chemische Mittel können auch die Hausmittel bei falschem Gebrauch Nebenwirkungen hervorrufen.

Volksheilkunde – eine unendliche Geschichte

... dem Volke abgeschaut

Der Wunsch, Krankheiten zu heilen, ist nicht nur bei Wissenschaftlern verbreitet, sondern – und das von Anfang an – im Volke selbst verwurzelt. Versuche mit den zur Verfügung stehenden Kräutern sowie ein Gespür für die Beschwerden des Kranken brachten nach und nach wiederholte Heilerfolge hervor.

Häufig wird vergessen, dass die hoch komplizierte Schul- und Apparatemedizin, die uns heute zur Verfügung steht, auch einmal ganz klein anfing. Zwar gab es schon zur Zeit der alten Hochkulturen begnadete Spezialisten und Ärzte, die das Fundament für die medizinischen Wissenschaften mit ihren vielen Teilgebieten wie beispielsweise Chirurgie, Innere Medizin, Kinderheilkunde, Gynäkologie oder Psychiatrie legten. Diese stellten jedoch nur eine Säule der Medizingeschichte dar. Parallel zur wissenschaftlichen Erforschung des gesunden und kranken menschlichen Körpers entwickelte sich auch in ländlichen Gebieten eine besondere Art der Heilkunde – die Volksheilkunde.

Man kann davon ausgehen, dass bei den Menschen, die sich in ihren Dörfern um die Gesundheit ihrer Nachbarn kümmerten, die Fähigkeiten der genauen Naturbeobachtung, des sorgfältigen Umgangs mit heilenden Kräutern, Mineralien und anderen Naturstoffen, sowie auch der »Blick« für die Beschwerden der Kranken stark ausgeprägt waren.

Die Volksheiler im klassischen Sinne waren Empiriker, also Menschen, die sich bei ihren medizinischen Erfahrungen auf ihre eigenen Sinne verließen. Stellten sich etwa mit einer bestimmten Behandlung einer Krankheit wiederholt Heilungserfolge ein, galt diese Anwendung in der Regel als zuverlässig wirksam.

Wissenschaft und Aberglaube

Zu dem selbst erworbenen oder seit Generationen weitergegebenen Wissen der Volksheiler gesellte sich auch eine Art »Mundpropaganda«. Reisende aus der Stadt oder auch reisende Ärzte hinterließen das Wissen um ihre Behandlungsmethoden und Rezepturen. Ebenso wie die alten Frauen oder Dorfheiler, die sich im Laufe ihres langen Lebens einen reichen Erfahrungsschatz im Bereich der Pflanzenheilkunde und der Behandlung mit Mitteln aus der Natur aneigneten. Auf diese Weise konnte eine Heilkunde entstehen, die ihre Behandlungsansätze teils wissenschaftlich begründen konnte, teils auf bloßen Beobachtungen beruhte, und zu einem anderen Teil auch tief im Glauben oder Aberglauben verwurzelt war.

Nur eine Laienheilkunde?

Dieses Heilwissen wurde von Generation zu Generation weitergetragen. Hier erhielt es sich nicht, weil es etwa umfassender oder wirkungsvoller gewesen wäre als die »ars medicinae«, die medizinische Kunst, sondern weil es sich bewährte und – sofern die Krankheit richtig erkannt wurde – die gewünschten Heilerfolge zeitigte.

Entdeckt und entsprechend gewürdigt wurde die Wirksamkeit volksheilkundlicher Behandlungen vor allem in den Klöstern des Mittelalters, die sich besonders durch die Weiterentwicklung der Kräuterkunde hervortaten. Den Mönchen und Nonnen, mithin

Die Heilrezepte der Dorfheiler und Kräuterweiblein bewähren sich.

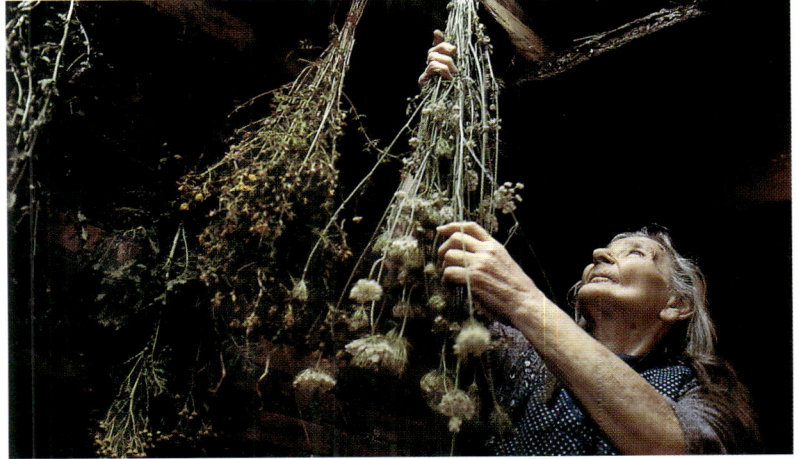

Das Wissen um Heilkraft und Wirkung von Pflanzen wird von Gerneration zu Generation weitergegeben.

13

Auch Hildegard von Bingen ging bei ihren Natur- und medizinischen Beobachtungen empirisch vor und nutzte die Heilmittel der Natur zur Behandlung ihrer Patienten.

die einzigen Schriftgelehrten in einer Zeit, die ansonsten vom Analphabetismus geprägt war, standen zu diesem Zweck auch die großen Werke der alten griechischen und römischen Naturforscher, wie etwa Dioskurides oder Plinius zur Verfügung. So konnten die Ergebnisse, zu denen die alten Weisen gekommen waren, recht gut verglichen werden mit denen, die die Dorfheiler und Kräuterweiblein erzielten. An vielen Klöstern ging man daher dazu über, den Volksweisheiten mehr Aufmerksamkeit zu schenken, sie teilweise aufzuzeichnen und mit ihnen weiter zu experimentieren, wie es beispielsweise Hildegard von Bingen, die große Heilerin und Seherin des 12. Jahrhunderts, tat.

Volksärzte, Hexen und Zauberer

Da eine Krankheit noch während des Mittelalters häufig als Strafe oder Prüfung Gottes galt, die dem Patienten auferlegt wurde, gehörten zu den Praktiken der Volksheilkunde selbstverständlich auch Gebete. Sie sollten ebenso gesund machen wie der ein oder andere Zauberspruch und magische Formeln. Daneben wurden viele Heilkräuter eingesetzt, die ursprünglich bei kultischen oder religiösen Ritualen eine Rolle spielten. Das Gesundbeten oder -sprechen hatte zudem wohl auch einen beruhigenden und wohltuenden Effekt auf das Gemüt des Kranken. Je tiefer der Glaube in ihm verwurzelt war, desto sicherer fühlte er sich, wenn ihm gemeinsam mit dem Pflanzentrunk, den ihm das Kräuterweiblein verabreichte – welches übrigens auch ein Volksarzt oder ein Zauberer sein konnte – noch ein paar Segensworte zugesprochen wurden.

In einer Zeit, in der der christliche Glaube bestimmend war und Krankheit daher als Strafe Gottes angesehen wurde, gehörten auch das Gesundbeten und Zaubersprüche gemeinsam mit Kräutermitteln zur Krankheitsbehandlung.

Der feste Glaube an die Wirksamkeit von Behandlungen, die Magisches mit der einfachen Wirksamkeit bestimmter Pflanzenextrakte verband, spielte damals wie heute eine wichtige Rolle beim Heilungsprozess. Gesund wird man schließlich nicht nur durch bestimmte Behandlungen, sondern auch dadurch, dass man an seine Gesundung und das Wiedererstarken seiner Kräfte glaubt.

Dass jedoch gerade Menschen, die sich darum verdient gemacht hatten, auf diese Weise Kranke zu heilen, während des Hexenwahns vom 14. bis ins 18. Jahrhundert auf dem Scheiterhaufen landeten, ist eines der grausamsten und zynischsten Vorkommnisse der Geschichte. Ironischerweise hat sich das Volksheilwissen trotz der Tötung tausender von Hexen und Volksheilern nicht nur durch mündliche Überlieferung, sondern gerade mit Hilfe der fleißigen Klosterbrüder und Nonnen bewahrt, die vieles aus den peinlichen Verhören der Angeklagten akribisch ins Schriftgut übertrugen.

Das, was aus diesem großen Erfahrungsschatz übrig geblieben ist, griffen bekannte Ärzte und Heiler wie Samuel Hahnemann oder Sebastian Kneipp im 18. und 19. Jahrhundert auf und entwickelten es auf ihre Art weiter. So lebt ein Teil der Volksheilkunde noch heute in der modernen Homöopathie fort.

Die Kräfte der Natur nutzen

Der eigentliche Nutzen der volksheilkundlichen Anwendungen besteht vor allem darin, verschiedene Alltagsbeschwerden mit natürlichen Produkten pflanzlicher, tierischer oder mineralischer Herkunft zu behandeln. In der Regel dauert die Behandlungszeit mit diesen Mitteln zwar länger als mit synthetisch hergestellten Medikamenten, doch greifen sie meist weniger stark in den Organismus ein als diese und unterstützen den Kranken bei der Selbstheilung. Besonders Menschen, die der Lektüre von komplizierten Beipackzetteln mit unzähligen Nebenwirkungen überdrüssig und auf der Suche nach einer »menschenfreundlicheren« und damit naturnäheren Behandlungsweise sind, können die Anwendungen der Volksheilkunde einen wertvollen Ersatz bieten.

Gerade wegen ihrer guten Verträglichkeit geben viele Patienten pflanzlichen oder mineralischen Präparaten den Vorzug vor synthetischen Arzneimitteln. Studien zeigen überdies, dass die Angst vor Nebenwirkungen ein wesentlicher Grund für die Patienten ist, verordnete, synthetisch hergestellte Medikamente gar nicht oder nicht vorschriftsmäßig einzunehmen. Leider tut sich die Schulmedizin mit der Akzeptanz der natürlichen Mittel in vielen Fällen noch schwer.

Die Bedeutung von Heilpflanzenzubereitungen und bestimmten natürlichen Behandlungsansätzen wie Wasseranwendungen, speziellen Ernährungsweisen oder Homöopathie ist mittlerweile auch in der Wissenschaft unumstritten.

Traditionelles Erfahrungsgut wird Medizin

Der »Papyrus Ebers« aus dem Jahr 1550 v. Chr. wurde erst 1873 von einem deutschen Ägyptologen zu Tage befördert. Er enthält um die 700 Arzneipflanzen und Anweisungen zur Herstellung von Salben, Pflastern, Pastillen, Pillen und Augentropfen.

Die Geschichte der Heilkunde und der Heilkunst ist so alt wie der Mensch. Schon aus der Steinzeit gibt es Zeugnisse, dass man mit den zur damaligen Zeit zur Verfügung stehenden Mitteln versuchte, bei der Jagd zugezogene Wunden und auch Knochenbrüche zu versorgen. Arzneizubereitungen aus Kräutern, Mineralien und anderen Stoffen gab es auch schon. So existieren Keilschrifttexte auf Tontafeln aus rund 6000 Jahre alten Kulturen am Persischen Golf, die sich mit Arzneipflanzen befassen. Diese wendete man nach erworbener Erfahrung, sprich nach bereits erzielten Heilerfolgen an. Ein anderes bekanntes und sehr betagtes Kräuterbuch ist das Pen Ts'ao des Kaisers Shen Hung von etwa 3000 v. Chr. mit einem Almanach von rund 1000 Kräutern und genauer Anweisung zur Ernte, Trocknung und Aufbewahrung.

Erst die Entdeckungsreisen des 16. Jahrhunderts brachten dieses Wissen nach Europa. Viele Kräuter aus diesem Werk, wie etwa Baldrian oder Süßholz, sind übrigens bis heute im Gebrauch. Auch die jüngere ägyptische Kultur war sehr fortgeschritten, was die Herstellung von natürlichen Medikamenten anbelangte.

Wirkungsvolle Rituale

Nun mag der Wert jener Behandlungsweisen aus der Frühzeit des Menschen heute wissenschaftlich umstritten sein, fest steht, dass es bereits damals gelang, mit natürlichen Mitteln den ein oder anderen Patienten von seinem Leid zu heilen und ihm sogar das Leben zu verlängern. Mit der Entwicklung von Religionen und Götterkulten entwickelte sich aus der Heilkunde schließlich eine Art magisch-dämonischer Medizin, die durch Zauberei, Beschwörungen oder religiöse Rituale ergänzt wurde, mit einem Medizinmann oder einem Priesterarzt, der nicht im Volke lebte, sondern als geistige Autorität über ihm stand.

Gleichzeitig zu dieser Entwicklung in den frühen Kulturvölkern zeichnete sich der Beginn einer wissenschaftlichen Medizin ab, die sich mit den volksheilkundlichen Erkenntnissen befruchtete und in gewisser Weise ergänzte. Sie stellte die empirische Behandlungsweise jener durch ausführliche Forschung auf ein wissenschaftliches Fundament. Man begann, das hier gewonnene Wissen in Schulen weiterzugeben.

Sagen und Legenden berichten auch in der nordeuropäischen Kulturgeschichte von natürlichen Heilmitteln.

Hippokrates, Vater der Medizin

Als der große Arzt der frühen Medizingeschichte gilt der Grieche Hippokrates, auf den die Ärzte bis heute ihren Berufseid ablegen. Um 460 v. Chr. auf der Insel Kos geboren, tritt er in die Fußstapfen seines Vaters und ersten Lehrmeisters. Dieser steht unter dem Einfluss der Weisheiten der ägyptischen Priesterärzte sowie den zu jener Zeit aktuellen Theorien der Naturphilosophen Empedokles, Leukippos, Demokrit und Anaximenes. Nach diesen Vorsokratikern bestehen alle natürlichen Gebilde und damit Tier, Pflanze und Mensch aus den vier Elementen Feuer, Wasser, Erde und Luft.

Demokrit, der größte Naturforscher vor Aristoteles, versteht das Leben darüber hinaus als einen ganz und gar mechanischen Prozess, in den man auch von außen eingreifen kann. Erst aufgrund dieser Erkenntnisse kann der Mensch nun erforschbar gemacht werden. Schließlich kann man auf dieser gedanklichen Grundlage die körperlichen Abläufe eines jeden von uns problemlos miteinander vergleichen.

Hippokrates sollte es im Laufe seines Lebens schließlich gelingen, diese naturphilosophischen Theorien mit bester ärztlicher Praxis zu verbinden. Dazu verbringt er viele Jahre auf der Wanderschaft durch ganz Griechenland, lernt die im Volk praktizierten Heilmethoden kennen und erweitert mit ihrer Hilfe seine eigenen Kenntnisse. Auf dem Höhepunkt seiner Karriere bitten ihn Berühmtheiten wie der König von Makedonien und der Philosoph Demokrit zu sich, die beide von ihm geheilt werden. Später gelingt es ihm sogar, der Pest in Athen Einhalt zu gebieten. Hippokrates ist ein

Noch immer gilt der sogenannte »Eid des Hippokrates« als Fundament der ärztlichen Ethik. Ärzte legen ihn bis heute bei ihrem Eintritt ins Berufsleben ab.

Der Arzt Hippokrates und seine Heilkünste waren und sind bis heute ein Begriff; und das ganz ohne synthetische Pillen und hochtechnische Gerätschaften.

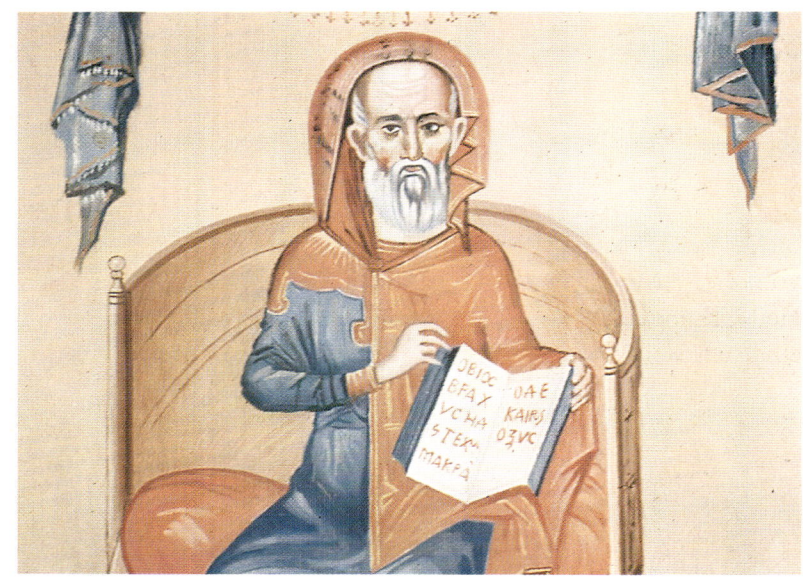

Bereits in der Antike waren der gesundheitliche Wert von volksmedizinischen Behandlungen wie Bädern, Umschlägen, Massagen und Abreibungen bei der Krankenbehandlung bekannt. Auch die Anfänge der Chirurgie im europäischen Raum wurden zur Zeit des Hippokrates gemacht.

Forscher erster Güte und zudem von einem hohen Berufsethos beseelt. Schließlich lehnt er sogar das lukrative Angebot ab, Leibarzt des persischen Großkönigs Artaxerxes zu werden. Stattdessen gründet er auf Kos eine medizinische Akademie und verfasst zahlreiche Werke über seine Heilmethoden. In Zusammenarbeit mit seinen Schülern entsteht die hippokratische Krankheitslehre, der »Corpus Hippocratum«. In diesem groß angelegten Werk wird die bisher als Allgemeingut geltende Volksmedizin auf wissenschaftliche Beine gestellt.

Ein Arzt, der im hippokratischen Sinne behandelt, sieht seine wichtigste Aufgabe darin, die Selbstheilungskräfte eines Menschen zu unterstützen. Der erste Schritt besteht dabei in der Hinwendung zu einer geregelten Lebensweise und zu einer diätetischen Ernährung. Auf diese Weise können bereits bestimmte Nahrungsmittel als Arznei wirken. Als zusätzliche Arzneien empfiehlt Hippokrates im Krankheitsfall erstens Zurückhaltung beim Essen und zweitens Zubereitungen aus Heilkräutern. Zwischen 380 und 370 v. Chr. stirbt Hippokrates hochbetagt in Thessalien.

Die Naturheilkunde nimmt ihren Anfang

Einen neuen Höhepunkt erlebt die Entwicklung der Naturheilkunde im römischen Reich um das 1. Jahrhundert n. Chr. In Rom verfasst der Arzt Pedanios Dioskurides (etwa 40–90 n. Chr.) ein dickleibiges Standardwerk der Arzneimittellehre mit hunderten von Tier-, Mineralien- und Pflanzenbeschreibungen und ihren Heilwirkungen. Seine Ausbildung erhielt er im Zentrum der griechischen Heilkunde, im kleinasiatischen Alexandria. Als Militärarzt unter den Kaisern Nero und Claudius kommt Dioskurides viel in der Weltgeschichte herum und nutzt seine Dienstreisen zu ausführlichen Forschungsarbeiten. Als maßgebliches Werk für die Pharmazie blieb sein Werk »De materia medica« mit etwa 600 Heilpflanzenporträts über 16 Jahrhunderte ein Dauerbrenner, was nicht zuletzt seiner lateinischen Übersetzung zu verdanken ist. Folgt man den Aufzeichnungen des Dioskurides, so waren bereits zu seinen Lebzeiten Arzneipflanzen aus Asien und Afrika auf dem Handelsweg nach Europa gelangt und hier bekannt. Bis heute haben eine ganze Reihe seiner Heilkrautrezepturen sowie seine Anregungen zur Ernte und Aufbewahrung von Arzneipflanzen ihre Gültigkeit behalten.

Der »Codex Constantinopolitanus«, ein handgeschriebenes Pergament mit Abbildungen nach Beschreibungen des Dioskurides, wird heute in der Wiener Nationalbibliothek aufbewahrt.

Plinius der Ältere

Zur selben Zeit wie sein griechischer Kollege wirkt Gaius Plinius Secundus, besser bekannt als Plinius der Ältere (23 oder 24–79 n. Chr.). Der Feldherr, Staatsmann und Befehlshaber der kaiserlichen Flotte in Misenum verfasst neben seinen vielfältigen beruflichen Pflichten eine 37-bändige Naturgeschichte, in der er die Erscheinungen der Natur in einer überlegten Ordnung darstellt: So gibt es Kapitel zur Zoologie, zur Botanik im Allgemeinen sowie zu pflanzlichen und tierischen Heilstoffen. Großes Interesse schenkt der ambitionierte Naturforscher und Volkskundler der Heilkunde der Kelten und Germanen und ihren Pflanzenritualen. Denn bis dato wurde das Wissen der keltischen Medizin nur mündlich als eine Geheimlehre der Druiden weitergegeben.

Plinius der Ältere legte mit seiner Naturgeschichte, einer Sammlung des gesamten zeitgenössischen Wissens um die Natur, ein Werk vor, das auf die Heilkunde des Altertums und des Mittelalters stark einwirkte.

Ebenso wie die Kelten ließen sich die Germanen von Priesterheilern und weisen Frauen kurieren. Dabei kam vielen Heilpflanzen eine kultische Bedeutung zu.

Galens Humoralpathologie

Als bedeutendste Arztpersönlichkeit der Antike neben Hippokrates gilt der aus Kleinasien stammende Klaudios Galenos, genannt Galen (130–201 n. Chr.). Er führt die Naturheilkunde noch einige Schritte weiter, bevor sich im Morgenland die Araber der Weiterentwicklung der wissenschaftlichen Medizin widmen und sich im christlichen Abendland die eher religiös und von der Volksmedizin beeinflusste Klosterheilkunde etabliert.

Galen avanciert bereits zu Lebzeiten zum Prominentenarzt und zur unanfechtbaren Koryphäe auf seinem Gebiet. So ernennt ihn der römische Kaiser und Philosoph Marc Aurel zum Leibarzt und unterstützt ihn in seinen Arbeiten, die im Entwurf der sogenannten Humoralpathologie gipfeln. Diese bildet nun für fast 2000 Jahre die Grundlage jeglicher ärztlichen Praxis. Galen systematisiert zunächst die Krankheitsbilder und grenzt die vorbeugende von der heilenden Behandlung ab. Dabei bestimmen drei Ansatzpunkte die Therapie eines Patienten: die Behandlung mit bestimmten Arzneien in einer bestimmten Dosis, die Ableitung schädlicher Säfte – denn die meisten Krankheiten entstehen seiner Lehre zufolge durch eine Verunreinigung der Körperflüssigkeiten –, eine gesunde Ernährung und eine geregelte Lebensweise.

Heil- und Gewürzpflanzen wie Thymian, Kümmel, Fenchel, Lorbeer und Dill kannte man bereits im alten Indien, in Ägypten und in Babylonien.

Der Beginn der Klostermedizin

Etwa gleichzeitig zur wirtschaftlichen und wissenschaftlichen Blütezeit des Königreichs Byzanz entstanden während des 4. Jahrhunderts n. Chr. im christlichen Abendland um Kirchen und Klöster herum die sogenannten Hospitäler. Seit 391 war das Christentum im Römischen Reich zur Staatsreligion erklärt worden, womit sich eine Spaltung der Medizingeschichte in eine arabische und eine christliche Tradition abzeichnet.

Der Benediktinerorden in Süditalien

Mit der Gründung des Benediktinerordens im Jahre 529 n. Chr. auf dem Monte Cassino bei Neapel erhalten die Hospitäler, bisher Herbergen für Schwache und Bedürftige, eine ganz neue Bedeutung. Von diesem Zeitpunkt an bieten die frommen Mönche den Bedürftigen nicht nur Kost und Unterkunft, sondern verabreichen Kranken auch pflanzliche Arzneien. Deren Grundsubstanzen, Heilkräuter und -pflanzen, gedeihen in den berühmten Klostergärten der Benediktiner.

Während sich die arabische und die byzantinische Medizin zur selben Zeit auf die wissenschaftliche Tradition der Antike besinnt und vor allen Dingen die Forschungsarbeiten Galens systematisch weiterführt, richtet sich die klösterliche Heilkunde vorwiegend an der Nächstenliebe und dem mit ihrer Hilfe zu erringenden Heil im Jenseits aus: Die Krankenpflege wird nun zur Pflicht eines jeden guten Christenmenschen. Zwar kennen die benediktinischen Mönchsärzte ebenso wie ihre arabischen Kollegen auch die Schriften der antiken Ärzte und kultivieren eine Vielzahl der von ihnen beschriebenen Heilpflanzen in ihren Klostergärten, doch ist ihre Heilkunst eben in erster Linie religiös und nicht wissenschaftlich inspiriert. Vor diesem Hintergrund kann sich allmählich auch die Auffassung durchsetzen, dass Krankheit immer eine Strafe Gottes ist, die sich im Gefolge einer begangenen Sünde im Körper des Patienten breitmacht. Empfindet der Kranke jedoch Reue, so kann ihn der Heiland, »Christus medicus salvator«, kurieren.

Da sich gerade in ländlichen Gegenden Glaube und Aberglaube bisweilen auf abenteuerliche Weise vermischen, kann es schließlich dazu kommen, dass das Wissen der kräuterkundigen, für die medizinische Versorgung zuständigen Frauen auch in den Klosterhospitälern Eingang findet. Und so lassen die frommen Mönche ihre Patienten nolens volens nicht nur in den Genuss von Bädern und einer gesunden Lebensführung kommen – also Anwendungen, die durchaus einen gesicherten wissenschaftlichen Hintergrund haben – sondern auch in den der magischen Heilkuren aus der Volksmedizin.

Als erstes schriftliches Zeugnis der Klostermedizin gilt das sogenannte »Lorscher Arzneibuch« von einem anonymen Autor (795 n. Chr.). Es befasst sich mit den neu gewonnenen Erkenntnissen der Pflanzenheilkunde des Mittelalters.

Mönche bringen das Heilwissen über die Alpen

Neben der Kran-
kenpflege und der
Kultivierung von
Heilpflanzen
machten sich die
Benediktinermön-
che besonders um
das Kopieren der
Schriften aus dem
Altertum verdient.
Anders hätten
die Klassiker von
Dioskurides, Plini-
us oder Galen
nur schwerlich
bewahrt werden
können.

Auch nördlich der Alpen sind die Benediktinermönche im frühen Mittelalter rege. Auf dem Weg zur Bekehrung der heidnischen Germanen und Franken gelangen neben den Weisheiten der Bibel auch die Samen der Kräuterkulturen aus dem warmen Italien in die Gärten der neu gegründeten Klöster im nördlichen Europa. Und aus deren geschützten Mauern heraus wandern die Kräuter im Laufe der Jahrhunderte auch in die benachbarten Bauerngärten und finden hier bei den Volksheilern Anklang und volksmedizinische Verwendung.

Unterstützt bei der Verbreitung der Heilpflanzen, die auch manche Küche und Hausapotheke bereicherten, werden die Mönche während des 8. und 9. Jahrhunderts von Regenten wie Karl dem Großen und Ludwig dem Frommen. Beide Herrscher geben in ihren Verordnungen »Capitulare de villis« genaue Anweisungen zum Kräuteranbau in den Gärten der kaiserlichen Landgüter, die immerhin mit Anis, Bohnenkraut, Dill, Eberraute, Fenchel, Kerbel, Knoblauch, Koriander, Krauseminze, Liebstöckel, Muskatellersalbei, Schnittlauch, Sellerie, Senf, Zwiebel und vielem mehr bestückt gewesen sein sollen.

Christentum und Naturalismus – Hildegard von Bingen

Ihren Höhepunkt findet die Klostermedizin im Laufe des 12. Jahrhunderts durch eine herausragende Heilerpersönlichkeit: Hildegard (1098–1179), die Äbtissin des von ihr gegründeten Benediktinerinnenklosters auf dem Rupertsberg bei Bingen, beginnt mit Hilfe ihrer Mitarbeiter, dem Mönch Volmer und der Schwester Richardis, mit der Abfassung ihrer natur- und heilkundlichen Werke »Causae et curae« und der »Physica«. Die 43-jährige, so lautet die Geschichte, erhielt den Auftrag der Niederschrift ihrer Visionen, die sie schon von Kindheit an heimsuchten, direkt von Gott. Papst Eugen III. bestätigte Hildegards Sehergabe, und ihre »geistige Vermählung« mit Gott bringt ihr bereits unter ihren Zeitgenossen den Ruf einer Heiligen ein.

Neben der christlichen Krankheitsvorstellung versucht Hildegard in ihren Schriften auch naturalistische Ideen einzubringen, die auf genauer Naturbeobachtung und medizinischer Erfahrung gründen. In dem berühmten »Causae et curae«, ihrer Schrift über die Natur des Menschen, beschreibt sie Ursprung, Entstehung und Behandlung von Krankheiten. Die Grundursache für alle Beschwerden liege im Sündenfall des Menschen, weshalb eine wirksame Medizin immer mit dem Glauben an Gott verbunden sein müsse. Es bleibt jedoch anzunehmen, dass auch die Heilmittel aus den Arzneipflanzen, die die Heilige in ihrem klösterlichen Kräutergarten zog, zur Linderung der Beschwerden ihrer Patienten beigetragen haben.

Aktuell wie nie – die Hildegard-Medizin

Die Hildegard-Medizin erlebt heutzutage eine Renaissance. Zahlreiche ihrer Rezepturen stellen heute eine wertvolle Grundlage für Heilmittel auf pflanzlicher Basis dar. Um die Natur der Elemente, die natürlichen Geschöpfe und wie mit ihrer Hilfe dem Menschen geholfen werden kann, geht es in dem zweiten großen naturkundlichen Werk der Benediktinerin. Die »Physica« beschäftigt sich mit der feinstofflichen Natur der Pflanzen, Elemente, Edelsteine, Metalle und Tiere und wie diese heilbringend für den Menschen eingesetzt werden können. Hier sind auch viele Methoden versammelt, die der religiösen und magischen Heilkunde entlehnt sind, wie etwa das Auflegen heilkräftiger Amulette, das Handauflegen und Teufelsaustreibungen. Außerdem sind beide Werke der Heiligen besonders von den klassischen Heilkundebüchern des Dioskurides und von Galen beeinflusst. Auch die Schriften der Schule von Salerno, die als erstes medizinisches Zentrum in Westeuropa Studenten aus Europa wie auch aus dem Vorderen Orient anzog und von ihrer Methodik her der hippokratischen Überlieferung verbunden war, hinterließen deutliche Spuren in dem Werk der Äbtissin. Schließlich entstanden hier zahlreiche Übersetzungen der weit fortgeschrittenen Lehrschriften der arabischen Heilkunde und diverse Abfassungen zum richtigen Gebrauch pflanzlicher Medizin.

In der Blütezeit der Schule von Salerno zwischen 1150 bis 1180 entsteht das Lehrgedicht »Regimen sanitatis Salernitatum«, das umfassende Ratschläge zur gesunden Ernährung sowie Empfehlungen zur Hygiene versammelt.

Zwischen Magie und Wissenschaft – Paracelsus

Paracelsus, der große Arzt, Naturforscher und Begründer der pharmazeutischen Medizin sieht die Ursache für Erkrankungen nicht mehr im Sündenfall, sondern vielmehr in der Umwelt, im Seelenzustand und in körperlichen Störungen des Menschen.

Der Volksheilkunde, die Okkultes, Religiöses und Überliefertes zu allen Zeiten vermischte, mehr verpflichtet als der wissenschaftlichen Medizin und ihren Wegbereitern Ibn Sina, Hippokrates oder Galen ist Theophrastus Bombastus von Hohenheim, genannt Paracelsus (1493–1541). Der Schweizer Arzt schwäbischer Abkunft ist eine der schillerndsten Gestalten der Renaissance. Sein Ziel gilt dem Aufbau einer Medizin, die sich auf Naturbeobachtung und erlebter Erfahrung am Krankenbett stützt. Paracelsus verschafft chemisch hergestellten Arzneien Einzug in die Medizin und ist darüber hinaus bestens vertraut mit der Wirkung von Heilpflanzen und Mineralien.

Die Signaturenlehre

Doch bereichert er die Behandlungsweise mit Pflanzen, die bis zum 16. Jahrhundert die wichtigsten Heilmittel darstellten, auf sehr eigentümliche Weise. So besagt die von ihm geschaffene Signaturenlehre, dass die Farbe und das Aussehen eines Heilkrauts immer einen Rückschluss auf seine Verwendung zuließe. Nun

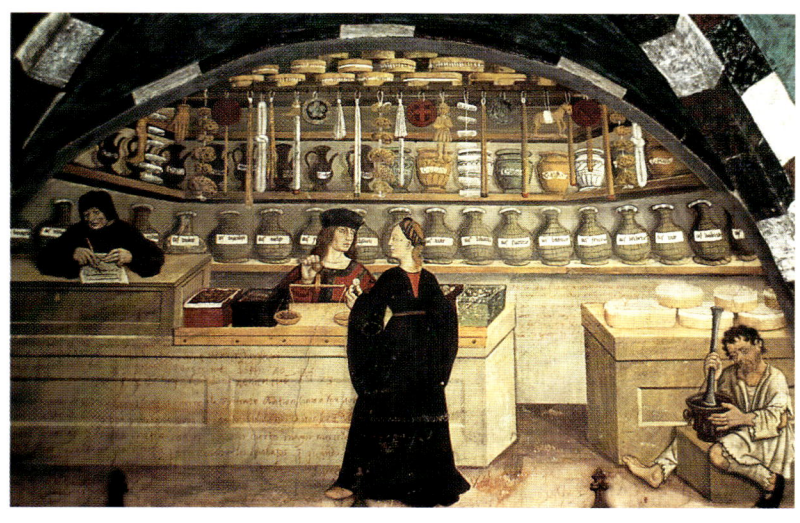

Auch unser heutiges Heilwissen basiert auf den Beobachtungen und Erkenntnissen pflanzenkundiger Ärzte und Apotheker vergangener Tage.

gibt es zwar viele treffende Beispiele, aber auch andere, auf die man sich lieber nicht verlassen sollte. So sollte man bei stechenden Schmerzen auf die Heilkräfte der Distel zurückgreifen und bei der Neigung zu Blasensteinen auf Pflanzen, die wie Steinbrech zwischen Steinen wachsen. Die hodenförmigen Knollen der Knabenkräuter schließlich galten als aphrodisierendes Liebesmittel.

Naturbeobachtung und Magie

Generell gibt Paracelsus, der nach langjähriger Wanderschaft durch nahezu alle europäischen Länder auf dem Höhepunkt seiner Karriere einen Lehrstuhl an der Universität von Basel innehatte, bei der medizinischen Behandlung seiner Patienten der Intuition immer den Vorzug vor dem Rationalismus, mystische Erkenntnisse setzt er vor logische Schlussfolgerungen. Die Säulen seiner Heilkunst bilden daher neben einer genauen Naturbeobachtung vor allem die Astrologie, Magie und Alchemie. Immerhin gelingt es Paracelsus, einen Weg in die Zukunft zu weisen, indem er Krankheiten nicht mehr als Sündenfall begreift, sondern ihnen bestimmte Ursachen zuweist, die aus der Umwelt oder dem Seelenzustand (!) des Patienten stammen oder auch in körperlichen Dysfunktionen begründet sind. Zudem weist er jeder besonderen Krankheit auch ein ganz besonderes Heilmittel zu, das auf ihre Behandlung zugeschnitten ist. Seine Verbundenheit zur Volksmedizin zeigt er durch die Verwendung natürlicher Heilstoffe und durch sein Wissen um die Wichtigkeit einer naturgemäßen Lebensweise, die allgemein heilend und vorbeugend wirkt. Von seinen Zeitgenossen dennoch weitgehend abgelehnt, stirbt Paracelsus völlig verarmt in Salzburg.

> »Die Natur zeichnet jegliches Gewächs, das von ihr ausgeht, zu dem, dazu es gut ist. Also haben auch die Formen alle ihre Arznei … hat sie die Form der Füße, so ist sie für die Füße …«
> Paracelsus

Selbstbehandlung – die Anfänge

Mit der Erfindung der Buchdruckerkunst um 1450 gelangt die Kunde von den Heilpflanzen zusammen mit zahlreichen Rezepten auch unter das Volk. In den Büchern der Kräuterväter Otto Brunfels, Hieronymus Bock, Petrus Andreas Mathiolus und Jacobus Theodorus Tabernaemontanus kann nun jeder, der des Lesens und Schreibens mächtig ist, die Beschaffenheit und Wirkung der Kräuter nachlesen.

Während sich auf dem Land nach wie vor die lebendige mündliche Überlieferung von Hausmitteln und Rezepturen der weisen Frauen erhält, und diese weiterhin eine feste Institution bei der Behandlung von Krankheiten darstellen, sind lesekundige Städter, wie Bürger aus dem Patrizierstand oder Adlige, nunmehr in der Lage, sich bei Bedarf selbst zu behandeln. Die bekanntesten Kräuterbücher sind prächig illustriert, und die Autoren legen nicht nur großen Wert auf ihre antiken Vorbilder Dioskurides und Plinius, sondern auch auf eine möglichst naturgetreue Abbildung der Pflanzen. So kann der interessierte Leser auch die pflanzlichen Zutaten zu den empfohlenen Arzneien selbständig sammeln, ohne erst einen Arzt oder Apotheker zu Rate ziehen zu müssen.

Die Erfindung des Buchdrucks erleichtert die Vervielfältigung von Manuskripten und öffnet Lesekundigen den Zugang zu Kräuter- und medizinischen Lehrbüchern. So erscheint z. B. das »New Kreütterbuch« von Hieronymus Bock (1498–1554) im Jahre 1539. Bis ins 17. Jahrhundert war es weit verbreitet.

Die »Dreck-Apotheke«

Im Laufe des 17. Jahrhunderts beginnt das Wissen um die Arzneimittelzubereitung recht krasse Blüten zu treiben. So veröffentlicht der Arzt Christian Franz Paullini 1669 sein Werk »Heylsame Dreck-Apothek«. Er ist davon überzeugt, dass »mit Koth und Urin fast alle, ja auch die schwerste, gifftigste Kranckheiten … vom Haupt biß zun Füßen, inn- und äußerlich, glücklich kuriret worden«. Bemerkenswert ist sein Werk insofern, als Paullini sich neben seinem hervorragenden medizinischen Wissen der Volksheilkunde verbunden fühlt. Er weiß auch, dass die Fäkalienmedizin bis zu den alten Hochkulturen zurückreicht und billigste Arzneistoffe liefern kann, die wirklich für jedermann erreichbar sind. Im Volk ist die sogenannte Dreck-Apotheke und die Behandlung mit Urin, Kot und anderen Körperflüssigkeiten bei bestimmten Krankheiten seit jeher gebräuchlich. Paullini gelingt mit diesem Werk, in welchem er in erster Linie volksmedizinische Rezepturen versammelt, die er allerdings nicht wissenschaftlich überprüft hat, ein Bestseller. Übrigens ebenso wie mit seinem Nachfolgewerk, einem Buch über Heilung durch Verprügeln…

Ärzte als Diener der Natur

Ein neues Kapitel in der Natur- und Volksheilkunde beginnt mit dem von der Aufklärung geprägten 18. bis 19. Jahrhundert. Die Neubewertung des Begriffes Natur, der im Laufe dieser philosophischen Strömung zum Guten schlechthin erhoben wird, zieht auch eine neue Definition der Begriffe Krankheit und Gesundheit nach sich. So wird ein körperliches Leiden nicht mehr als rein mechanische Störung des Körpers oder als Produkt eines sündhaften Tuns erklärt, sondern als sinnvolle Einrichtung der Natur.

Die Erkenntnis, dass jedem Menschen eine Heilkraft der Natur innewohnt – wir sprechen heute in diesem Zusammenhang von Selbstheilungskräften – erfährt damit seit der Antike ihre erste Wiedergeburt. Dabei kommt dem Heiler oder dem Arzt mehr die Funktion eines unterstützenden Helfers zu, der diese Kräfte mit den geeigneten Maßnahmen in die richtigen Wege leitet. Die hippokratischen Lebensregeln und Gesundheitsempfehlungen erfahren ihre erneute Würdigung, und einigen Vertretern der medizinischen Zunft gelingt es, bereits seit Jahrtausenden bekannte, aber mit der Zeit in Vergessenheit geratene Behandlungsansätze und heilsame Anwendungen wieder zum Leben zu erwecken.

Im Zeitalter der Aufklärung erachtet man Krankheit als hilfreiche Einrichtung der Natur. Der Arzt spielt dabei eher eine unterstützende Rolle – er soll die in jedem Patienten schlummernden Selbstheilungskräfte entfachen.

Die »Wasserhähne«

Die Rede ist hier von den Pionieren der Wasserheilkunde, die Doktoren Siegmund (1664–1742) und dessen Sohn Johann Siegmund Hahn (1696–1773), von ihren Zeitgenossen passenderweise »Wasserhähne« getauft. Vater und Sohn sind Zeit ihres Lebens als Stadtphysikusse im schlesischen Schweidnitz tätig. Während dieser Zeit gelingt es, bestimmte Wasseranwendungen wieder populär zu machen, die aus der antiken Naturheilkunde bekannt sind und in der Volksmedizin nach wie vor Anwendung finden.

J.S. Hahns Buch »Unterricht von Krafft und Würckung des frischen Wassers in die Leiber der Menschen, besonders der Kranken bey dessen innerlichen und äußerlichen Gebrauch« ist bei seinem Erscheinen ein Kassenschlager. Hier empfiehlt der belieb-

»Die Wasserbe-
handlung öffnet
der Natur allemal
den von ihr selbst
für richtig erkann-
ten Weg zur Hei-
lung. Der Arzt
kann die Heilung
nur einleiten.
Was den Gesun-
den erhält, macht
auch den Kranken
wieder gesund...«
Johann Sebastian
Hahn

te Arzt frisches, kaltes Wasser bei fast allen Krankheitsbildern, zeichnet die genaue Anwendungsweise von kaltem Fuß-, Unter-arm-, Tauch-, Voll-, Dauer- sowie Teilbädern und kalten Um-schlägen auf und empfiehlt spezielle Wasserkuren zur Abhärtung und Körperkräftigung.

Hufeland und die Kunst, das Leben zu verlängern

Ein anderer wichtiger Vertreter der an der traditionellen Überlie-ferung und an den Kräften der Natur orientierten Heilkunde ist Christoph Wilhelm Hufeland (1762–1836). Er ist bereits zu Leb-zeiten berühmt, nicht zuletzt wegen der erfolgreichen Behand-lung bekannter Zeitgenossen wie Herder, Wieland, Goethe und Schiller und seines sozialen Engagements. Er thematisiert als ei-ner der ersten Gelehrten seiner Zeit den Zusammenhang von Ar-mut, mangelnder Hygiene und der Entstehung von Krankheiten.

Hufeland wird aufgrund seiner Verdienste um die Weiterfor-schung in der Medizin und im Besonderen in der Naturheilkunde, die er harmonisch mit volksheilkundlichen Erkenntnissen ver-band, zunächst vom sächsischen Herzog Karl August mit einer Professur an der Universität von Jena gewürdigt. Später ernennt ihn der preußische König zum Leibarzt und zum Ersten Arzt der Berliner Charité. Auch in Berlin lehrt er an der Universität, bevor ihn Alexander von Humboldt zum Staatsrat der Abteilung Ge-sundheitswesen befördert.

Im Laufe dieses von beruflichen Erfolgen gekrönten Lebens för-dert Hufeland nicht nur die Neuerungen in der praktischen Medi-zin und schafft ein Forum für naturgemäße Heilmethoden, zu denen neben der Wasserheilkunde auch die neu entdeckten Be-handlungsweisen Akupunktur und Homöopathie (Seite 29f.) ge-hören, sondern er entwickelt auch einen Impfschutz gegen die Volksseuche Pocken. Daneben regt er die kostenlose Behandlung von Armen und Bedürftigen an und entwirft Arzneien, die die Be-handlungskosten gering halten. Hier greift er vor allem auf den Rezepteschatz der Volksheilkunde zurück.

Seine eigene Schöpfung ist die sogenannte Makrobiotik, nach seinen Worten die Kunst, das Leben eines Menschen zu verlängern. In dieser Heil- und Lebensweise wird seine Grundeinstellung Ärzten und Patienten gegenüber deutlich. Während der Naturarzt als Diener der Natur dem Patienten dabei hilft, seine Krankheit mit eigener Kraft zu überwinden, wird sich der reine Schulmediziner immer als Meister der Natur einsetzen, was nach Hufeland verwerflich ist. Seine Grundüberzeugung ist, dass ein kranker Körper eine Krankheit selbst überwinden muss, um lang anhaltend zu gesunden. Dazu gehört ein sparsamer Umgang mit Arzneimitteln ebenso wie eine maßvolle Lebensführung, fleischlose Ernährung, Abhärtungsmaßnahmen und frische Luft. Hufelands Behandlungsansatz wird zum Ausgangspunkt der Naturheilbewegung im 19. Jahrhundert, und die Grundlagen seiner Makrobiotik ziehen sich bis zur ökologischen Bewegung unserer Zeit hindurch. Gerade im Zuge der weit verbreiteten Wohlstandskrankheiten erstrahlen diese Erkenntnisse in einem neuen Licht.

Volksmedizin und Homöopathie – Samuel Hahnemann

An die Fähigkeit des menschlichen Körpers, sich selbst zu heilen, glaubt auch ein anderer großer Arzt des 18. und 19. Jahrhunderts. In seiner Heimat Deutschland ist Samuel Hahnemann (1755–1843), der in Erlangen zum Doktor der Medizin promoviert, allerdings lange Zeit als »Zigeunerdoktor« verrufen, der während seiner ruhelosen Wanderjahre quer durch die Lande vom Planwagen aus selbst gemischte »Zaubermedizin« verkauft. Und auch später, als er in Leipzig ein Institut für promovierte Ärzte eröffnet, um hier die von ihm erfundene Drogenherstellung aus Kräutern zu lehren, ist ihm nur wenig Anerkennung beschieden. Erst nach seiner Umsiedelung nach Paris, wo er sich einen neuen Patientenkreis schafft, wird ihm diese zuteil. Er erreicht sogar nach all den Jahren einen rechten Wohlstand. Seine Rezepte gegen viele Krankheiten werden von zahlreichen Homöopathen nach ihm übernommen und haben bis heute überlebt.

»In einer gewissen Mittelmäßigkeit des Standes, des Klimas, der Gesundheit, des Temperaments, der Leibeskonstitution, der Geschäfte, der Geisteskraft, der Diät usw. liegt das größte Geheimnis, um alt zu werden. Alle Extreme ... hindern die Verlängerung des Lebens.« Christoph Wilhelm Hufeland

Reizbehandlung durch Kräuterextrakte

Ähnliches mit Ähnlichem zu heilen – das ist die Grundaussage der Homöopathie. Bei dieser Reizbehandlung werden dem Körper Substanzen zugeführt, die die Krankheit zunächst verstärken. Dadurch wiederum wird der Körper gezwungen, Abwehrkräfte aufzubauen.

Ziel der Arbeit Hahnemanns ist es, durch seine Arzneimittel – Kräuterextrakte, die auf natürlicher Basis hergestellt werden – Symptome hervorzurufen, die denen der Krankheit ähnlich sind. Homöopathie ist also eine Reizbehandlung, die durch die künstliche Verstärkung von Krankheitssymptomen Heilung herbeiführt. Denn so aktiviert sie die natürlichen Abwehrkräfte des Körpers. In seinem Hauptwerk, dem »Organon der rationellen Heilkunde«, begründet Hahnemann sein neues Behandlungssystem, dem die traditionelle Universitätsmedizin überwiegend ablehnend gegenübersteht. Seine Selbstversuche mit der Chinarinde (1790), die er gegen Malaria einsetzt, erhärten jedoch seine Vorstellungen von einer natürlichen Behandlungsweise, die die Selbstheilung in einem kranken Körper anregt. Schließlich kommt er bei diesen Versuchen zu dem Schluss, dass die Droge nur deshalb heilen könne, weil sie beim Gesunden ganz ähnliche Symptome hervorrufe wie sie für die Krankheit typisch sind.

Ähnliches mit Ähnlichem zu heilen lautet daher auch der Grundsatz der Homöopathie genannten Behandlungsweise. Es hilft also immer die Substanz, die die Krankheitssymtpome eigentlich verstärkt. Denn sie bewirkt im Organismus, dass die der Krankheit entsprechenden Abwehrkräfte mobilisiert werden. Diese alternative Behandlungsweise stellt sich ganz in den Gegensatz zur traditionellen Therapie mit Arzneien, die die Krankheit unterdrücken sollen und damit ihren Symptomen entgegenwirken. Denn auf diese Weise, so Hahnemanns Erkenntnis, wird kein wirklicher Heilungsprozess ausgelöst. Er vertritt seine Theorie erstmals in der von Hufeland herausgegebenen Zeitschrift »Journal der practischen Arzneykunde«.

Umfassende Diagnose

Bevor der Arzt jedoch eine bestimmte Arznei verordnet, erfolgt eine strikte individuelle Diagnose des Patienten. Das Gespräch zwischen Arzt und Patient klärt neben den körperlichen Symptomen auch psychische Faktoren, die zu den Beschwerden geführt haben können. Diese sorgfältige und häufig sehr zeitaufwendige

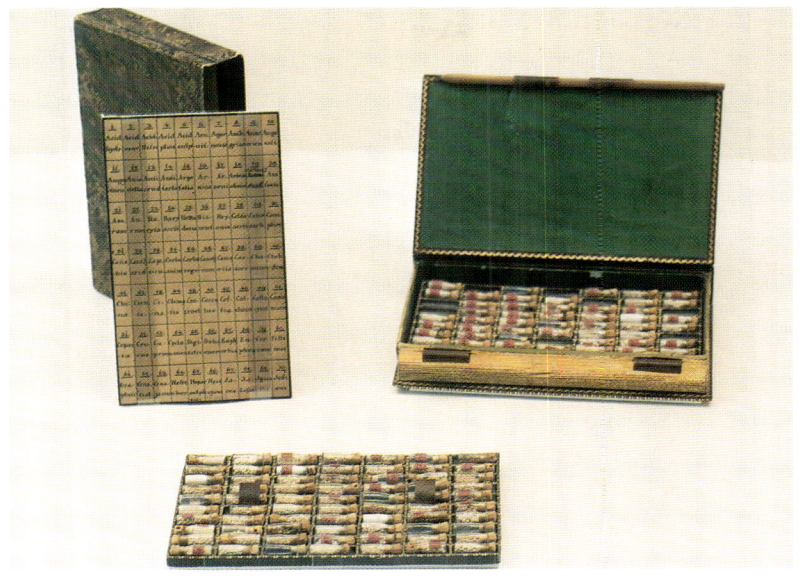

Samuel Hahnemanns Taschenapotheke in Buchform: Der Begründer der Homöopathie stellte der Schulmedizin im 18. Jahrhundert ein ganzheitliches Naturheilverfahren gegenüber.

Betreuung des Erkrankten spielt bei der erfolgreichen Behandlung neben der Auswahl des auf ihn zugeschnittenen Medikaments eine sehr wichtige Rolle.

Eine weitere Eigenart der Hahnemannschen Methode ist seine Drogenherstellung, das Potenzieren. Diese Verdünnungsmethode geht zunächst von einer pflanzlichen oder mineralischen Ursubstanz aus, die mit sogenannten indifferenten Lösungsmitteln wie hochprozentigem Alkohol, destilliertem Wasser, Glyzerin oder Milchzucker (für die Globuli) vermischt wird. Die so entstandenen homöopathischen Lösungen werden anschließend nach teilweise komplizierten Vorschriften geschüttelt, um die Energie (Potenz) des jeweiligen Wirkstoffs in die gewählte Lösung zu übertragen. Die Verdünnung geht stufenweise vonstatten – von einem Mischungsverhältnis eins zu zehn (D1) bis zu D12, wo der ursprüngliche Arzneigehalt nur noch 0,0001 Prozent beträgt. Generell gilt in der Homöopathie: je verdünnter das Mittel ist, desto wirksamer ist es. Schließlich enthält die potenzierte Medizin nicht mehr die stofflichen Bestandteile der natürlichen Ursubstanz, sondern ihre reine Energie.

Die weltweite Verbeitung der Homöopathie ist einzigartig für ein Heilsystem, das außerhalb der Universitäten gelehrt wird. Am weitesten verbreitet ist sie in Lateinamerika, in Indien und in Europa – hier vor allem in England und Frankreich.

Prießnitz und die Wasserheilkunde

Das 19. Jahrhundert ist reich an berühmten Naturheilern, deren Arbeiten alle um das zentrale Thema kreisen: Wie wird der Mensch mit Hilfe der Kräfte der Natur wieder gesund. Dazu gehört auch Vinzenz Prießnitz (1799–1851), der im schlesischen Gräfenberg eine Kaltwasserheilanstalt aufbaut, um hier mit der sogenannten Hydrotherapie (Wasserheilkunde) zu behandeln.

Kaltes Wasser, als eines der reinsten Naturheilmittel gepriesen, soll Wärme und Energie in den erkrankten Körperteil leiten und diesen so entgiften.

Die Anwendung von kaltem Wasser zu Heilzwecken, die bereits von den Hahns (Seite 27f.) propagiert wurde, erlebt so während der Biedermeierzeit in Deutschland ihre Renaissance. Stellt doch das kalte Wasser im Verständnis der Zeitgenossen eines der reinsten Naturmittel schlechthin dar. Prießnitz verordnet in seiner Heilanstalt neben Umschlägen und Abwaschungen auch kalte Teilbäder und Duschen. Er vertritt die Ansicht, dass jeder Kranke mit kaltem Wasser, Kräfte und Wärme seines Körpers in einen bestimmten Körperteil leiten könne, und so Gifte und Krankheiten gleichsam aus dem erkrankten Organismus gezogen würden.

Im Jahre 1839 ist er so bekannt, dass sich immerhin 1700 Patienten von ihm behandeln lassen, obwohl er noch einige Jahre zuvor – allerdings erfolglos – der Kurpfuscherei angeklagt worden war. Später behandelt er berühmte Künstler wie Chopin und Gogol und erhält Auszeichnungen der Wiener Universität für seine Heilerfolge mit dem flüssigen Element.

Von der Kurpfuscherei zur Balneologie

Die Bäder- und Wasserheilkunde feiert weiterhin Erfolge und gewinnt mehr und mehr Anhänger. Ende des 19. Jahrhunderts wird sie zur Wissenschaft erklärt. Die heilsamen Wirkungen von Quellen im Verbund mit klimatischen Bedingungen werden fortan wissenschaftlich begründet angewandt. Nun hat der Patient die Möglichkeiten, sich mit Thalassotherapie (Meerwasser), mit Trink- und Wasserkuren in Seebädern oder im Hochgebirge zu kurieren. Das Badewesen wird ausgebaut, und in den Städten entstehen öffentliche Badeanstalten mit Schwimm-, Brause-, Wannen- und Schwitzbädern.

Die Kneippschen Heilweisen

Im selben Zeitraum veröffentlicht der katholische Pfarrer Sebastian Kneipp (1821–1897) sein Werk »Meine Wasserkur«, das schon sechs Jahre nach seinem Erscheinen im Jahr 1886 die 50. Auflage erreicht. Selbst an Lungenschwindsucht (Tuberkulose) erkrankt, behandelt er sich in seiner Jugend und frühen Erwachsenenzeit erfolgreich mit Wasseranwendungen nach den Vorschriften von Johann Sigmund Hahn (Seite 27 f.) und sammelt dabei seine eigenen Beobachtungen. Er kommt zu der Erkenntnis, dass Wasser in seinen vielfältigen Anwendungsmöglichkeiten ein ideales Heil- und Vorbeugungsmittel sei. Die von ihm weiter entwickelten Kurmethoden setzt er später, als Geistlicher und als Beichtvater im Wörishofener Dominikanerkloster, weiterhin ein.

Ein undogmatischer Priester

Weniger dogmatisch als mancher seiner Vorgänger, der nur auf eine – seine – allein selig machende Heilmethode schwor, vereinigt Kneipp verschiedene natürliche Heilweisen unter einem Dach. Zum Kneippschen Anwendungskanon gehören daher neben kalten Wassergüssen aus der Gießkanne auch Heilkräuterzubereitungen aus der Volksmedizin, Barfußlaufen, das sogenannte Wassertreten, Waschungen, Dämpfe, Bäder sowie die berühmten Kneippschen Wickel. Krankheiten können, so seine Überzeugung, auf diese Weise ausgeheilt werden. Hygiene und eine einfache, gesunde Lebensweise sind nach seinen Erkenntnissen Garanten für ein langes und gesundes Leben. Kein Grund für den frommen Arzt, bei seinen Kuren nicht auch Medikamente, Bier in Maßen, Tabak- oder Fleischgenuss zuzulassen.

Unter seiner Ägide gedeiht Wörishofen zu einem berühmten Kurort mit Sanatorien und Badeärzten, denn Kneipp ist pragmatisch genug, auch Schulmediziner in seine Kurmethoden einzubeziehen. Dies tut er nicht nur, um weiteren Vorwürfen der Scharlatanerie zu entgehen, sondern auch um seiner Heilkunst ein breiteres und anerkannteres Forum zu bieten. Heute gilt die Kneipp-Kur als Inbegriff der Naturheilkunde schlechthin.

Zu Anfang als Scharlatanerie verschrien, ist die Kneipp-Kur heute eine der wichtigsten Methoden der Naturheilkunde. Ihre Grundpfeiler stellen Wasseranwendungen, Barfußlaufen und die Kneippschen Wickel dar.

So heilt die Volksmedizin

....

Selbstbehandlung mit altbewährten Hausmitteln

Die Wurzeln der traditionellen Medizin reichen in eine Zeit zurück, in der die Menschen auf die Mittel und Möglichkeiten zurückgreifen mussten, die die umgebende Natur bereithielt. Ebenso war die Heilkunde damals mehr auf die Erfahrungen angewiesen, die von Generation zu Generation weitergegeben wurden. Und so ist es bis heute oftmals nicht möglich zu erklären, warum das eine oder andere Mittel aus unserer Volksheilkunst wirkt. Das Wichtigste ist jedoch, dass wir tatsächlich mit einfachsten Mitteln unsere Gesundheit wieder herstellen bzw. erhalten können.

Die Anwendungen des über die Jahrhunderte von Mund zu Mund überlieferten Volksheilwissens sind jederzeit und in der Regel mit wenig Aufwand durchzuführen: Die richtigen Hausmittel aus diesem reichen Erfahrungsschatz zur rechten Zeit angewendet, zeigen oft erstaunlich gute und rasche Erfolge. Oftmals brauchen Sie nur ins Gewürzregal oder in die Speisekammer zu greifen, denn so manches wirksame Heilmittel ist Nahrung und Medizin zugleich: beispielsweise Honig, Kartoffeln, Knoblauch, Milch oder Zwiebeln, um nur einige zu nennen.

Gesundheit in Ihrer Hand

Der Vorteil an der Behandlung mit natürlichen Hausmitteln ist, dass Sie dabei das instinktiv richtige Verhalten im Krankheitsfall wieder erlernen und Ihre Selbstheilungskräfte gezielt fördern können. Und deshalb ist für Ihre Genesung und Gesunderhaltung neben dem Repertoire an Heilrezepten eine vernünftige Lebensweise im Einklang mit der Natur von großer Bedeutung. Dazu gehören eine gesunde und ausgewogene Ernährung ebenso wie ausreichende Bewegung an der frischen Luft. Gewöhnen Sie sich auch einen natürlichen Rhythmus an, machen nicht die Nacht zum Tag und schlafen Sie genügend – am besten noch vor Mitternacht. Anhaltender Schlafmangel, das wussten schon unsere Ahnen, macht sich nicht nur am Aussehen bemerkbar, sondern beeinträchtigt längerfristig das Wohlbefinden. Denn die Spuren, die zu wenig Nachtruhe auf der Haut hinterlässt, zeigen sich auch in der Seele: Wir werden reizbar, nervös, geraten aus dem inneren Gleichgewicht und werden damit anfälliger für Infekte und andere Beschwerden.

Entspannung und Ruhe

Gönnen Sie sich, wann immer Ihre Verpflichtungen und Ihr Alltagsleben es zulassen, einige Momente der Entspannung und der Ruhe. Das muss nicht lange sein – oft genügt bereits eine Viertelstunde Pause, um abzuschalten und neue Energien zu tanken. Und: Um sich zu entspannen, bedarf es keiner Vorkenntnisse in speziellen Techniken.

Unsere Vorfahren wussten nichts über Autogenes Training, Atemübungen oder Yoga. Sie kamen bei Streifzügen durch die – damals freilich noch unberührtere – Natur zu Ruhe und schöpften neue Kraft auf Spaziergängen oder einfach durch friedliches Sitzen und Schauen. Denn vielleicht ist das, was heute noch so manche Alte praktizieren, die scheinbar aus Langeweile oder Einsamkeit stundenlang auf der Hausbank sitzen, nichts anderes als eine altbewährte »Entspannungsmethode«. Uns fällt es oft schwer, einfach mal nichts zu tun und die Seele baumeln zu lassen. Doch versuchen Sie es einmal: Setzen oder legen Sie sich hin – und wenn es nur für zehn Minuten ist – ohne Musik oder andere Ablenkung im Hintergrund, schließen Sie die Augen, oder blicken Sie an die Wand, und lassen Sie sich treiben. Sie werden sehen, es wirkt …

Nicht nur die gezielte Anwendung von Heilrezepten ist für die Genesung wichtig, sondern auch eine gesunde Lebensweise mit viel Bewegung, ausreichend Schlaf und einer ausgewogenen Ernährung.

Natürliche Arzneien zur rechten Zeit

Alle empfohlenen Kräuter und Präparate erhalten Sie, wenn nicht anders angegeben, in der Apotheke oder im Reformhaus.

Die Behandlung mit den Methoden der Volksmedizin steht jedem offen, der bereit ist, sich dem alten Heilwissen unserer Vorfahren als wertvolle Anregung zur Erhaltung und Wiederherstellung seiner Gesundheit zu öffnen und der sich möglichst einfach und natürlich kurieren möchte. Doch sollten seine Beschwerden genau diagnostiziert sein, um eine geeignete Behandlung mit Hausmitteln einzuleiten. Aus diesem Grunde wurden in dem folgenden Beschwerdekapitel nur solche Krankheitsbilder aufgenommen, die in der Feststellung ziemlich eindeutig sind und die zu den sogenannten Alltagsbeschwerden gehören. Daneben müssen Sie jedoch berücksichtigen, dass Hausmittel zwar natürliche Heilmittel sind, jedoch ebenso wie alle anderen Arzneien Nebenwirkungen entfalten können. Die Behandlung mit volksheilkundlichen Mitteln erfordert also, wie andere Heilmethoden auch, Sorgfalt und die Einhaltung bestimmter Vorsichtsmaßnahmen.

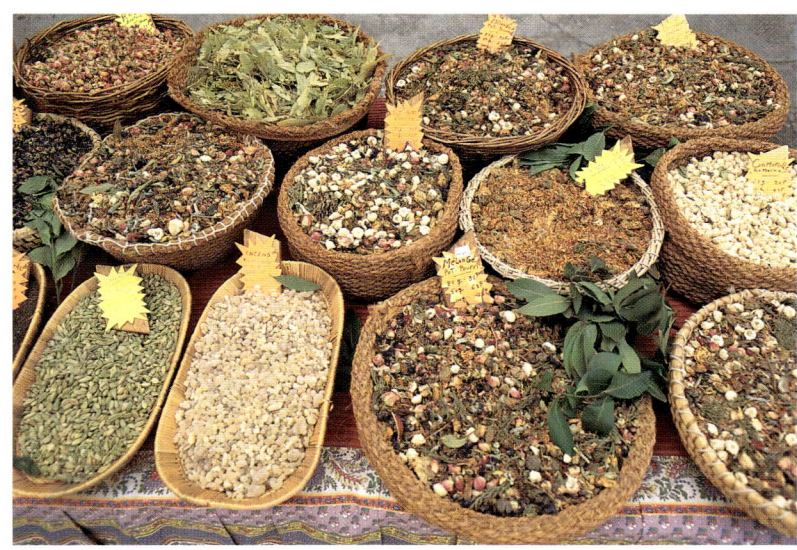

Nutzen Sie die ganze Pracht und Vielfalt der natürlichen Apotheke für Ihre Gesundheit und Ihr Wohlbefinden.

Zu Ihrer Sicherheit

■ Halten Sie sich genau an die angegebenen Dosierungen, an die Behandlungsdauer sowie an die Anwendungsbeschränkungen (Unverträglichkeiten, allergische Reaktionen).

■ Bei stärkeren Beschwerden während der Schwangerschaft sollten Sie einen Arzt zu Rate ziehen, bevor Sie sich selbst mit Hausmitteln behandeln.

■ Auch wenn Sie an einer chronischen Grunderkrankung, wie beispielsweise Bluthochdruck oder Diabetes mellitus (Zuckerkrankheit) leiden, sollten Sie vor einer Selbstbehandlung Ihren Arzt informieren.

■ Setzen Sie Ihren Arzt davon in Kenntnis, dass Sie sich zukünftig mit Heilrezepten aus der Volksmedizin therapieren möchten. Viele Ärzte sind heute ohnehin gegenüber natürlichen, traditionellen Heilverfahren aufgeschlossen und begrüßen oftmals Ihr Vorhaben als Unterstützung ihrer schulmedizinischen Behandlung.

■ Sollten sich Ihre Beschwerden mit den angegebenen Mitteln nicht binnen zwei bis drei Tagen deutlich bessern oder abklingen, suchen Sie bitte sofort einen Arzt oder Homöopathen auf, der die nötige Praxis in diesen Dingen hat und im Idealfall auch natürlichen Heilverfahren gegenüber aufgeschlossen ist. Denn die nachfolgenden Empfehlungen können und sollen nicht den Gang zum Arzt ersetzen.

■ Wenn Sie sich bei dem ein oder anderen Beschwerdebild bezüglich der Diagnose unsicher sein sollten oder wenn die Beschwerden nach dem Absetzen des Hausmittels wieder auftreten, sollten Sie ebenso zum Arzt gehen.

■ Treten, was zwar selten vorkommt, Magenreizungen, Übelkeit, Durchfall oder allergische Reaktionen auf, müssen Sie die Anwendung des Hausmittels sofort abbrechen und sich in ärztliche Behandlung begeben. Auch bei hohem Fieber, starken Schmerzen und Kreislaufproblemen sollten Sie möglichst rasch einen Arzt aufsuchen.

»Ärztliche Hilfe wird erst dann notwendig, wenn die natürlichen Kräfte des Organismus nicht mehr ausreichen.« Hippokrates (460–377 v. Chr.)

Halten Sie sich bei der Selbstbehandlung an die nebenstehenden Grundregeln.

Homöopathische Mittel

Bei den Beschwerden finden Sie bis auf einige Ausnahmen jeweils in einem Kasten die passenden homöopathischen Hausmittel. In den Ausnahmefällen handelt es sich um Erkrankungen, die in sehr verschiedenen Ausprägungen aufreten und damit auch mit unterschiedlichen Symptomen einhergehen können, so dass sie nicht selbst homöopathisch zu behandeln sind. Dies würde dem Wesen dieser Heilmethode (Seite 29ff.), die sich ja gerade auf die Symptome einer Erkrankung konzentriert, widersprechen. Aus diesem Grund ist auch bei manchen Beschwerden vermerkt, welches Mittel Sie bei welchen Symptomen einnehmen sollten.

Die Dosierung

Homöopathische Mittel sind in der Regel lange haltbar, wenn sie kühl, trocken und dunkel aufbewaht werden – an einem für Kinder unzugänglichen Ort.

Wenn nicht anders angegeben, sollten Sie von den genannten Mitteln dreimal täglich jeweils eine Stunde vor den Mahlzeiten ein Globuli oder zehn Tropfen auf der Zunge zergehen lassen. Bei sehr starken Beschwerden empfiehlt es sich, die homöopathische Arznei stündlich einzunehmen, bis eine Besserung einsetzt, jedoch nicht öfter als fünfmal täglich.

> ## Die wichtigsten homöopathischen Begriffe
>
> *Dilution:* flüssige Arznei, Tropfen
> *Erstverschlimmerung:* In vielen Fällen werden die Beschwerdesymptome nach der ersten Einnahme der Medizin stärker. Diese Reaktion beweist, dass die Arznei wirksam ist.
> *Globuli:* Zuckerkügelchen, die mit flüssiger Arzneimittelzubereitung (Homöopathikum) getränkt sind.
> *Modalitäten:* Wichtiges Diagnoseinstrument. Die äußeren Umstände, die dazu führen, dass sich Beschwerdesymptome verstärken oder verbessern.
> *Potenzierung:* Verdünnung von Arzneimitteln nach ganz bestimmten Vorschriften.

Die homöopathische Hausapotheke

Für Einsteiger

Aconitum D12 (Blauer Eisenhut)
Allium cepa D6 (Küchenzwiebel)
Apis mellifica D6 (Honigbiene)
Arnica D12 (Bergwohlverleih)
Arsenicum album D12 (Weißes Arsenik)
Belladonna D6 (Tollkirsche)
Bryonia D6 (Zaunrübe)
Calendula (Ringelblume)
Cantharis D6 (Spanische Fliege)
Chamomilla D12 (Kamille)
Gelsemium D12 (Falscher Jasmin)
Hypericum D6 (Johanniskraut)
Nux vomica D12 (Brechnuss)
Pulsatilla D12 (Wiesenküchenschelle)

Für Geübte

Causticum D6 (Kaliumhydrat)
Dulcamara D6 (Bittersüß)
Euphrasia D6 (Augentrost)
Ferrum phosphoricum D6 (Phosphorsaures Eisen)
Hepar sulfuris D6 (Kalkschwefelleber)
Ignatia D12 (Ignatiusbohne)
Lachesis D12 (Gift der lanzenförmigen Viper)
Natrium chloratum D12 (Kochsalz)
Rhus toxicodendron D12 (Giftsumach)
Ruta D6 (Weinraute)
Silicea D12 (Kieselsäure)
Sulfur D6 (Schwefel)

Die nebenstehenden Arzneien sollten Sie in Ihrer Hausapotheke vorrätig haben. Mit ihrer Hilfe können Sie bereits einen großen Teil der alltäglichen Krankheiten behandeln.

Auf den folgenden Seiten finden Sie seit Jahrhunderten bewährte und viel erprobte Hausmittel zur Behandlung verschiedener Alltagsbeschwerden.

Akne

Akne ist keineswegs eine reine Pubertätserscheinung, sondern kann aufgrund der Hormonumstellung auch während einer Schwangerschaft auftreten sowie genetisch bedingt sein.

Bei dieser meist chronisch auftretenden Hauterkrankung sind die Poren der Haut durch eine überhöhte Talgproduktion verstopft. Beim Blick in den Spiegel zeigen sich Mitesser, Pickel und Pusteln. In schlimmeren Fällen bilden sich auch Knoten, die sich zunächst nur als schmerzhafte »Huppel« unter der Haut ankündigen, jedoch später unschöne und sehr hartnäckige Narben hinterlassen können.

Immer mit zu berücksichtigen ist bei Akne die psychische Situation. Denn berufliche oder private Anspannung und Stress verstärken ihre Ausprägung und begünstigen ihre Entstehung. Akne ist überwiegend hormonell bedingt: Im Zuge der hormonellen Umstellung in der Pubertät steigt auch die Bildung des männlichen Keimdrüsenhormons Testosteron bei Mädchen wie bei Jungen. Dies regt die Produktion der Talgdrüsen an – bei manchen Menschen mehr, bei anderen weniger. Je nach Veranlagung verstopfen die Ausführgänge, der Talg kann nicht mehr abfließen, und es entstehen Mitesser. Werden diese durch Keime, die sich auf der Haut oder in den Talggängen befinden, zusätzlich infiziert, kommt es zu eitrigen Entzündungen.

Homöopathische Hausmittel
Abrotanum Urtinktur
Antimonium crudum D6

Obwohl den hormonellen Veränderungen schwer Einhalt zu gebieten ist, können Sie dennoch etwas gegen die Akne unternehmen. Die folgenden bewährten Hausmittel zeigen Ihnen wie.

Sobald sich die Akne stark und flächendeckend ausbreitet sollten Sie einen Arzt aufsuchen, um der Bildung tiefer Knoten und späteren Narben vorzubeugen.

Packungen und Einreibungen

Heilerdemaske Das Mittel unserer Großmütter schlechthin bei allen Hautunreinheiten und -entzündungen. Verrühren Sie 3 EL Heilerde zur äußerlichen Anwendung (aus der Apotheke oder dem Reformhaus) mit warmem Wasser zu einem dicken Brei, und tragen Sie diesen auf Ihr Gesicht auf. Dabei die Augen großzügig aussparen. Nach 20 Minuten waschen Sie die Heilerdemaske mit viel warmem Wasser wieder ab und tragen im Anschluss eine parfümfreie Feuchtigkeitscreme (auf pflanzlicher Basis) auf, die auch keine Konservierungsstoffe enthalten sollte.

Hafer-Essig-Packung Hafer beruhigt die entzündete Haut und Essig klärt: Verrühren Sie 2 EL Hafermehl und 1 EL Apfelessig zu einer dickflüssigen Paste, die Sie auf Ihr Gesicht auftragen (dabei die Augenpartie aussparen). 10 Minuten einwirken lassen und dann mit viel warmem Wasser wieder abwaschen.

Kamillenkompressen Hilfreich gegen Akne sind auch 3- bis 4-mal täglich warme Kompressen mit Kamillentee: Dazu bereiten Sie sich einen Kamillentee zu (1 TL Kamillenblüten mit 1 Tasse heißem, aber nicht kochendem Wasser übergießen) und tränken ein Leinentuch damit. Dieses pressen Sie 1 Minute lang auf Ihr Gesicht.

Das ätherische Öl in der Kamille wirkt entzündungshemmend.

Brottrunk Mit diesem Heiltrank, den es bereits fertig in Apotheken und Reformhäusern gibt, sollten Sie mehrmals täglich Ihr

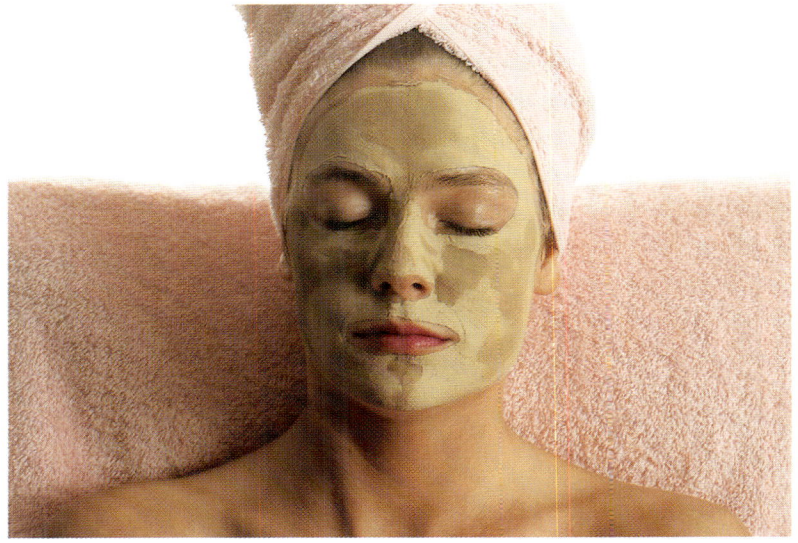

Gesichtsmasken und -kompressen mit Kamillenblüten wirken reinigend und beruhigend auf die empfindliche und problematische Haut.

Gesicht einreiben und ihn etwas einwirken lassen, jedoch nicht abwaschen. Vor dem Schlafengehen tränken Sie nochmals einen Waschlappen mit dem Brottrunk und legen ihn für 15 Minuten auf Ihr Gesicht. Wiederum nicht abwaschen, sondern über Nacht einwirken lassen.

Quendelsalbe Diese Rezeptur haben wir der Hildegard-Medizin zu verdanken: 30 g Quendelkraut im Mörser ganz fein zermahlen und das Pulver in 70 g Schaf- oder Rinderfett einrühren, das zuvor im Wasserbad auf etwa 60 °C erwärmt wurde. Diese Mischung lassen Sie erkalten, über Nacht ziehen und tragen sie am nächsten Tag vorsichtig auf Ihre Aknepusteln auf.

Wasseranwendungen

Kamillendampfbad Füllen Sie eine Schüssel mit heißem Wasser, geben Sie Kamillentee (Seite 41) dazu, und halten Sie Ihr Gesicht über die aufsteigenden Dämpfe. Dieses Gesichtsdampfbad (Seite 211) sollten Sie 2- bis 3-mal täglich durchführen.

Wechselgesichtsbad Tauchen Sie Ihr Gesicht 1 Minute in warmes und dann einige Sekunden in kaltes Wasser. Dies wiederholen Sie 5-mal im Wechsel; achten Sie darauf, dass Sie immer mit warm beginnen und mit kalt aufhören.

Brennnesselwaschung Tränken Sie einen Waschlappen mit Brennnesseltee (2 TL frische, zerkleinerte Brennnesselblätter mit ¼ l kochendem Wasser überbrühen und einige Minuten ziehen lassen), und waschen Sie damit 3-mal täglich Ihr Gesicht.

Heilende Tees

Heidelbeerblätter 3-mal täglich 1 Tasse Heidelbeerblättertee soll ebenfalls sehr große Wirkung bei Akne zeigen. 1 TL getrocknete Blätter mit 1 Tasse kochendem Wasser übergießen, 5 Minuten ziehen lassen und den Tee in kleinen Schlucken trinken.

Brennnessel 2 EL frische, zerkleinerte Brennnesselblätter mit 1 l kochendem Wasser überbrühen und einige Minuten ziehen lassen. Füllen Sie den Tee in eine Thermoskanne, und trinken Sie über den Tag verteilt 1 l in kleinen Schlucken.

Appetitlosigkeit

Appetitlosigkeit ist vor allem bei Kindern verbreitet. Körperliche Ursachen können fieberhafte Erkrankungen, selten auch eine ungenügende Magensaftproduktion sein. In vielen Fällen liegen Appetitstörungen jedoch psychische Probleme zugrunde: übermäßige nervliche Anspannung bei Stress und Kummer. Aber auch falsche und unregelmäßige Ernährung sowie häufiges Essen von Süßigkeiten können die Auslöser sein.

In der Volksheilkunde gibt es wirksame Rezepte, die die Verdauungssäfte zum Fließen und den Appetit wieder in Gang bringen.

Hilfreiche Tees

Eibischblätter Ungesüßt 2–3 Tassen pro Tag trinken.

Gänseblümchen 2 TL getrocknete Gänseblümchenblüten und -blätter mit ¼ l kochendem Wasser überbrühen. Nach 10 Minuten abseihen und 2-mal am Tag davon eine Tasse trinken.

Auszug aus Isländischem Moos Eine Handvoll zerkleinertes Isländisches Moos in ¾ l Wasser kochen und dann ½ Stunde ziehen lassen. Abseihen und abgekühlt 5- bis 6-mal täglich 1–2 EL einnehmen.

Kalmus 1 Tasse vor den Mahlzeiten.

Wermut 10 Minuten ziehen lassen und etwa 30 Minuten vor den Mahlzeiten ungesüßt trinken.

Bei Akne rät die Volksheilkunde auch zu Brennnesseltee – am besten kurmäßig über 1–2 Wochen hinweg eingenommen.

Homöopathisches Hausmittel Abrotanum Urtinktur

Für diese Tees überbrühen Sie, wenn nicht anders angegeben, 1 TL der getrockneten Pflanzenteile mit 1 Tasse kochendem Wasser und lassen dies 5 Minuten ziehen.

Mittel aus der Küche

Knoblauch Eine beliebte Heilpflanze bei mangelndem Appetit, nicht nur in unserer Volksheilkunde. Mischen Sie 1-mal täglich 1 geriebene Knoblauchzehe unter die tellerfertigen Speisen. Wenn Sie dies nicht mögen, können Sie auch zu Knoblauchsaft (am besten fertig aus Apotheke oder Reformhaus) greifen – 3-mal täglich 6 Tropfen vor den Mahlzeiten.

Speisesenf Senf bringt die Verdauungssäfte zum Fließen und den Appetit wieder in Schwung. Essen Sie deshalb zwischen den Mahlzeiten (nicht auf leeren Magen, denn das reizt zu sehr) 1 TL Speisesenf.

In Böhmen empfahl man gegen Appetitlosigkeit das Lavendelöl: 2-mal täglich 5 Tropfen auf ein Stückchen Würfelzucker tropfen und langsam im Mund zergehen lassen.

Saure Gurken Altbekannt und vielfach bewährt sind saure Gurken. Hin und wieder zwischen den Mahlzeiten gegessen, regen Sie den Appetit an.

Melissenwein Für diesen Appetitanreger geben Sie 1 Handvoll frische Zitronenmelisse in 1 Flasche Weißwein (aus biologischem Anbau), verschließen sie und lassen diese Mischung dann 1 Tag ziehen. Trinken Sie täglich vor den Mahlzeiten ein Likörgläschen davon.

Berberitzenmarmelade Besonders bei Kindern, die schlecht essen, empfiehlt sich diese Rezeptur: 500 g reife Berberitzenfrüchte in wenig Wasser weich kochen, die Früchte durch ein Sieb drücken und schließlich mit der gleichen Menge Zucker noch einmal aufkochen. Die Berberitzenmarmelade ist gut haltbar, allerdings etwas säuerlich. Daher kann sie auch mit süßem Obst gemischt werden.

Bärlauchkraut Gegen Appetitlosigkeit haben sich auch fein gehacktes Bärlauchkraut, 2- bis 3-mal am Tag, oder 10–20 Tropfen Bärlauchsaft (aus den Zwiebeln) in etwas Milch eingenommen, bewährt.

Arthritis

Arthritis, eine akute oder chronische Gelenkentzündung, gehört zu den Erkrankungen des rheumatischen Formenkreises (Seite 134). Typische Beschwerden sind morgendliche Steifheit und länger anhaltende Schwellungen der Gelenke, Schmerzen bei Bewegung oder Druck, rheumatoide Knoten sowie knorpelige Verformungen der Hände. Die Ursachen für diese Krankheit sind bis heute ungeklärt. Diskutiert wird eine Störung des Immunsystems durch Viren oder Bakterien, wobei der Organismus Antikörper bildet, die schließlich zu Entzündung und Abbau der Gelenke führen. Gegen das »Zipperlein«, wie Gelenkschmerzen und -entzündungen im Volksmund auch heißen, ist so manches heilkräftige Kraut gewachsen – überzeugen Sie sich selbst.

Bei länger anhaltenden Gelenkschmerzen sollten Sie zum Arzt gehen. Die nachstehenden Empfehlungen können seine Therapie unterstützen.

Kräutermittel

Zinnkrauttee Übergießen Sie 1 TL getrocknetes Zinnkraut (auch als Schachtelhalm bekannt) mit 1 Tasse kochendem Wasser, und trinken Sie täglich 1 Tasse morgens auf nüchternen Magen.

Melissengeist Sie können den Melissengeist (aus der Apotheke oder selbst hergestellt, Seite 257f.) zur Einreibung oder als Auflage anwenden: Geben Sie 1 EL Melissengeist auf ½ l kaltes oder heißes Wasser – heiß bei nichtentzündlichen Schmerzen, kalt bei entzündlichen –, und tränken Sie damit ein Tuch, das Sie auf die erkrankte Stelle legen.

Angelikaöl Auch dieses ätherische Öl, aus der Angelikawurzel gewonnen, wird gerne zur täglichen Einreibung (mehrmals) schmerzender Gelenke verwendet.

Farnkrautpackung Vor allem bei Entzündungen der großen Gelenke helfen Packungen mit den Wurzeln des Farnkrauts. Dazu zerkleinern Sie die frischen Wurzeln und quetschen sie zu Brei,

Homöopathische Hausmittel
Rhus toxicodendron D4 Tropfen – bei Entzündung der großen Gelenke

Rhododendron D2 Tabletten – bei Entzündung der kleinen Gelenke

den Sie in ein angefeuchtetes Leinentuch wickeln. Dieses legen Sie – am besten über Nacht – auf das betroffene Gelenk. Befestigen Sie die Packung mit einer Mull- oder Elastikbinde.

Der Weizen findet seit Jahrhunderten Verwendung als Heilmittel – insbesondere das dünnflüssige, goldgelbe Weizenkeimöl. Es enthält hochwertiges Pflanzenlezithin, ungesättigte Fettsäuren, Vitamin E und Karotin.

Weizenkleiesäckchen Weizenkleie bringt die Schwellungen zum Abklingen und lindert die Schmerzen: Kochen Sie 3 EL Weizenkleie mit etwas Weinessig auf, füllen Sie alles in ein Baumwoll- oder Leinensäckchen, und legen Sie es dann auf die betroffenen Gelenke auf.

Ledumtinktur Ebenso wirkungsvoll ist die Ledumtinktur, ein rein pflanzliches Präparat aus Sumpfporst (aus der Apotheke), mit dem Sie mehrmals täglich die schmerzenden Gelenke einreiben. Sie können die Tinktur auch im Verhältnis 1:10 mit Wasser verdünnen, auf ein Leinentuch träufeln und als feuchte Auflage über Nacht anwenden.

Mittel aus der Küche

Apfelessig Geben Sie 6 TL Apfelessig in 1 Glas abgekochtes Wasser, rühren Sie 2 TL Honig dazu, und trinken Sie dies 3-mal täglich zu den Mahlzeiten in kleinen Schlucken.

Dieses Pulver empfahl bereits Hildegard von Bingen bei Gelenkbeschwerden.

Gewürzpulver Mischen Sie 60 g Selleriesamen, 20 g Weinraute, 15 g Muskatnuss, 10 g Gewürznelken und 5 g Steinbrech, und zermahlen Sie alles in einem Mörser zu Pulver. Davon sollten Sie vor und nach den Mahlzeiten ½–1 TL auf einem kleinen Stückchen Brot (ohne Butter) essen.

Honigumschlag Das Allheilmittel Honig kommt auch bei Gelenkschmerzen (allerdings nur bei nichtentzündlichen) zum Einsatz, indem man 1–2 EL Honig im Wasserbad erwärmt, vor dem Schlafengehen auf die schmerzende Stelle aufträgt und mit einem Leinentuch oder einer Mullbinde umwickelt. Zusätzlich sollten Sie das Gelenk mit einer heißen Wärmflasche noch einige Zeit warm halten.

Quarkumschlag Gegen die entzündlichen Schwellungen hilft ein Umschlag mit Speisequark (Seite 218f.): 100 g Magerquark mit 2 TL Kochsalz verrühren, auf dem Gelenk verteilen und ein Tuch darüber decken. Das Salz entzieht dem Gelenk Flüssigkeit und bringt die Schwellung zum Abklingen. Nach 30–40 Minuten mit warmem Wasser wieder abwaschen.

Meerrettichpackung Frisch geriebenen Meerrettich auf ein Leinentuch geben und das Gelenk 5–10 Minuten darin einpacken. Dann abwaschen und die Haut einölen.

Asthma

Asthma ist meist eine allergische Erkrankung, die bereits im Kindesalter auftreten kann. Typische Kennzeichen sind Atemnot und kurze, flache Atemzüge mit verlängerter Ausatmung, Enge- und Druckgefühl in der Brust sowie Husten. Diese Symptome verstärken sich in der Regel immer mehr, und die Häufigkeit der Anfälle nimmt zu.

Asthma kann genetisch bedingt sein oder durch eine Überempfindlichkeit gegen bestimmte Allergene: Pflanzen, Tierhaare, manche Nahrungsmittel oder chemische Substanzen können die Hustenanfälle auslösen. Auch ein geschwächtes Abwehrsystem durch nicht ausgeheilte Infekte sowie psychische Überlastung kommen als Urachen für Asthma in Frage.

Im Anschluss möchten wir Ihnen ein paar lang erprobte und bewährte Hausmittel gegen Asthma vorstellen.

Kräutermittel

Fußbad mit Heublumen Ein heißes Fußbad (Seite 198ff.) mit Heublumenextrakt (am besten aus der Apotheke oder dem Reformhaus) galt schon zu Großmutters Zeiten als eines der besten Mittel bei Asthma.

Bei entzündlichen Gelenkbeschwerden die beste Hilfe: ein Leinentuch mit kaltem Wasser tränken, auswinden und das Gelenk damit umwickeln. Darüber kommt ein trockenes Frotteehandtuch. Den Wickel alle 15 Minuten erneuern.

**Homöopathisches Hausmittel
Lobelia inflata D6
Tabletten**

Latschenkiefer-dämpfe wirken krampflösend und beruhigend.

Inhalation mit Latschenkiefer Füllen Sie eine große Schüssel mit heißem Wasser, geben Sie 2–3 EL Latschenkieferextrakt dazu, und inhalieren Sie die aufsteigenden Dämpfe. Dieses Kopfdampfbad (Seite 211) sollten Sie 1- bis 2-mal täglich durchführen.

Asthmatee Folgendes Rezept hat sich als sehr wirkungsvoll erwiesen: Mischen Sie Thymian, Huflattich und Alantwurzeln (jeweils zerkleinert sowie pulverisiert) zu gleichen Teilen, und überbrühen Sie die Kräuter mit ¼ l kochendem Wasser. Etwas ziehen lassen, abseihen und täglich 2–3 Tassen davon trinken.

Mittel aus der Küche

Sauerkraut Sehr wirkungsvoll bei Asthma ist die Sauerkrautkur, bei der Sie täglich 500 g rohes Fasssauerkraut, vermengt mit 1 Zehe Knoblauch und 1 roher Zwiebel (jeweils zerkleinert), über den Tag verteilt essen sollten.

Ein guter Rat von Großmuttern: Geben Sie jeder Hauptmahlzeit 1 EL Maisöl bei.

Schwarzer Rettich Ein bewährtes Hausrezept aus Böhmen: schwarzen Rettich in dünne Scheiben schneiden, diese mit Kandiszucker (oder Rohrzucker) bestreuen und in einer Schüssel gut durchmengen. Morgens und abends sollten Sie jeweils einige der gezuckerten Rettichscheiben essen.

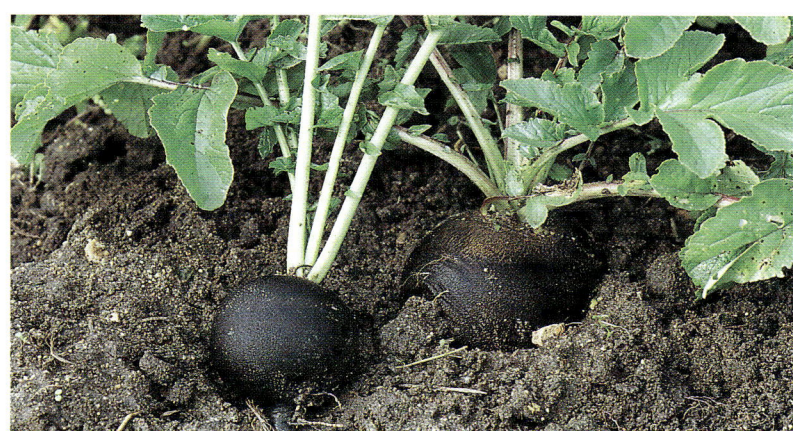

Schwarzer Rettich enthält appetitanregende und den Hustenreiz stillende Substanzen.

Karottenbrei 3–4 mittelgroße Karotten unter fließendem Wasser sauber bürsten (nicht schälen), in kleine Stücke schneiden und in etwas Wasser weich kochen. Die Karotten mit einem Mixer pürieren und das Mus vor dem Schlafengehen mit Bienenhonig gesüßt essen. Das Karottenmus sollte stets frisch zubereitet werden, sonst gehen wertvolle Vitamine verloren, und die Wirkung verringert sich entsprechend.

Zwiebelauflage 2–3 Zwiebeln zerkleinern, in Schweineschmalz rösten und über Nacht auf die Brust auflegen. Damit die Zwiebeln nicht ins Rutschen kommen, befestigen Sie diese mit einer Mullbinde oder einem Küchenhandtuch.

Essigwickel Böhmische Hausärzte rieten auch zu Brustwickel (Seite 189f.) mit Essig, die 1-mal täglich aufgelegt werden sollten.

Starker Kaffee ohne Milch und Zucker, so wusste man in Böhmen, wirkt beruhigend bei akuten Asthmaanfällen; insbesonders, wenn er während eines warmen Fußbads (Seite 198f.) getrunken wird.

Bauchschmerzen

Unter diesem Sammelbegriff sind verschiedene Beschwerden im Magen-Darm-Bereich zusammengefasst, die grundsätzlich alle mit Bauchschmerzen einhergehen können. Ursache für die Beschwerden, die in allen Schweregraden vom leichten Druckgefühl bis hin zu krampfartigen Schmerzen auftreten können, ist meist eine akute Magenreizung. Als Auslöser gelten verdorbene Lebensmittel, zu viel, zu kaltes und zu hastiges Essen, Stress, Aufregung sowie psychische Belastungen. Bei all diesen Ursachen kann die Volksmedizin hilfreiche Mittel anbieten.

In der Regel liegen den Bauchschmerzen keine organischen Ursachen zugrunde. Sollten die Beschwerden jedoch sehr stark sein, sich zusehends verschlimmern und mit Fieber, Schüttelfrost, Erbrechen, starken Blähungen und rasendem Puls einhergehen, müssen Sie einen Notarzt verständigen. Denn in diesem Fall kann es sich um einen »akuten Bauch« handeln, der sofort ärztlicher Behandlung bedarf.

Vor allem Kinder leiden häufig unter Bauchschmerzen, meist nach zu viel Süßigkeiten oder kalten Getränken.

Kräutermittel

Homöopathische Hausmittel
Arsenicum album D12
Nux vomica D6
Pulsatilla D12

Heilende Tees Altbewährte Kräuter gegen Bauchschmerzen: Wermut, Kamille, Tausendgüldenkraut, Kalmuswurzeln und natürlich Pfefferminze: jeweils 1–2 TL des betreffenden Heilkrauts mit ¼ l heißem Wasser übergießen, 5 Minuten ziehen lassen und mehrmals täglich 1 Tasse davon trinken. Kalmuswurzeln müssen Sie zuerst über Nacht in kaltem Wasser ansetzen.

Leibwickel Bei Bauchschmerzen haben sich auch Leibwickel (Seite 213f.) mit Kamillen-, Pfefferminz- oder Schafgarbentee bewährt.

Mittel aus der Küche

Bohnentrunk Ein Rezept für Bauchwehgeplagte von der großen Heilerin Hildegard: Lassen Sie 100 g weiße Bohnenkerne ½ Stunde in 1 l Wasser kochen, geben Sie dann 2 EL Butter dazu, und würzen Sie mit etwas Salz und Muskatpulver. Nun abseihen und von diesem Trunk 1- bis 2-mal täglich einige Schluck trinken.

Anis-Kümmel-Milch Besonders Kindern mit Bauchweh hilft diese Rezeptur: ½ TL Kümmel und ½ TL Anis in ¼ l Milch geben, 5 Minuten aufkochen, abseihen und schluckweise trinken lassen.

Bindehautentzündung

Homöopathische Hausmittel
Aconitum D12
Euphrasia D3
Tropfen
(zur innerlichen Anwendung – nicht ins Auge tröpfeln)

Charakteristika dieser Beschwerde sind gerötete und tränende Augen, Augenbrennen und ein »Fremdkörpergefühl« im Auge. Eine Bindehautentzündung kann auch mit Schmerzen, Lichtscheu und geschwollenen Schleimhäuten einhergehen. Sie ist meist durch Zugluft und allergische Reize bedingt. Wenn die Bindehautentzündung länger als zwei Tage andauert, Schmerzen auftreten und sich die Symptome verschlimmern, müssen Sie zum Arzt gehen.

Die Volksheilkunde hält eine Reihe guter Hausrezepte bereit, die Ihre Bindehautentzündung rasch bessern werden.

Spülungen und Auflagen

Augentrost 1 TL getrocknetes Kraut mit 1 Tasse kochendem Wasser übergießen, 5 Minuten ziehen und etwas abkühlen lassen. Mit dem lauwarmen Tee führen Sie mehrmals täglich Augenwaschungen (Seite 186f.) oder feuchte Auflagen mit sauberen Baumwolltüchern durch. Zusätzlich sollten Sie den Augentrosttee trinken: 2–3 Tassen täglich.

Kamillenbäder Falls Sie keinen Augentrost zur Hand haben, eignet sich auch das entzündungshemmende Heilkraut Kamille vorzüglich zur Behandlung. Gehen Sie genauso vor wie bei der Augentrostwaschung, allerdings mit dem Unterschied, dass Sie die Kamillenblüten nicht mit kochendem, sondern nur mit heißem Wasser übergießen.

Eichenrindenabkochung Setzen Sie 1 TL Eichenrinde mit 1 Tasse kaltem Wasser an, und lassen Sie dies 3 Minuten kochen. Anschließend verdünnen Sie die Abkochung mit ¼ l abgekochtem Wasser, tränken ein Baumwolltuch damit und legen es auf die Augen. Diese Umschläge sollten Sie öfters über den Tag verteilt wiederholen.

Fencheltee 2 TL Fenchelfrüchte mit 1 Tasse kochendem Wasser übergießen, abseihen, mit 1 Tasse warmem Wasser verdünnen und die Augen damit waschen – am besten mit einer Augenbadewanne aus der Apotheke.

Zwiebeln Bei akuter Bindehautentzündung hilft auch die Zwiebel. Für diese Anwendung kochen Sie 2 geschälte und klein gehackte Zwiebeln so lange in frischer Milch mit etwas Honig, bis sie sich vollständig aufgelöst haben. Mit der erkalteten Abkochung waschen Sie die Augen aus.

Nomen est omen: Augentrost lindert Beschwerden rund um die Augen. Bei Bindehautentzündung empfiehlt es sich, zerdrückte Augentrostblätter mehrmals täglich 5–10 Minuten lang aufzulegen.

Blähungen

Die häufigsten Ursachen von Blähungen sind zu hastiges und zu viel Essen, schlechtes Kauen, zu wenig Bewegung und natürlich blähende Nahrungsmittel. Die Speisen werden nicht richtig verdaut, und es sammeln sich Gase im Bauchraum an, die sich »Luft machen« müssen. Dagegen gibt es eine Fülle an Hausmitteln.

Homöopathische Hausmittel
Lycopodium D12
Pulsatilla D12
Sulfur D6
frisches Brot oder Rohkost.

Tees

Basilikum 1–2 TL Basilikumblätter mit ¼ l kochendem Wasser übergießen, 10–15 Minuten ziehen lassen und täglich 1 Tasse davon trinken, entweder vor dem Essen oder vor dem Schlafengehen. Bei chronischen Blähungen empfiehlt sich auch eine Kur mit Basilikumtee: 2 Tassen Tee pro Tag, nach 8 Tagen 2 Wochen pausieren und dann noch einmal 8 Tage mit dem Tee kuren.

Fenchel Ungesüßt nach dem Essen getrunken wirkt dieser Tee entblähend: 1 TL Fenchelfrüchte mit 1 Tasse kochendem Wasser übergießen, kurz ziehen lassen und in kleinen Schlucken trinken.

Ysop 1–2 TL des geschnittenen, frischen oder getrockneten Krautes mit ¼ l kochendem Wasser übergießen und vor dem Abseihen 5 Minuten ziehen lassen. Trinken Sie den Ysoptee 2- bis 3-mal täglich vor dem Essen, bis die Blähungen nachlassen.

Hildegard von Bingen rät zu Ysop; er soll durch seine Bitterstoffe die Blähungen vertreiben.

Quendel In der Volksheilkunde gilt auch Quendeltee als gutes Mittel bei Blähungen. Wegen seines aromatischen Dufts mögen ihn auch Kinder sehr gern; 1 TL der getrockneten Pflanzenteile mit 1 Tasse kochendem Wasser überbrühen.

Kümmel 1 TL zerdrückten Kümmel mit ¼ l kochendem Wasser übergießen, 10 Minuten ziehen lassen und abseihen. Den warmen Tee schluckweise trinken. Für Säuglinge die doppelte Menge an abgekochtem Wasser hinzufügen.

Mittel aus der Küche

Fenchel, Anis und Kümmel Wenn Sie zu Blähungen neigen, sollten Sie es sich zur Gewohnheit machen, nach den Mahlzeiten einige Fenchel-, Anis- und Kümmelsamen zu essen. Das entbläht nicht nur, sondern vertreibt auch Mundgeruch und regt leicht die Verdauung an.

Birnenmus Schmackhaft und wirksam gegen die »Darmwinde« ist dieses Rezept aus der Hildegard-Medizin, für das Sie 2 Birnen vierteln, das Kernhaus entfernen und die Birnen (mit der Schale) etwa 10 Minuten in ½ l Wasser kochen. Anschließend zerdrücken Sie die Birnen mit einer Gabel und essen das Mus noch warm zum Nachtisch oder zwischendurch als kleinen Imbiss.

Leibwickel Zuletzt sei noch der Leibwickel (Seite 213f.) empfohlen, der schon vielen Generationen vor uns geholfen hat – lassen Sie ihn jedoch ½ Stunde liegen, damit er richtig wirken kann.

Blasenentzündung

Der zunehmende Harndrang, bei dem meist nur spärliche Urinmengen unter immer stärkeren Schmerzen kommen, ist das erste Anzeichen für eine akute Blasenentzündung. Sie tritt fast nur bei Frauen auf, da ihre Harnröhre wesentlich kürzer als die des Mannes ist und die Bakterien von der Mündung der Harnröhre leichter bis in die Blase gelangen. Im Verlauf der Erkrankung verändert sich dann der Harn: er wird trübe, mitunter sogar blutig. Kennzeichnend für eine Blasenentzündung sind darüber hinaus auch die krampfartigen Schmerzen nach dem Wasserlassen, besonders unter dem Schambein, die sich vor allem im fortgeschrittenen Stadium bemerkbar machen.

Eine Blasenentzündung entsteht meist durch eine Auskühlung des Unterleibs. Dadurch wird das Immunsystem so geschwächt,

Blasenentzündungen sind nur selten mit Fieber verbunden. Sollte es sich jedoch einstellen, müssen Sie sofort einen Arzt aufsuchen, zumal dann auch Nieren oder Harnleiter betroffen sein können.

Homöopathische Hausmittel
Cantharis D6
Tabletten
Nux vomica D6

dass Bakterien in der Blase zum Ausbruch der Entzündung führen können. Sie gelangen entweder über die Harnröhre und den Harnleiter in die Blase oder befinden sich bereits in Blut und Lymphflüssigkeit. Eine Blasenentzündung kann auch als Folge von Geschlechtsverkehr entstehen, indem die Krankheitserreger von der Scheide aus in die Blase wandern. Gerade einfache, unkomplizierte Entzündungen der Blase lassen sich sehr gut mit natürlichen Mitteln aus der Volksmedizin kurieren.

Als Erstes – Wärme

Bei den ersten Anzeichen der akuten Blasenentzündung sollten Sie sofort heiße Auflagen auf der Blasengegend machen. Dazu eignen sich eine Wärmflasche, ein Heizkissen oder auch ein heißer Heublumensack (Seite 206f.). Zusätzlich empfehlen sich heiße Sitzbäder (Seite 224f.).

Als Zweites – Flüssigkeit

Mindestens ebenso wichtig wie diese äußeren Maßnahmen ist, dass Sie viel trinken (2–2,5 l täglich), denn die Krankheitserreger müssen im wahrsten Sinne des Wortes aus Blase und Harnleiter herausgeschwemmt werden.

Heilende Tees

Übrigens: Die Bärentrauben-blätter färben den Urin leicht grünlich. Das ist ganz normal und kein Grund zur Beunruhigung …

Bärentrauben Bitter, aber wirksam ist der Bärentraubentee – jedoch aus der Apotheke, da diese Pflanze bei uns unter Naturschutz steht: 1 TL Bärentraubenblätter in 1 Tasse kaltem Wasser ansetzen und 6–10 Stunden stehen lassen. Anschließend kurz aufkochen und täglich 2 Tassen frisch zubereitet trinken.

Birkenblätter Diese stimulieren die Harnproduktion und eignen sich deshalb gut, um die Bakterien aus Blase und Harnleiter auszuspülen. Überbrühen Sie 2 TL getrocknete Birkenblätter mit ¼ l kochendem Wasser, lassen Sie sie 10 Minuten ziehen, und seihen Sie den Tee dann durch ein Sieb ab. Idealerweise nehmen Sie den Birkenblättertee (3 Tassen täglich) kurmäßig über einige Tage ein.

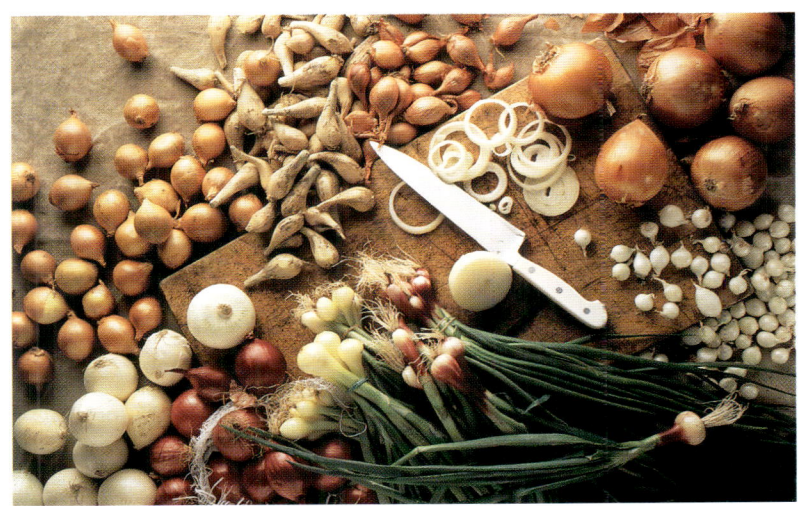

Die Heilkraft der Zwiebel ist enorm vielfältig: Sie enthält Stoffe, die vor allem an Schleimhäuten antibakteriell wirken, Infektionen vorbeugen, den Blutdruck senken und Herz und Kreislauf kräftigen.

Leinsamen Zerstoßen Sie 1 EL Leinsamen, und lassen Sie ihn in ¾ l kaltem Wasser ½ Stunde ziehen. Dann kochen Sie das Leinsamenwasser so lange, bis nur noch ½ l übrig bleibt und trinken diesen Tee über den Tag verteilt. Tip: Füllen Sie den Leinsamentee in eine Thermoskanne, dann bleibt er über Stunden warm.

Goldrute 2–3 EL Goldrutenkraut mit ½ l kaltem Wasser übergießen, zum Sieden bringen und etwa 2 Minuten ziehen lassen. Dann seihen Sie den Tee ab und trinken über den Tag verteilt 3 Tassen davon.

Mittel aus der Küche

Zwiebelwickel Schneiden Sie 3 Zwiebeln in dünne Scheiben, füllen Sie sie in ein Säckchen aus dünnem Stoff, und binden Sie es oben zu. Dann füllen Sie eine Bratpfanne halb voll mit Wasser, legen einen Topfdeckel darauf und erhitzen das Wasser. Die Zwiebelsäckchen legen Sie auf den Deckel, erwärmen sie beidseitig und legen sie noch heiß sofort auf die Blasengegend. Darüber wickeln Sie ein Wolltuch und legen sich gut zugedeckt ins Bett, bis der Wickel erkaltet ist.

Zwiebeln ziehen, so sagt man, Giftstoffe aus dem Körper – oftmals so wirksam, dass sie selbst dunkel und unansehnlich werden.

Lauch Gegen Blasenentzündungen sollen auch Lauchstengel helfen: 2–3 davon klein schneiden, in Wasser (ohne Salz) weich kochen und von dem Kochwasser täglich 1–2 Tassen trinken.

Preiselbeeren Die leckeren Früchte wirken vor allem gut bei chronischen Blasenentzündungen, die schon öfters mit Antibiotika behandelt wurden, jedoch immer wiederkehren. Nehmen Sie die Preiselbeeren in regelmäßigen Abständen über den Tag verteilt ein: alle 2–3 Stunden 1 EL Saft oder 1 TL Marmelade. Als Begleitmaßnahme eignet sich Preiselbeertee: Übergießen Sie 1 TL der Blätter mit ¼ l kochendem Wasser, und trinken Sie 3- bis 4-mal täglich 1 Tasse.

Generell wird bei Blasenentzündungen der Genuss von Beerenobst jeder Art empfohlen: Himbeeren, Johannisbeeren, Stachelbeeren – je nach Jahreszeit.

Meerrettich Obwohl er scharf ist, galt Meerrettich schon zu früheren Zeiten als gutes Mittel bei Blasenentzündungen. Dazu wird fein geriebener, frischer Meerrettich zu gleichen Teilen mit dünnflüssigem Honig zu einem Brei verrührt und 2- bis 3-mal täglich jeweils 1 TL eingenommen.

Blasenschwäche

Homöopathisches Hausmittel Aletris farinosa D3 Tabletten

Von einer Blasenschwäche spricht man, wenn der Urin unkontrolliert abgeht. Das kann beim schnellen Gehen, Laufen, Niesen, Husten und bei allen ruckartigen Bewegungen passieren. Der Grund dafür ist, dass der Schließmuskel der Blase nicht mehr richtig funktioniert. Betroffen sind meist Frauen, die mehrere Geburten hinter sich haben. Zudem lässt die Kraft des Schließmuskels in den Wechseljahren aus hormonellen Gründen nach. Da sich die Blase häufig in völlig unpassenden Momenten »meldet«, kann aus einer Blasenschwäche oftmals eine große seelische Belastung werden. Es gibt jedoch ein paar hilfreiche Hausrezepte, die den Schließmuskel stärken und die Beschwerden bessern. Und zum Trost: Fast jeder Zweite über 65 Jahren leidet unter Blasenschwäche – Sie sind also nicht allein mit Ihrem Problem …

Heilende Tees

Salbei Hildegard von Bingen empfiehlt den Salbei, übrigens auch bei Bettnässen: Kochen Sie 3 TL zerkleinerte Salbeiblätter 5 Minuten in ½ l Wasser auf, seihen Sie sie ab, und trinken Sie mehrmals täglich 1 Tasse davon.

Hagebuttenkern Hagebutten gelten seit Generationen als Blasenmittel, besonders die Kerne. Übergießen Sie 2 gehäufte TL Hagebuttenkerne mit ¼ l kaltem Wasser, bringen Sie sie zum Sieden, und kochen Sie sie 5 Minuten. Von dem lauwarmen, mit etwas Honig gesüßtem Tee trinken Sie täglich 2–3 Tassen.

Borretsch Ebenso blasenstärkend: 1 EL klein geschnittenen Borretsch in ½ l Wasser aufkochen, abseihen und alle 2 Stunden einige Schluck von dem Kochwasser trinken.

Bärentraubenblätter 1 TL Bärentraubenblätter in 1 Tasse kaltem Wasser ansetzen und 6–10 Stunden stehen lassen. Anschließend kurz aufkochen und täglich 2 Tassen frisch zubereiteten Tee trinken.

Heidelbeerblätter 1–2 El zerkleinerte Heidelbeerblätter mit ½ l kochendem Wasser überbrühen. Davon täglich 2–3 Tassen über einen längeren Zeitraum kurmäßig trinken; jedoch nicht länger als 3 Wochen.
Auch der Saft aus den schmackhaften Beeren ist seit alters hoch geschätzt bei Blasenschwäche. Trinken Sie täglich 1 Glas Heidelbeersaft (aus der Apotheke oder dem Reformhaus). Sie können den Saft natürlich auch selbst auspressen.

Wenn Sie in regelmäßigen Abständen – prophylaktisch – die Toilette aufsuchen, können Sie verhindern, dass die Blase überfüllt ist und Sie so weniger oft in peinliche Situationen bringt.

Gegen Bettnässen bereiten Sie Ihrem Kind morgens und abends 1 Tasse Bärentraubenblättertee.

Sitzbäder

Zusätzlich sollten Sie regelmäßige Sitzbäder (Seite 224f.) mit Eichenrindenabkochung (Seite 51) oder Zinnkrautextrakt (aus Apotheke oder Reformhaus) machen.

Bluthochdruck

Die Blutdruckwerte für gesunde Erwachsene setzt man zwischen 110/75 und 140/90 mmHg an.

Wenn der Wert bei wiederholten Messungen zu verschiedenen Zeiten über 165/95 mmHg liegt, gilt der Blutdruck als erhöht. Dies verursacht zunächst, abgesehen von zeitweiligen Kopfschmerzen und Schwindelanfällen, kaum Beschwerden und wird deshalb häufig als »Bagatellerkrankung« auf die leichte Schulter genommen. Zu Unrecht, denn durch den hohen Druck sind die Blutgefäße ständig überbeansprucht. Auf die Dauer kommt es dadurch zu Veränderungen an Arterien und Venen, die schweren Krankheiten wie Arteriosklerose, Herzinfarkt, Schlaganfall und Nierenversagen den Weg ebnen können. Bluthochdruck gehört natürlich in die Behandlung eines erfahrenen Arztes. Die folgenden Hausrezepte können seine Therapie wirksam unterstützen.

Mittel aus der Küche

Homöopathisches Hausmittel Crataegus Urtinktur

Knoblauch Das alte Wissen um die blutdrucksenkende und kreislaufstabilisierende Wirkung des Knoblauchs ist seit einigen Jahren auch wissenschaftlich belegt. Um den erhöhten Blutdruck dauerhaft zu senken, sollten Sie 1–2 Zehen täglich essen. Wer dies aufgrund eines schwachen Magens oder einfach aus Rücksicht auf seine Mitmenschen nicht durchführen kann, dem seien Knoblauchpräparate aus Apotheke oder Reformhaus empfohlen.

Sauer macht nicht nur lustig, sondern auch gesund: Zitronen regen durch ihr Vitamin C intensiv den Zellstoffwechsel an und halten so Herz und Kreislauf gesund.

Zitrone Bei zu hohem Blutdruck sollte man dem Essen so oft wie möglich Zitronensaft beigeben. Auch Zitronenwasser als tägliches Getränk eignet sich gut.
Übrigens: Durch Zitronensaft werden brüchige und spröde Nägel wieder schön, rauhe Stellen an Ellbogen und Knien wieder glatt, und strapaziertes Haar erhält mehr Festigkeit und Glanz.

Mais Mais enthält Wirkstoffe, die den Blutdruck senken und die Durchblutung fördern: Nehmen Sie regelmäßig vor den Mahlzeiten 1 EL Maisöl zu sich.

Kräutermittel

Herzwein Großmutters Herzwein wird aus Weißdornbeeren hergestellt: 2 Handvoll davon zerquetschen, in ein Einmachglas füllen und mit so viel Süßwein (Portwein oder Madeira) aufgießen, dass die Beeren vollständig bedeckt sind. Das Glas lassen Sie 10 Tage verschlossen an einem hellen Ort stehen und seihen den Wein danach durch ein Sieb ab. Von dem Herzwein sollten Sie jeweils vor dem Mittagessen und vor dem Schlafengehen 1 Likörgläschen trinken.

Herzgespanntee Herzgespannkraut hilft – wie sein Name vermuten lässt – bei Erkrankungen von Herz und Kreislauf und auch bei Bluthochdruck. Überbrühen Sie 1 TL des Krauts mit 1 Tasse kochendem Wasser, lassen Sie dies kurz ziehen, seihen Sie den Tee ab, und trinken Sie täglich 2 Tassen davon.

Bärlauch Essen Sie mehrmals über den Tag verteilt 1 EL fein gehacktes Bärlauchkraut.

Gegen zu hohen Blutfettgehalt, also einen erhöhten Cholesterinspiegel im Blut, helfen auch Karotten: 3 Stück – morgens, mittags und abends – genügen.

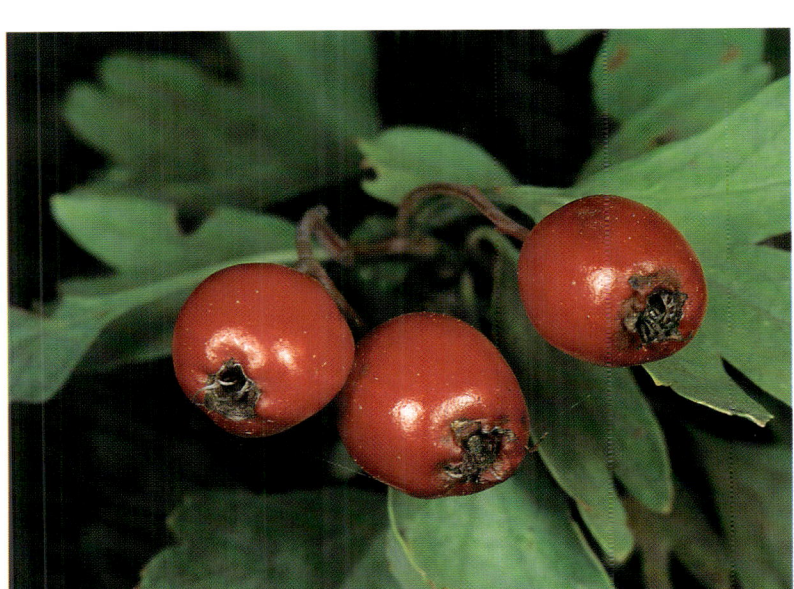

Weißdorn enthält herzwirksame Glykoside, die die Herzleistung steigern, die Pulsfrequenz senken, den Blutdruck regulieren und einer Arterienverkalkung vorbeugen.

SO HEILT DIE VOLKSMEDIZIN

Bronchitis

. . . .

Homöopathische Hausmittel
Ipecacuanha D6
Pulsatilla D12
Tartarus e. D6
Tabletten

Diese akute oder chronische Entzündung der Bronchien tritt meist im Zuge fieberhafter Erkältungen auf. Ihre Entstehung wird jedoch auch durch Rauchen und ausschließliche Mundatmung gefördert. Erste Anzeichen sind Brennen und Schmerzen in der Brust, Kitzeln im Kehlkopf sowie heftiger, starker Reizhusten und ein allgemeines Schwächegefühl. Bei raschen Temperaturveränderungen kommt es zu länger anhaltenden Hustenanfällen. Nach einigen Tagen lässt der Husten nach und der Schleim löst sich.
Stetig steigendes Fieber und zunehmende Atembeschwerden können Anzeichen einer beginnenden Lungenentzündung sein. In diesem Fall müssen Sie unbedingt einen Arzt hinzuziehen.

Kräutermittel

Den Wermutsaft erhalten Sie in Apotheken, die sich mit der Hildegard-Medizin beschäftigen.

Wermuttrunk Rasche Linderung der Beschwerden bringt diese Rezeptur aus der Hildegard-Medizin: Verrühren Sie 20 ml Wermutsaft mit 60 ml Olivenöl, und lassen Sie diese Mixtur in einem Fläschchen einen Sommer lang an der Sonne (oder an einem hellen Ort) stehen. Bei den Hustenanfällen reiben Sie Brust und Rücken damit ein. Vor Gebrauch sollten Sie das Fläschchen immer kräftig schütteln.

Hagebuttenelixier Ein weiteres wirksames Hausmittel gegen Bronchitis: 200 g Hagebutten mit 100 g Honig 15 Minuten in 1 l Wasser kochen und den Schaum, der sich dabei bildet, immer wieder abschöpfen. Dann seihen Sie den Sud durch ein Leinentuch ab und füllen ihn noch heiß in sterilisierte Flaschen. Von dem Elixier trinken Sie 2–3 Likörgläschen am Tag. Angebrochene Flaschen mit Hagebuttenelixier sollten Sie im Kühlschrank aufbewahren und bald aufbrauchen.
Wenn Sie Hagebutten im Herbst sammeln, in kleine Stücke zerkleinern und portionsweise einfrieren, können Sie sich das Hagebuttenelixier auch während des ganzen Jahres zubereiten.

Heilende Tees

Huflattichtee Dieser Tee verschafft eine angenehme Linderung der Hustenanfälle. Dazu überbrühen Sie 1 TL Huflattichkraut mit ¼ l kochendem Wasser, lassen dies 10 Minuten ziehen und trinken bei Bedarf 1 Tasse.

Auch Huflattichsaft ist sehr wirkungsvoll – nehmen Sie 3-mal täglich 1 EL.

Tees gegen Hustenreiz Folgende Heilpflanzen mildern den quälenden Hustenreiz: Eibisch, Stockrose, Spitzwegerich, Thymian, Quendel, Lein und Malve. Übergießen Sie jeweils 1 TL der Pflanzenteile mit 1 Tasse kochendem Wasser und trinken mehrere Tassen täglich.

Tees zum Schleimlösen Zu den schleimlösenden Heilpflanzen gehören Veilchen, Anis, Fenchel und die Schlüsselblume. Bereiten Sie diese Tees wie die hustenreizlösenden (siehe oben) zu.

Einreibungen und Wickel

Rizinus und Terpentin Mischen Sie 1 EL Rizinusöl mit 1 EL Terpentin (beides aus der Apotheke), reiben Sie damit mehrmals täglich Ihre Brust ein, und wickeln Sie im Anschluss warme Wolltücher darum.

Eine Einreibung mit Rizinus und Terpentin kann den Heilungsprozess wirksam unterstützen.

Senfbrei Verrühren Sie 2 EL Senfmehl mit Wasser zu einem dickflüssigen Brei, und tragen Sie diesen auf den oberen Rücken auf. Darüber kommt ein feuchtes Tuch. Lassen Sie den Senfbrei so lange einwirken, bis die Haut durch die ätherischen Öle des Senfs heiß und leicht gerötet wird, und waschen Sie ihn dann mit warmem Wasser ab.

Wadenwickel Im akuten Stadium empfehlen sich feuchte Wadenwickel (Seite 233f.) zur Senkung des Fiebers. Zusätzlich sollten Sie 1-mal täglich ein ansteigendes Fuß- oder Armbad (Seite 197 und 182f.) durchführen. Auch ein Brustwickel (Seite 188f.) wird bei Bronchitis häufig empfohlen.

Mittel aus der Küche

Der Zwiebelsirup ist eines der besten Mittel bei Erkrankungen der Bronchien, denn es wirkt krampflösend, lindert den Schmerz, löst den Schleim und hemmt die Entzündung.

Zwiebelsirup Schälen Sie 5 große Zwiebeln, schneiden Sie sie in Scheiben, setzen Sie sie mit 8 EL gutem Bienenhonig in einer Schüssel an, und lassen Sie alles unter häufigem Umrühren einen Tag und eine Nacht lang stehen. Dann füllen Sie den Zwiebelsirup in eine Flasche, verschließen diese und bewahren sie im Kühlschrank auf. Bei akuten Beschwerden nehmen Sie 3-mal täglich bis stündlich 1 EL davon ein.

Zitronensirup Gegen die Hustenanfälle hilft auch der Zitronensirup: 1 gut gewaschene Zitrone bei geringer Hitze 10 Minuten kochen, abgekühlt in 2 Hälften teilen und auspressen. Den Saft geben Sie in ein Glas, fügen 2 EL Glycerin (aus der Apotheke) hinzu, füllen das Glas dann mit Honig auf und rühren alles gut durch. Meist genügt 1 TL des Sirups; bei nächtlichen Hustenanfällen nehmen Sie jeweils 1 TL vor dem Schlafengehen und in der Nacht.

Durchfall

. . . .

Homöopathische Hausmittel
Arsenicum album D6 Tabletten
China D2 Tabletten

Akuter Durchfall, nach dem Genuss von unverträglichem Essen, bei Stress oder großer Aufregung, ist ebenso wie Verstopfung keine Krankheit an sich, sondern nur deren Symptom. Er zeigt sich durch wässrige oder schleimige Stuhlentleerungen mehrmals täglich. Bei chronischem Durchfall, ausgelöst durch Dünn- oder Dickdarmentzündung und Nahrungsmittelunverträglichkeiten, können die wässrigen Stuhlentleerungen über einen längeren Zeitraum anhalten. Ist Durchfall infektiös durch Krankheitserreger bedingt, bestehen meist Darmkrämpfe bei zusätzlichem Erbrechen und Fieber. Fiebrige Durchfallerkrankungen wie »Sommergrippe« können mit starken Bauchschmerzen einhergehen.
Hat sich der Stuhlgang nach zwei bis drei Tagen nicht normalisiert oder verschlechtert sich der Allgemeinzustand, sollten Sie einen Arzt aufsuchen.

Mittel aus der Küche

Geriebener Apfel Ein frisch geriebener Apfel gilt seit alters her als das »Medikament« gegen Durchfall, besonders bei Kindern. Reiben Sie 1 Apfel mit Schale, lassen Sie den Brei eine Zeit lang stehen, und rühren Sie ihn dabei hin und wieder um. Wenn der Apfelbrei durch die Luft leicht bräunlich wird, ist er richtig und kann gegessen oder gefüttert werden.

Weizenmehl Rühren Sie so viel Weizenmehl in 1 Glas abgekochtes und abgekühltes Wasser ein, bis eine dickflüssige Masse entsteht. Davon nehmen Sie täglich mehrere EL ein.

Muskatmilch 3 Messerspitzen Muskatpulver in 1 Tasse heißer Milch gut verrühren und schluckweise trinken.

Heidelbeeren Bei Durchfall mit krampfartigen Schmerzen helfen 1–2 El getrocknete Heidelbeeren. Leidet man zusätzlich unter empfindlichem Magen, sollten die Beeren in 1 Tasse Wasser bis zu 5 Minuten gekocht werden und mit dem Sud noch warm verabreicht werden.

Getrocknete Holunderbeeren Sie haben eine ähnlich gute Wirkung wie die Heidelbeeren: Zupfen Sie die reifen Beeren von der Dolde, lassen Sie sie trocknen, und bewahren Sie sie in Schraubgläsern auf. Bei Bedarf nehmen Sie alle 2 Stunden 10–15 Holunderbeeren ein, bis sich der Stuhlgang normalisiert hat.

Kräutermittel

Melissentee Da ein Durchfall bei Kindern oft mit Übererregung verbunden ist, sollten Sie es erst mit dem beruhigenden Melissentee versuchen, bevor Sie zu anderen Mitteln greifen: 2 TL Melissenblätter mit ¼ l kochendem Wasser übergießen, kurz ziehen lassen, abseihen und dem kleinen Patienten etwas davon abgekühlt und eventuell mit Honig gesüßt zu trinken geben.

Äpfel sind aufgrund ihres hohen Gehalts an Vitaminen, Mineralstoffen und Spurenelementen ein wichtiges Heilmittel: Sie entgiften, wirken blutreinigend und verdauungsanregend.

Die Volksmedizin rät zudem zu reichlich frischem Bohnenkraut als Speisewürze, denn seine ätherischen Öle bringen die Gärungserscheinungen nach kurzer Zeit zum Abklingen.

Arnikatinktur Bei schweren Durchfällen empfehlen sich einige Tropfen Arnikatinktur (aus der Apotheke oder selbst hergestellt) auf einem Stückchen Würfelzucker, das Sie langsam lutschen. Dies hilft relativ rasch, besonders bei Kindern.

Eichenrindenabkochung Dazu setzen Sie 1 TL zerkleinerte Eichenrinde mit 1 Tasse kaltem Wasser an und kochen sie 2–3 Minuten. Den Tee in kleinen Schlucken lauwarm trinken, am besten 3-mal am Tag 1 Tasse.

Erdbeerblättertee Überbrühen Sie 2 gehäufte TL Erdbeerblätter mit ¼ l kochendem Wasser. Eine Viertelstunde lang ziehen lassen, abseihen und 3-mal täglich 1 Tasse trinken.

Pfefferminztee Bei nahezu allen Beschwerden im Verdauungssystem hilft Pfefferminztee, so auch bei Durchfall. In Böhmen empfahlen ihn die Hausärzte bevorzugt.

Erkältungen

Eine Virusgrippe im Verbund mit hohem Fieber gehört in jedem Fall in ärztliche Behandlung.

Unter diesem Begriff sind alle akuten, infektiösen, meist virusbedingten katarrhalischen Erkrankungen der oberen Atemwege zusammengefasst. Bronchitis, Husten, Mandel- und Nasennebenhöhlenentzündung sowie Schnupfen sind hier ausgenommen, sie werden in diesem Kapitel gesondert besprochen.

Der grippale Infekt ist im Gegensatz zur »echten« Grippe vergleichsweise harmlos. Typische Symptome sind ein allgemeines Krankheits- und Schwächegefühl, das mit Frösteln, Glieder-, Muskel- und Kopfschmerzen sowie Appetitlosigkeit einhergeht. Die durch Viren ausgelöste Grippe beginnt ebenfalls mit Frösteln, Rachenbeschwerden, Heiserkeit, hohem Fieber sowie starkem Husten und Schnupfen.

Die Volksmedizin kennt eine ganze Reihe wirksamer und natürlicher Behandlungen bei allen Arten von Erkältungen.

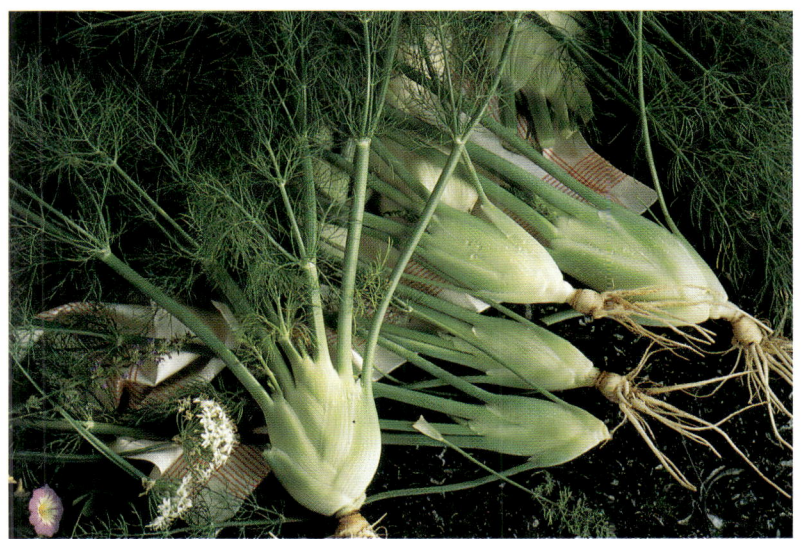

Fenchel hilft bei Verstopfung, Blähungen und Völlegefühl; er entwässert den Körper und entgiftet den Darm.

Heilende Tees

Brombeerblätter Gegen entzündete Schleimhäute hilft der Brombeerblättertee: 1–1,5 TL Pflanzenteile mit ¼ l kochendem Wasser übergießen und vor dem Abseihen 10 Minuten ziehen lassen. Trinken Sie täglich 2–3 Tassen davon. Zum Gurgeln, sollte der Tee etwas konzentrierter sein; nehmen Sie dafür 2 TL Brombeerblätter.

Ehrenpreis 2 TL Ehrenpreiskraut mit ¼ l kochendem Wasser übergießen, 10 Minuten ziehen lassen und dann abseihen. Etwas abkühlen lassen und täglich 3 Tassen davon trinken.

Königskerzen-Fenchel-Trunk Dieses heilsame Gebräu, das vor allem Heiserkeit lindert, haben wir der Hildegard-Medizin zu verdanken. Mischen Sie 25 g Königskerzenkraut oder -blüten mit 25 g Fenchelkraut, und kochen Sie 3 EL davon in ¼ l Wein (aus biologischem Anbau) etwa 5 Minuten auf. Dann abseihen, in eine Thermoskanne füllen und über den Tag verteilt mehrmals einige Schluck davon trinken.

Homöopathische Hausmittel
Belladonna D6
Eupatorium perfoliatum D6

Ein bekanntes Hausmittel gegen grippale Infekte ist das Eukalyptusöl, von dem Sie 1 Tropfen (nicht mehr, denn dieses ätherische Öl reizt sehr) in 1 EL Wasser auflösen und einnehmen.

Holunderblüten Zum »Ausschwitzen« von Gift- und Schlackenstoffen gibt es, neben dem Lindenblütentee, fast nichts Besseres: Überbrühen Sie 2–3 TL Holunderblüten (getrocknet oder frisch) mit ¼ l kochendem Wasser, und lassen Sie sie vor dem Abseihen 10 Minuten ziehen. Dann süßen Sie den Tee mit etwas Honig, trinken ihn so heiß wie möglich, gehen sofort ins (am besten schon vorgewärmte) Bett, decken sich gut zu und schwitzen feste.

Lindenblüten Ebenfalls hervorragend zum »Austreiben« der Erkältung geeignet ist der Lindenblütentee, den Sie genauso zubereiten und anwenden wie den Tee aus Holunderblüten.

Augentrost Pfarrer Kneipp wusste um die schleimlösende Wirkung dieses Heilkrauts und empfahl es bei allen Erkältungen, die mit Schleimbildung einhergehen, insbesonders bei Kehlkopfentzündungen. Für den Augentrosttee übergießen Sie 1 TL des getrockneten Krauts mit 1 Tasse kochendem Wasser, lassen dies kurz ziehen und trinken täglich mehrere Tassen davon.

Mittel aus der Küche

Holundersirup Gegen Husten und Fieber rät die Volksheilkunde zu folgendem Heilgetränk: Etwa 2 Handvoll reife Holunderbeeren von den Dolden abzupfen und mit wenig Wasser solange vorsichtig erhitzen, bis die zarten Häutchen der Beeren platzen. Dann durch ein Sieb pressen und dem Mus 2 EL Rohrzucker zugeben. Unter ständigem Rühren so lange kochen, bis die Mischung sich eindickt, mit Nelken-, Muskat- und Zimtpulver abschmecken und noch heiß in kleine Gläser füllen. Bei Husten und Fieber nehmen Sie öfters am Tag 1 TL vom Holundersirup ein, lassen ihn im Mund zergehen und in den Hals hinunterlaufen.

Zwiebel Das Allheilmittel bei allen Erkältungen. Im Anschluss zwei bewährte Zwiebelrezepte: 1 große Zwiebel in Scheiben schneiden, über Nacht auf einem Teller neben das Bett stellen und dann bei geschlossenem Fenster schlafen. Durch die Inhalation der Zwiebeldämpfe bricht die Erkältung rascher aus und bessert sich auch wieder schneller.

Oder: Schneiden Sie 1–2 Zwiebeln klein, überbrühen Sie sie mit kochendem Wasser, lassen Sie sie einige Zeit ziehen, und trinken Sie dann den heißen Zwiebeltee mit etwas Honig gesüßt.

Süßholztrunk Bei Heiserkeit hilft Süßholz, so weiß es Hildegard von Bingen. Kochen Sie dafür 2 TL pulverisierte Süßholzwurzeln (gibt es im Reformhaus oder in der Apotheke) kurz in ¼ l Wasser auf, seihen Sie sie ab, und trinken Sie mehrmals täglich einige Schluck von dem Absud.

Karottensirup Hilfreich bei allen Arten von Erkältungen ist diese Zubereitung aus 250 g gesäuberten und klein geschnittenen Karotten, die zu Saft gepresst und mit Kandiszucker zu einem Sirup eingekocht werden. Anschließend 250 g Zwiebeln in Scheiben schneiden, mit Honig bestreichen und übereinander geschichtet in eine kleine Schüssel legen. Nach 24 Stunden werden Karottensirup und Zwiebelsaft vermengt und im Kühlschrank aufbewahrt. Davon nehmen Sie alle 2 Stunden 1 EL ein.

Brombeersaft Den aus den vollreifen Früchten frisch gepressten Saft (oder aus dem Reformhaus) erwärmen. Dann mit dem Saft gurgeln und ihn nach und nach schluckweise trinken. Auf diese Weise wird die überanstrengte Stimme gepflegt, und dem Körper werden zusätzlich erfrischende und belebende Fruchtsäuren zugeführt.

Die Wurzeln des in Vorderasien sowie im Mittelmeerraum heimischen Süßholzstrauchs haben sich bei Magenbeschwerden und Erkältungskrankheiten aller Art bewährt sowie auch bei Hautentzündungen.

Bäder und Wickel

Fichtennadelbad Nehmen Sie abends vor dem Schlafengehen ein 15minütiges Vollbad (Seite 231f.) bei 35–37 °C mit einem Zusatz von Fichtennadelextrakt (am besten aus der Apotheke). Danach legen Sie sich gut zugedeckt ins Bett und schlafen sich gesund …

Bleiben Sie nach dem Fußbad noch mindestens 1 – 2 Stunden im Bett liegen, und schwitzen Sie etwas nach.

Heublumenfußbad Als sehr wirkungsvoll gilt ein ansteigendes Fußbad (Seite 197) mit Heublumenextrakt (einfacherweise aus Apotheke oder Reformhaus). Sobald Sie zu schwitzen beginnen, nehmen Sie die Füße aus der Wanne, trocknen sie ab und gehen sofort ins vorgewärmte Bett.

Heublumenhemd Für Kinder besser geeignet: 500 g Heublumen mit 5 l kochendem Wasser übergießen und 5 Minuten lang köcheln lassen. Dann tauchen Sie ein Leinen- oder Baumwollhemd in den Sud, wringen es aus und ziehen es dem kleinen Patienten an. Bringen Sie ihn dann sofort zu Bett, und decken Sie ihn warm zu. 30 Minuten einwirken lassen und dann ausziehen.

Salzfußbad 1 Handvoll Kochsalz in eine Schüssel mit heißem Wasser geben, das Ihnen bis an die Knöchel reichen sollte. Sobald das Wasser abkühlt ist, heißes nachgießen, bis die Knöchel bedeckt sind. Nach 10 Minuten nehmen Sie einen Fuß aus dem Wasser, trocknen ihn leicht ab und reiben die Fußsohle kräftig mit einer frisch aufgeschnittenen Zwiebel ein. Ziehen Sie einen dicken Wollsocken an und verfahren mit dem zweiten Fuß ebenso.

Fieber

Fieber ist ein natürlicher Mechanismus des Körpers, um Krankheitserreger zu bekämpfen.

Fieber ist keine Krankheit im eigentlichen Sinn, sondern ein Symptom, das im Verlauf verschiedener Erkrankungen auftritt. Dabei erhöht sich die Körpertemperatur über den Normalwert (37 – 38 °C). Typische Anzeichen sind neben der erhöhten Körpertemperatur Schüttelfrost, gerötete Wangen und glasige, »fiebrig« glänzende Augen.

Fieber ist eine wichtige und sinnvolle Maßnahme des Körpers zur Bekämpfung von Krankheitserregern, die nicht unterdrückt werden sollte. Steigt die Temperatur jedoch bedrohlich an und geht über Tage nicht wieder auf den Normalwert zurück, kann und sollten Sie sie mit den folgenden Hausmitteln senken.

Mittel aus der Küche

Quarkwickel Frischer Quark gilt als »Antibiotika« der Volksmedizin, da er bei allen entzündlichen Erkrankungen und bei Fieber eine überragende Heilwirkung zeigt. Beim Quarkwickel (Seite 218f.) gehen Sie genauso vor wie beim Wadenwickel (Seite 233f.), nehmen jedoch statt Wasser eben Quark.

Ein beliebtes Fiebermittel sind auch Wadenwickel mit Essig.

Brunnenkressemus In der Hildegard-Medizin dünstet man bei Fieber 1 Handvoll frischer Brunnenkresse kurz in etwas Wasser und schmeckt sie mit Butter und Salz ab. Davon essen Sie 1-mal täglich 4–5 EL.

Zwiebelsocken Gehackte Zwiebeln in Baumwollsocken füllen und über Nacht anziehen. Ebenso gute Wirkung haben auch in Essig getränkte Socken, die feucht angezogen und über Nacht anbehalten werden.

Himbeersaft Frisch gepresster Himbeersaft hilft dem Fieberkranken in der Tat schnell wieder auf die Beine: 1–2 Gläser pro Tag, nach Abklingen der Beschwerden noch bis zu 5 Tage trinken.

Brombeersaft Aus reifen Brombeeren frisch gepresst ist dieser Saft ein zuverlässiges fiebersenkendes und sehr wohlschmeckendes Mittel, das vor allem Kinder mit Genuss einnehmen.

Basilikumwein In ihrer Schrift »Causae et curae« erläutert Hildegard von Bingen eine altbewährte Rezeptur aus Basilikum und Wein: 1 Handvoll Basilikum in ½ l Weißwein (aus biologischem Anbau) mit einigen TL Honig aufkochen, den sich dabei bildenden Schaum immer wieder mit einem Löffel abnehmen und heiß in Flaschen umfüllen.

»Die Himbeere ist kalt und brauchbar gegen Fieber. Wer nämlich Fieber hat und Appetitlosigkeit, koche Himbeeren in etwas Wasser und lasse diese in dem Wasser liegen und trinke so dieses Wasser morgens und zur Nacht warm ...«. Hildegard von Bingen (Physica)

Essigwasser Lange Tradition haben auch Ganzkörperwaschungen (Seite 235) mit Essigwasser. Sie senken die Temperatur, entfernen den Schweiß und verleihen zudem ein wohliges Gefühl.

Gerstenkorn

Gerstenkörner dürfen niemals ausgequetscht werden, da sich die Infektion sonst weiter ausbreiten könnte.

Dieser oft sehr unangenehmen Entzündung der Talgdrüsen im Bereich der Wimpern liegt meist eine bakterielle Infektion zugrunde. Die ersten Anzeichen sind ein stechender Schmerz beim Schließen des Auges, später gesellen sich eine Rötung und Schwellung dazu. Im weiteren Verlauf bildet sich ein Eiterherd, der manchmal von selbst aufgeht und sich entleert.
Öffnet sich das Gerstenkorn nicht von selbst und führt auch die Behandlung zu keinem Erfolg, muss der Augenarzt den Eiterherd operativ öffnen.

Kamillenauflage Rasche Linderung bringen heiße Auflagen mit Kamille: 2 EL Kamillenblüten mit ganz wenig Wasser kochen, die heißen Blüten in ein Stückchen Verbandsmull geben und dies so heiß wie Sie es vertragen auf das Gerstenkorn legen. Bereits nach wenigen Anwendungen wird das Gerstenkorn nach außen aufgehen und abheilen.

Die Blätter des Huflattichs lassen sich zu einem zähflüssigen Brei abkochen, der bei der Abheilung eines Gerstenkornes Wunder wirkt.

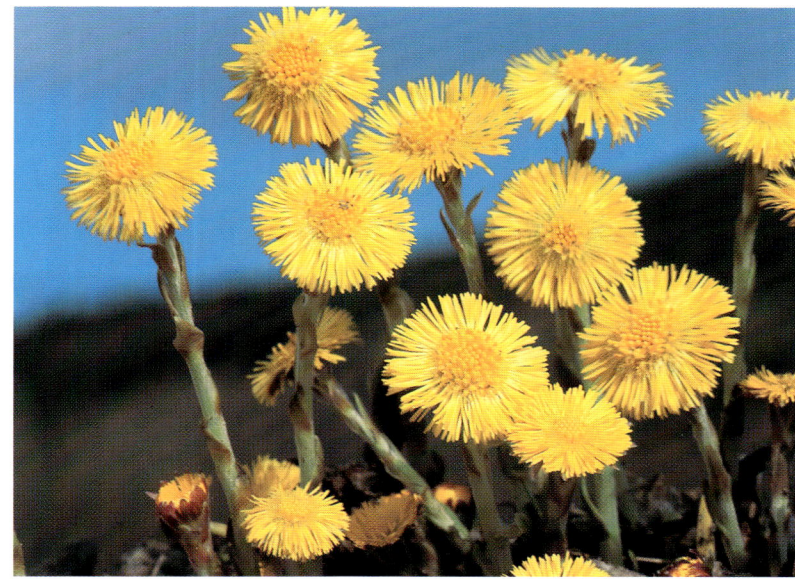

Huflattichblätter Die Volksheilkunde rät weiterhin zu Huflattichblättern, die Sie klein schneiden und mit sehr wenig Wasser zu einem dicklichen Schleim verkochen. Diesen geben Sie abgekühlt auf ein Stück Mull und legen es auf das Gerstenkorn. Täglich öfters durchführen, bis das Gerstenkorn aufgeht und ausheilt.

Homöopathische Hausmittel
Thuja occidentalis D6 Tabletten
Pulsatilla D12

Augenspülung Äußerst wirkungsvoll ist eine Augenspülung (Seite 186f.) mit einer Mischung aus Wasser und Kamillentee oder einigen Tropfen Arnikatinktur.

Gicht

Gicht ist eine Stoffwechselkrankheit, bei der der Körper zu viel Harnsäure produziert, die sich als Kristalle an den Gelenken ablagert. Die Erkrankung zeigt sich in Rötung, Schwellung und Erwärmung der Gelenke. Beim akuten Gichtanfall ist vor allem das Großzehengrundgelenk betroffen und verursacht starke Schmerzen. Auch Knie-, Ellenbogen- oder Handgelenk können am Krankheitsgeschehen beteiligt sein. Teilweise bilden sich auch Knötchen an Gelenken, Schleimbeuteln und in der Ohrmuschel.

Gicht gehört in jedem Fall in ärztliche Therapie. Die hier empfohlenen Hausmittel können jedoch die Behandlung wirksam unterstützen.

Heilende Tees

Brennnessel Sie entschlackt und entgiftet und ist daher ein wirkungsvolles Heilkraut bei Gicht. Für den Tee 2 TL getrocknete Brennnesselblätter oder -wurzeln mit ¼ l kochendem Wasser überbrühen und vor dem Abseihen 5 Minuten ziehen lassen. Trinken Sie morgens und abends je 1 Tasse lauwarm und in kleinen Schlucken. Idealerweise führen Sie mit dem Brennnesseltee eine Kur über 4–8 Wochen durch.

Homöopathisches Hausmittel
Lycopodium D3 Tabletten

Eschenblätter Ob als Packung (Seite 73) oder Tee, Esche lindert die Gichtschmerzen: 2 TL getrocknete Eschenblätter mit ¼ l kaltem Wasser ansetzen, bis zum Sieden erhitzen und 3 Minuten lang ziehen lassen. Dann die Blätter abseihen und den Tee etwas abkühlen lassen, bis er trinkbar ist. 2 Tassen pro Tag sollten Sie über mindestens 14 Tage hinweg trinken.

Goldrute Wie Sie diesen Tee zubereiten, lesen Sie bitte auf Seite 55 nach.

Engelsüß Für den Tee 1–2 EL getrocknete Engelsüßwurzeln mit kaltem Wasser ansetzen und 5 Minuten lang kochen. Je nach Schweregrad der Beschwerden trinken Sie zwischen 2–6 Tassen täglich – allerdings ungesüßt, um die gallefördernde Wirkung nicht zu beeinträchtigen.

Zur Blutreinigung empfiehlt die Volksmedizin den Engelsüß, denn er bringt die Gallensäfte zum Fließen und entgiftet dadurch den Körper.

Mittel aus der Küche

Dill Hildegard von Bingen empfiehlt bei Gicht auch dieses Gewürzkraut, das Sie nicht roh, sondern gekocht zu sich nehmen und aus diesem Grund den Speisen immer zu Beginn der Zubereitung zugeben sollten.

Rohe Zwiebeln Ein uraltes Hausmittel bei Gicht und auch bei Rheuma sind Einreibungen mit rohen Zwiebeln. Zugleich empfiehlt es sich, ein kleines Leinensäckchen mit frisch geschnittenen Zwiebeln auf die schmerzenden Körperteile zu legen, beispielsweise auf die Großzehengelenke. Die Zwiebeln leiten den Schmerz ab und lindern ihn.

Erdbeeren In vielen Fällen hilft der Verzehr von frischen Erdbeeren, vorzugsweise Walderdbeeren. Bei einem akuten Gichtanfall sollte man 1–2 kg ungezuckerte und reife Erdbeeren zu sich nehmen.

Bohnenkraut »Ein Mensch, der von Gicht geplagt ist, so dass seine Glieder ständig bewegt werden, der pulverisiere Bohnenkraut, und diesem Pulver gebe er weniger Kümmelpulver bei als Salbeipulver, und so mische er diese Pulver.« Diese Rezeptur stammt von der heiligen Hildegard. Bohnenkraut-, Salbei- und Kümmel-pulver mischen, in trockenem Landwein (aus biologischem An-bau) aufkochen und etwas Honig darunter rühren. Den Schaum, der sich beim Kochen bildet, nehmen Sie mit einem Schaumlöffel ab und füllen den Bohnenkrautwein anschließend in eine Flasche. Trinken Sie täglich 3 kleine Schnapsgläser nach den Mahlzeiten.

Packungen, Einreibungen und Bäder

Eschenpackung Auch diese Anwendung geht auf die Hildegard-Medizin zurück: In einem Kochtopf (10–15 l) frische Eschen-blättern mit Wasser übergießen und 20 Minuten aufkochen las-sen. Danach das Kochwasser wegschütten und die Hälfte der gekochten Blätter auf ein Leinentuch geben. Darauf legt sich der Patient, wird mit den restlichen Eschenblättern zugedeckt und in warme Decken eingepackt. In dieser Packung sollte er 1–2 Stun-den liegenbleiben.

Heublumenbad und Heublumensack Wie Sie diese beiden wirkungsvollen Anwendungen vornehmen, lesen Sie bitte auf den Seiten 205ff. nach.

Heublumen sind ein Gemisch von Blütenteilen, Samen und kleine-ren Blatt- und Stängelstückchen verschiedener Wiesenpflanzen.

Angelikabäder Dazu geben Sie 1 Handvoll getrocknete Angeli-kawurzeln in 1 l kaltes Wasser und kochen sie 15 Minuten. Den Absud fügen Sie dem Badewasser (37–39 °C) zu und baden an-schließend etwa 20 Minuten darin. Dies wiederholen Sie 2- bis 3-mal wöchentlich. Nach dem Bad legen Sie sich gut eingepackt 1 Stunde hin und ruhen sich aus, denn das verstärkt die Wirkung des Angelikabades zusätzlich.

Angelikaöl Dieses ätherische Öl, das aus der Angelikawurzel ge-wonnen wird, eignet sich hervorragend zur Unterstützung der anderen Behandlungen, indem man es mehrmals täglich an den schmerzenden Stellen einreibt. Angelikaöl bekommen Sie in der Apotheke oder dem Reformhaus, können es aber natürlich auch selbst herstellen (Seite 257).

Aus Böhmen ist eine Einreibung mit in Sonnenblumen-oder Mandelöl gelöstem Kampfer bekannt.

Weitere Kräutermittel

Legen Sie
1–2 Handvoll reife
Schlehenfrüchte
1–2 Tage in Honig
ein und essen
täglich davon.

Angelikawein 4–5 EL getrocknete Angelikawurzeln mit 1 l Wein (aus biologischem Anbau) ansetzen und einige Tage stehen lassen. Bei chronischer Gicht nehmen Sie einige Wochen lang täglich 1, bei akuten Anfällen 3–4 Gläschen (etwa 0,1 l) ein; jedoch nicht länger als 3 Wochen. Danach sollten Sie eine Pause über den gleichen Zeitraum einlegen.

Ulmenwasser Auch diesen guten Rat verdanken wir der heiligen Hildegard: 3–7 frische Ulmenblätter in ein großes Glas geben, mit ¼–½ l kaltem Wasser auffüllen, etwa 1 Stunde ziehen lassen und über den Tag verteilt in kleinen Schlucken austrinken. Jeden Tag frisch zubereiten.

Brennnesselsaft Als äußerst wirkungsvoll bei Gicht gilt auch der entschlackende und blutreinigende Brennnesselsaft: Klein geschnittene Brennnesselblätter in einen elektrischen Entsafter oder Mixer geben und von dem frisch gepressten Saft 3-mal täglich 1 TL mit etwas Wasser verdünnt einnehmen. Fertiger Brennnesselsaft aus Apotheke oder Reformhaus eignet sich natürlich ebenso.

Haarausfall

Besonders im Frühjahr und im Herbst lassen viele Menschen mehr Haare als sonst.

Wer büschelweise Haare in seiner Bürste wiederfindet und dem gleichen Phänomen im Abfluss von Badewanne oder Dusche begegnet, wird früher oder später Haarausfall konstatieren. Doch häufig macht man sich zu Unrecht Sorgen, denn der Verlust von 80–100 Haaren pro Tag ist normal. Erst wenn diese Zahl überschritten ist, kann man von einem krankhaften Haarausfall sprechen. Mannigfaltig wie die Arten des Haarausfalls, von Geheimratsecken bis kreisrunder Haarverlust, sind seine Ursachen: Hormonstörungen, Mangel an bestimmten Spurenelementen und

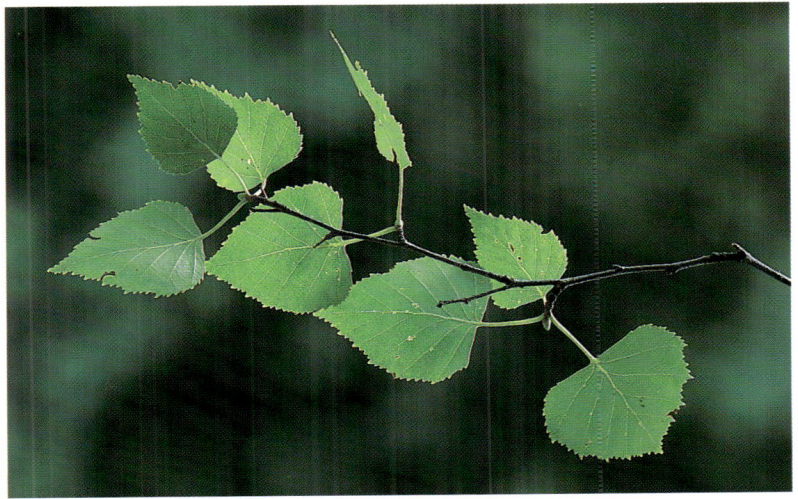

*Der Saft aus Birken-
blättern wirkt äußer-
lich angewendet ge-
gen Haarausfall.
Als Tee lindern
Birkenblätter auch
Gicht- und Rheuma-
beschwerden.*

Mineralstoffen, Schilddrüsenstörungen, Infektionen wie Lungenentzündung oder Blutvergiftung. Auch manche Medikamente
können zu Haarausfall führen, ebenso wie es nach einer Entbin-
dung und während der Wechseljahre infolge der Hormonumstellung sowie zu bestimmten Jahreszeiten dazu kommen kann.

Natürliche Haarwässer

Birkensaft Er wird in der Volksmedizin seit langem als Haarwas-
ser verwendet, denn durch das tägliche Einreiben mit dem mineralstoffreichen Birkensaft wird die Kopfhaut mehr durchblutet
und das Haar besser ernährt.

Thymiantee Ähnliche, wenn auch nicht ganz so gute Wirkung
sagt man dem Thymiantee nach: Er soll, regelmäßig in die Kopfhaut einmassiert, den natürlichen Haarwuchs fördern.

Brennnesselwurzeln Auch der Absud von Brennnesselwurzeln
gilt als wirksam gegen Haarausfall. Dazu wäscht man die Haare
mit dem warmen Absud oder reibt ihn nach dem Waschen in
Haare und Kopfhaut ein.

**Auch das Allheil-
mittel Arnika hilft
bei Haarausfall –
reiben Sie täglich
mit dem Öl die
Kopfhaut ein.**

Zwar kein Haar-
wasser, aber sehr
wirkungsvoll ge-
gen Haarausfall
soll die Einreibung
von Kopfhaut und
(noch verbliebe-
nen) Haaren mit
Eigelb sein;
½ Stunde einwir-
ken lassen und
dann mit lauwar-
mem Wasser
wieder gut aus-
waschen.

Klettenwurzel in Franzbranntwein 1 l Franzbranntwein mit ¼ l Klettenwurzelabsud mischen und 3 große, gehackte Zwiebeln dazugeben. 1 Tag zugedeckt an einem warmen Platz ziehen lassen und damit 1-mal täglich die Kopfhaut einmassieren.

Klettenwurzelöl Eine andere Anwendung mit Klettenwurzeln: In 1 l gutes Speiseöl (Olivenöl) 3 Hände voll frisch gesammelte und noch nicht getrocknete Klettenwurzeln geben. Diese Mischung in einem verschlossenen Gefäß 14 Tage lang an der Sonne stehen lassen. Danach noch einmal 1 Handvoll Klettenwurzeln hinzugeben und die Ölmischung weitere 10 Tage im Sonnenlicht stehen lassen. Anschließend das Klettenwurzelöl in sein endgültiges Aufbewahrungsgefäß abseihen und zur Geruchsverbesserung ein paar Tropfen Rosenöl dazugeben. Massieren Sie das köstlich duftende Öl nach dem Waschen ins feuchte Haar.

Bei Kopfschuppen…

Gegen die lästigen Hautschüppchen, die oft wie Schnee vom Kopf rieseln, behalf man sich zu Großmutters Zeiten mit Einreibungen der Kopfhaut: wahlweise mit Eigelb, Glyzerin, Spiritus oder Franzbranntwein.

Hämorrhoiden

Homöopathische
Hausmittel
Aesculus D6
Hamamelis D6

Diese knotenförmigen Erweiterungen der Mastdarm- und Aftervenen bereiten meist wenig Beschwerden, so dass man ihnen oft erst auf die Schliche kommt, wenn sich helles Blut auf dem Stuhl zeigt. Oft besteht auch Juckreiz und ein brennendes Gefühl am After. Im weiteren Verlauf kann es zu Blutungen zwischen den Stuhlentleerungen und zu krampfartigen Schmerzen kommen. Hämorrhoiden können erblich bedingt sowie durch einen lokalen Venenstau, zu harten Stuhlgang und durch zu viel Sitzen oder Stehen verursacht sein.

Zur Sicherung der Diagnose und Einleitung einer entsprechenden Behandlung sollten Sie einen Arzt aufsuchen. Die folgenden Hausmittel sollen als Unterstützung seiner Therapie dienen.

Kräutermittel

Eichenrindensitzbäder Sehr gute Wirkung haben tägliche Sitzbäder (Seite 224f.) mit einer Eichenrindenabkochung. 1 Handvoll klein geschnittene Eichenrinde mit 2 l kaltem Wasser ansetzen und 10 Minuten kochen lassen. Dann das Kochwasser abseihen und mit so viel Wasser auf die Menge verdünnen, die Sie für das Sitzbad benötigen. Die Wassertemperatur sollte 35–37 °C betragen. Nach dem Bad führen Sie die Ringelblumen-Hämorrhoiden-Salbe (s. u.) in den After ein.

Ringelblumen-Hämorrhoiden-Salbe Sie können Ringelblumensalbe natürlich auch pur verwenden, noch besser wirkt sie aber, wenn Sie sie mit flüssigem Honig (im Wasserbad erwärmen) im Verhältnis 1:1 vermischen. Waschen Sie nach jeder Stuhlentleerung Ihren After sorgfältig mit einer milden Seife oder Waschlotion aus, trocknen ihn vorsichtig ab und führen dann mit dem Finger etwas von der Salbe ein.

Honig Honig war und ist aus unserer Volksheilkunde nicht wegzudenken. Sein hoher Gehalt an Fruchtzucker macht ihn zu einem schnell wirkenden Energiespender. Den vielen Mineralien, Vitaminen und Spurenelementen verdankt er seine heilende Wirkung bei Erkältungen, Schlaflosigkeit, Verdauungsbeschwerden, Nervosität, Kreislauferkrankungen oder Leberleiden. Er soll sogar antibakterielle Eigenschaften besitzen. Kurzum: das Heilmittel schlechthin.

Honig galt bereits in vorchristlicher Zeit als ganz besonderer Saft, und alle Kulturen, ob die alten Ägypter oder später die Germanen, wussten seine vielfältige Heilkraft zu schätzen.

Schafgarbensalbe 2 Handvoll getrocknete Schafgarbe zerreiben und mit zerlassener Butter verrühren, bis eine dickflüssige Masse entsteht. Diese wenden Sie täglich genauso wie die Ringelblumensalbe an.

SO HEILT DIE VOLKSMEDIZIN

Brennnesselsaft Böhmische Heilkundige raten zu 1-mal täglich 1 EL frischen Brennnesselsaft.

Heidelbeerabkochung 3–4 Wochen lang jeden Tag 2-mal täglich ein Schnapsglas von der Abkochung lässt die Hämorrhoiden abheilen. Wie Sie diese Abkochung zubereiten, lesen Sie bitte auf Seite 260 nach.

Halsschmerzen

Halsschmerzen sind keine Krankheit an sich, sondern meist ein Symptom von Erkältungen und Entzündungen im Bereich der Atemwege (Seite 64). Zur Linderung der akuten Beschwerden hält die Volksheilkunde einige wirkungsvolle Mittel bereit.

Homöopathische Hausmittel
Apis mellifica D3 Tabletten
Belladonna D6
Nux vomica D12

Umschläge und Wickel

Bucheckernölumschläge Für dieses altbewährte Hausmittel erhitzen Sie etwas Bucheckernöl in einem Topf, tränken ein Leinentuch damit, legen es um den Hals und befestigen es mit einem Wollschal. Das Bucheckernöl hält sehr lange die Wärme und wirkt dadurch sehr intensiv und nachhaltig.

Alkoholwickel Verdünnen Sie 96-prozentigen Alkohol zu gleichen Teilen mit destilliertem Wasser, tränken Sie ein Leinentuch damit, und binden Sie es um den Hals. Darüber kommt ein trockener Wollschal.

Kräutermittel

Eibischwurzel Der Eibisch ist sehr schleimhaltig und wirkt daher reizlindernd bei Entzündungen der Atemwege. Kauen Sie mehrmals am Tag eine getrocknete Eibischwurzel, die sie in der Apotheke oder im Reformhaus kaufen können.

Salbeitee Entzündungshemmend und schmerzlindernd hilft Salbei auch gegen Halsschmerzen. Bereiten Sie sich Salbeitee (Seite 57), geben Sie etwas Apfelessig und Honig zum Süßen hinzu, und nehmen Sie stündlich 1 EL von dieser Mischung ein.

Mittel aus der Küche

Honig Nehmen Sie entweder mehrmals täglich 1 TL Honig ein, den Sie langsam den Hals hinunterlaufen lassen, oder aber Sie verrühren 1 TL Honig in einem Glas warmem Wasser und gurgeln damit (Seite 201).

Salzwasser Ebenfalls zum Gurgeln (Seite 201): 1 TL Kochsalz in ¼ l warmem Wasser auflösen und mehrmals täglich damit gurgeln.

Zu weiteren Behandlungen, insbesondere Teerezepten, schlagen Sie bitte unter »Mandelentzündung«, Seite 101ff. nach.

In Böhmen galt Glyzerin (1TL in ¼ l warmem Wasser aufgelöst) als Mittel der Wahl bei Halsschmerzen. Glyzerin erhalten Sie in der Apotheke.

Aus den Früchten der Rotbuche, die im Herbst von den Bäumen fallen, wird das Bucheckernöl hergestellt.

Hautbeschwerden

Homöopathische
Hausmittel
Belladonna D6 –
bei Abszessen
und anderen Ent-
zündungen im
Frühstadium

Hepar sulfuris
D6 – bei eitrigen
Abszessen und
Furunkeln

Silicea D6 – bei
schlecht heilen-
den Abszessen

Urtica urens D2
Tabletten – bei
Hautausschlägen

Nachfolgend haben wir Ihnen eine Reihe von altbewährten Hausmitteln gegen unreine Haut, Hautentzündungen und -ausschläge,
Hühneraugen sowie gegen Schuppenflechte zusammengestellt.

Bei Hautunreinheiten

Tee aus Isländisch Moos Besonders wirksam auch bei Puber-
tätsakne: 2 TL Isländisch Moos mit ¼ l kaltem Wasser übergießen, langsam erhitzen und kurz vor dem Kochen abseihen.
Täglich 3 Tassen, möglichst ungesüßt, trinken.

Frauenmantel-Stiefmütterchen-Tee Frauenmantel- und Stief-
mütterchenkraut zu gleichen Teilen mischen, 1 TL davon mit ¼ l
kaltem Wasser übergießen und bis zum Sieden bringen. Den Tee
an einem warmen Platz ¼ Stunde lang ziehen lassen, abseihen
und 1–3 Tassen pro Tag trinken.
Der Frauenmantel-Stiefmütterchen-Tee ist vor allem für Jugendliche mit Problemhaut geeignet.

Gänseblümchen-Stiefmütterchen-Tee Er klärt die Haut und
lässt die Poren kleiner werden: Tupfen Sie die unreinen Stellen
mehrmals am Tag mit diesem Tee ab, den Sie genauso herstellen
wie den oben genannten, den Frauenmantel jedoch durch Gänseblümchen ersetzen.

Quendelsalbe Hildegard von Bingen rät bei unreiner Haut und
Hautausschlägen, 30 g Quendelkraut im Mörser fein zu zermahlen und in 70 g erwärmtes Schaf- oder Rinderfett (-talg) ein-
zurühren. Erkalten und über Nacht ziehen lassen und auf die betroffenen Hautstellen auftragen.

Weizenkleie-Honig-Maske Sie gilt als zuverlässig gegen Mitesser und Pickel: Aus Bienenhonig und Weizenkleie einen streich-

fähigen Brei herstellen, vor dem Schlafengehen auf die betroffenen Hautstellen auftragen und morgens mit lauwarmem Wasser wieder abwaschen. Danach lassen sich die Mitesser und Pickel leicht ausdrücken. Damit sich die Stellen nicht entzünden, sollten Sie im Anschluss an die Maske etwas Gesichtswasser (Rosenwasser oder Hamamelis) auftupfen.

Knoblauchsaft 80 g geschälten und fein zerhackten Knoblauch 14 Tage in 0,2 l Alkohol (mindestens 45 %) in einer gut verschlossenen Flasche ziehen lassen. Die Flasche mehrmals täglich schütteln, dann durch ein feines Sieb abgießen und 5 Tropfen Angelikawurzelöl zugeben. Den Knoblauchsaft zu gleichen Teilen mit lauwarmem Wasser verdünnen und über mehrere Wochen täglich morgens und abends damit die Gesichtshaut einreiben.

Stellen Sie vom Knoblauchsaft am besten gleich etwas auf Vorrat her, er wirkt hervorragend und hält sich mehrere Jahre.

Bei Furunkeln

Beifuß »Wenn Tropfen und üble Säfte bei geritzter Haut, ohne giftiges Geschwür, am menschlichen Körper herausfließen, dann nehme man Beifuß und drücke ihn aus und gebe diesem Saft Honig bei, so dass der Saft des Beifußes mehr ist als der Honig, und so salbe er die Stelle, wo es schmerzt. Sogleich streiche er auch das Klare vom Eiweiß darüber und binde ein Tuch darauf, und das tue er solange, bis er geheilt wird.« Hildegard von Bingen

Eibischwurzelabkochung Wie die Abkochung hergestellt wird, lesen Sie bitte auf Seite 260 nach. Erhitzen Sie die Abkochung, und tränken Sie saubere Tücher darin. Legen Sie diese als heißen Umschlag auf das Furunkel. 2- bis 3-mal am Tag wiederholen, bis das Furunkel gereift ist.

Bei Hautauschlägen

Eichenrindenabkochung Ein Umschlag mit Eichenrindentee lindert die Beschwerden bei nässenden Ekzemen. Wie Sie die Abkochung zubereiten, lesen Sie bitte auf Seite 51 nach. Ein sauberes Baumwolltuch damit tränken und auf die betroffene Stelle legen. Mehrmals wechseln und 2- bis 3-mal pro Tag wiederholen.

Hautausschläge aller Art kurierte man früher mit frisch gelassenem, eigenem Urin (Seite 230). Dazu befeuchtete man ein Tuch mit frischem Urin und legte es sofort auf die betroffene Stelle auf.

Frauenmanteltee Nässende Ekzeme sollten Sie 2- bis 3-mal am Tag mit lauwarmem Frauenmanteltee auswaschen. Wie Sie diesen zubereiten, lesen Sie bitte auf Seite 106 nach.

Maulbeerabsud Bei juckenden Hautausschlägen hilft der Maulbeerabsud, so weiß es die Hildegard-Medizin: Kochen Sie 100 g Maulbeerbaumblätter in 5 l Wasser, und verwenden Sie den Absud 3- bis 4-mal wöchentlich als Gesichtsdampfbad (Seite 211).

Goldrutenkraut Das zerkleinerte, frische Blütenkraut auf die betroffene Hautstelle legen und mit einem Verband befestigen. 2-mal am Tag wechseln.

Rosenwasser Aus Böhmen kommt dieses Hausmittel: ½ l Rosenwasser (aus der Apotheke oder dem Reformhaus) mit ⅛ l Zitronensaft vermischen und die betroffenen Hautsstellen mehrmals täglich betupfen.

Buttermilch Ebenfalls aus dieser Region stammt die folgende Rezeptur gegen Hautausschläge: 1 EL frisch geriebenen Meerrettich in ½ l Buttermilch verrühren, 30 Minuten ziehen lassen und mit der Mischung die betroffenen Hautpartien einreiben.

Bei Hautentzündungen

Zinnkraut Bei Hautentzündungen aller Art empfiehlt die Volksmedizin, die Stellen mehrmals täglich mit einem Zinnkrautabsud zu betupfen.

Bockshornkleesamen Pulverisierte Bockshornkleesamen mit heißem Wasser zu einem Brei verrühren und auf die betroffenen Hautstellen auftragen. 20 Minuten einwirken lassen und dann mit warmem Wasser wieder abwaschen.

Bei Hühneraugen

Zwiebeln Sie werden auf unterschiedlichste Art in der Volksmedizin eingesetzt. Gegen die oftmals sehr schmerzhaften Hühneraugen bindet man eine Woche lang über Nacht ein Stück Zwiebel mit Salz bestreut auf das Hühnerauge – am besten mit einer Mullbinde. Nach einigen Tagen löst sich das Hühnerauge von der darunter liegenden Haut und fällt ab.

Arnikatinktur Gute Dienste bei Hühneraugen und störenden Hornhautschichten am Fuß leistet Arnikatinktur, die Sie wiederholt auf die betroffenen Stellen auftragen. Nach wenigen Tagen löst sich die Hornhaut und die darunter liegende Haut wird wieder weich und glatt. Sie können die Tinktur selbst herstellen oder in der Apotheke kaufen.

Legen Sie frische, zerquetschte Hauswurzblätter auf das Hühnerauge oder träufeln deren Saft darauf.

Rosinen Sie haben richtig gelesen: Mit den süßen Weinbeeren lässt sich Hühneraugen zu Leibe rücken. Dazu baden Sie Ihre Füße abends vor dem Schlafengehen in warmem Wasser und trocknen sie gut ab. Dann legen Sie durchgeschnittene Rosinen auf, und zwar so, dass die Schnittflächen auf den Hühneraugen zu liegen kommen, und befestigen die Trockenfrüchte mit Mullbinden. Wenn Sie dies einige Tage hintereinander wiederholen, werden die Hühneraugen allmählich weich und lassen sich einfach ablösen.

Efeublätter Zwar nicht unbedingt praktisch, doch wohl sehr erfolgreich sind frische Efeublätter, die in Weinessig aufgeweicht und mit Mullbinden auf den Hühneraugen befestigt werden. Die Blätter sollten 3- bis 4-mal täglich erneuert werden.

Wenn Sie zu Hühneraugen neigen, sollten Sie stets darauf achten, dass Ihre Schuhe gut sitzen und nicht drücken.

Essigbrot Ein weiteres Hausmittel mit Essig: Legen Sie morgens einige Scheiben Weißbrot in Essig ein und tragen den Brot-Essig-Brei abends auf die Hühneraugen auf. Wenn Sie dies mehrere Tage wiederholen, werden die Hühneraugen weich und lassen sich leichter abschälen.

Bei Schuppenflechte

Eine andere, von vielen Schuppen-flechtepatienten sehr gerühmte Behandlung ist der Badeaufent-halt am Toten Meer (Seite 209), das ja den höchs-ten Salzgehalt von allen Meeren aufweist.

Salzbad Wirksam bei allen Hauterkrankungen, aber vor allem bei der Schuppenflechte ist Meersalz. Für ein Salzbad setzen Sie dem Badewasser 1–2 Kilogramm Meersalz (aus der Apotheke oder dem Reformhaus) zu.

Heublumenbad Weiterhin wird ein Heublumenbad (Seite 205f.) empfohlen, das Sie im akuten Stadium der Erkrankung täglich durchführen sollten.

Eichenrindenabkochung Lassen Sie 1 TL zerkleinerte Eichen-rinde 6 Stunden in 1 Tasse kaltem Wasser ziehen, kochen Sie sie kurz auf, gießen Sie den Sud sofort ab, und betupfen Sie damit jeden Abend vorsichtig die betroffenen Hautpartien.

Sesamöl Die betroffenen Stellen täglich mehrmals einreiben.

Herzbeschwerden

Herzschwäche, eine verminderte Pumpleistung des Herzens, zeigt sich in Atemnot, Müdigkeit und allgemeiner körperlicher Schwäche. Da sich hinter einer Herzinsuffizienz verschiedene ernsthafte Krankheiten verbergen können, sollte vor einer Selbst-behandlung immer erst ein Arzt zu Rate gezogen werden. Des-halb sind hier nur Empfehlungen für leichte Erkrankungen wie Herzjagen und Herzschwäche durch Überlastung aufgeführt.
Bei einem hohen Puls von 90 oder mehr Schlägen pro Minute, der sich bei Ruhigstellung wieder normalisiert, spricht man von Herzjagen, Tachykardie. Diese Erscheinung ist an sich nicht krankhaft, denn Angst, Nervosität und Aufregung, aber auch ein heißes Bad, Sport und körperliche Tätigkeit beschleunigen den Pulsschlag. Besteht jedoch eine Neigung zu Herzjagen, sollte ein Facharzt konsultiert werden.

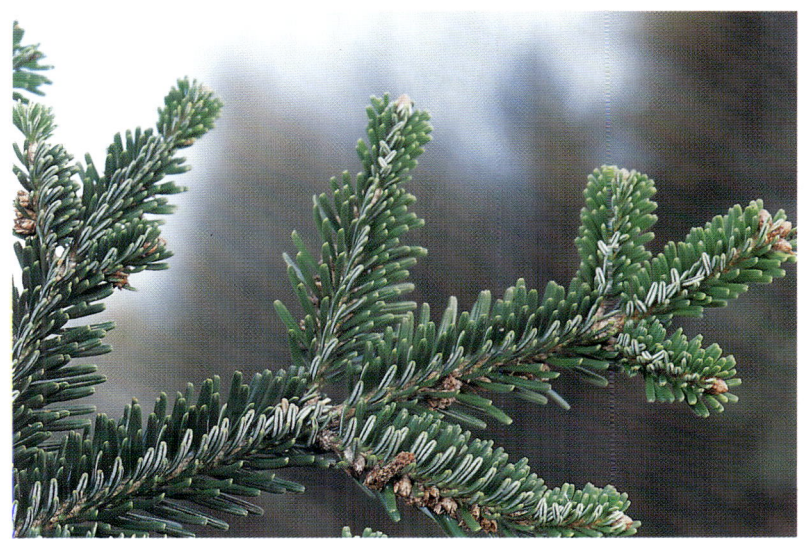

Ein bewährtes Hausmittel bei Herzbeschwerden ist eine aus Tannenrinde und -nadeln hergestellte Salbe.

Kräutermittel

Ysoptee Dieses Heilkraut ist zwar bei uns nicht heimisch, wird aber seit dem Mittelalter hier zu Lande kultiviert. Es lag besonders Hildegard von Bingen sehr am Herzen – zu seiner Stärkung empfahl sie es auch: 1–2 TL des geschnittenen, frischen oder getrockneten Krautes mit ¼ l kochendem Wasser übergießen und vor dem Abseihen 5 Minuten ziehen lassen. Trinken Sie den Ysoptee 2- bis 3-mal täglich vor dem Essen.

Tannensalbe Ebenfalls auf die Hildegard-Medizin geht dieses wirksame Rezept gegen Herzschwäche zurück: 100 g Tannenrinde, -nadeln und 50 g Salbeiblätter klein schneiden und in ½ l Wasser weich kochen, 150 g Butter zugeben und unter Rühren zu einem Brei verschmelzen. Diesen durch ein Tuch pressen und so lange im kalten Wasserbad rühren, bis die Tannensalbe halb fest wird. Das Wasser, das sich oben absetzt, abgießen, die Salbe erneut erwärmen und wieder kalt rühren. In kleine Döschen füllen und im Kühlschrank aufbewahren. 2-mal täglich die Herzgegend damit einreiben.

Homöopathische Hausmittel
Crataegus Urtinktur
Cactus D2 Tabletten

85

Tee mit Hirtentäschelkraut Bei altersbedingten Beschwerden des Herzens, sowie bei Blutdruckstörungen empfiehlt sich 2- bis 3-mal am Tag ein Tee aus 10 g Hirtentäschelkraut, 10 g Weißdornblüten, 5 g Baldrianwurzel und 5 g Melissenblättern. 2 TL davon mit ¼ l kaltem Wasser übergießen, 10 Stunden ziehen lassen und abseihen. Anschließend leicht erwärmen und schluckweise trinken.

Husten

Da Husten sich äußerst kräftezehrend lange hinziehen kann, sollten Sie ihn bereits im Anfangsstadium behandeln – die Volksheilkunde hat hierzu eine Fülle wirksamer Mittel zu bieten.

Durch Husten versucht der Körper, Fremdkörper und Schleim aus den Atemwegen zu entfernen: als Reizhusten bei großer Empfindlichkeit gegen kalte Luft, als trockener Husten, der starke Schmerzen verursacht, als krampfartiger Husten, der zu Atemnot führen kann, und als tiefsitzender Husten mit starker Schleimansammlung. Neben Hustenreiz und Heiserkeit besteht meist ein Engegefühl im Kehlkopf, Schnupfen, manchmal auch Atemnot und Brechreiz bis hin zu Würgeanfällen.

Bei Fieber über 39 °C und Husten mit blutigem Auswurf müssen Sie einen Arzt konsultieren. Dies gilt auch dann, wenn sich die Beschwerden trotz Behandlung nach einer Woche nicht bessern, denn beide Fälle können Anzeichen einer beginnenden Lungenentzündung sein.

Heilende Tees

Homöopathische Hausmittel
Ipecacuanha D6
Pulsatilla D12

Alant 20 g Alantwurzel mit ½ l Wasser ¼ Stunde kochen, etwas Süßholzpulver zugeben, mit 1 TL Honig süßen und 3- bis 4-mal pro Tag möglichst heiß trinken.

Angelika 1–2 EL klein geschnittene und getrocknete Angelikawurzeln mit ¼ l kaltem Wasser ansetzen, 2–3 Minuten kochen und nochmals die gleiche Zeit ziehen lassen. Abseihen und lauwarm in kleinen Schlucken trinken.

Bohnenkraut 2 TL getrocknetes Bohnenkraut mit ¼ l kochendem Wasser übergießen. 10 Minuten ziehen lassen, abseihen. Etwas abkühlen lassen und mit Honig gesüßt warm trinken.

Fenchel 1 TL zerdrückter Fenchelfrüchte mit ¼ l kochendem Wasser überbrühen. 10 Minuten ziehen lassen und abseihen. Auf Trinktemperatur abkühlen lassen, mit etwas Honig süßen und 2- bis 5-mal täglich 1 Tasse trinken.

Himbeerblätter 3–4 TL getrocknete Blätter mit ½ l kochendem Wasser überbrühen. 5–10 Minuten lang ziehen lassen, abseihen, mit Honig süßen und über den Tag verteilt mehrere Tassen davon trinken.

Huflattich 1 TL Blüten und Blätter mit ¼ l kochendem Wasser überbrühen, 10 Minuten ziehen lassen, abseihen und noch heiß mit etwas Honig gesüßt trinken.

Isländisch Moos 1 EL mit ¼ l kochendem Wasser übergießen, 5 Minuten ziehen lassen, abseihen und 2- bis 3-mal täglich 1 Tasse mit Honig gesüßt trinken.

Isländisch Moos und Thymian Ein Tee aus Isländisch Moos und Thymian ist besonders wirksam bei Keuchhusten. Jeweils 1 EL Isländisch Moos und Thymian mit ¼ l kochendem Wasser übergießen, 5 Minuten ziehen lassen, abseihen und 2- bis 3-mal am Tag 1 Tasse, eventuell mit Honig gesüßt, trinken.

Thymian 1 EL des Krauts mit ¼ l kochendem Wasser überbrühen, kurz ziehen lassen, abseihen, mit etwas Honig süßen und 4–6 Tassen pro Tag trinken.

Veilchen 1 TL des frischen, klein geschnittenen Krauts mit 1 Tasse kochendem Wasser übergießen, einige Minuten ziehen lassen, abseihen, mit etwas Honig süßen und mehrmals täglich 1 Tasse, so heiß, wie Sie es vertragen, trinken.

Tees aus diesen Heilpflanzen sind besonders wirksam gegen Husten.

Isländisch Moos ist sehr schleimhaltig und kann daher entzündete Schleimhäute in Mund und Rachen einhüllen und beruhigen.

Weitere Kräutermittel

Knoblauch hilft auch bei Husten: 5 Knoblauchzehen schälen und pressen, 5 TL Zucker zugeben und mit etwas Wasser zum Sieden bringen. 5 Minuten ziehen lassen und die Mischung durch ein Tuch seihen. Über den Tag verteilt löffelweise einnehmen.

Eibischsirup Besonders für hustende Kinder empfiehlt sich dieser Sirup: 2 g grob zerkleinerte Eibischwurzeln auf einen Filter geben und mit einer Mischung aus 1 ml Weingeist und 45 ml Wasser übergießen. Das ablaufende Wasser auffangen und wieder über die Wurzeln gießen. Diesen Vorgang 1 Stunde lang regelmäßig wiederholen. Dann 37 ml der Flüssigkeit mit 63 g Zucker verrühren, bis dieser aufgelöst ist. Aufkochen und mit Anistropfen aus der Apotheke versetzen. Pro Tag 3- bis 5-mal 1–2 TL einnehmen.

Wermuttrunk Die Hildegard-Medizin rät: 20 ml Wermutsaft mit 60 ml Olivenöl verrühren und in einem Fläschchen einen Sommer lang an der Sonne stehen lassen. Bei Husten Brust und Rücken damit einreiben. Vor Gebrauch immer kräftig schütteln.

Pflaumenkerne in Wein Ebenfalls von der großen Heilerin stammt dieses Mittel gegen trockenen Reizhusten: 40 Pflaumenkerne mit einem Nussknacker öffnen und die inneren Kerne 1–2 Tage in 250 ml Wein (aus biologischem Anbau) quellen lassen. Täglich 2–6 Kerne kauen.

Spitzwegerichsirup 500 g frische Spitzwegerichblätter waschen und klein schneiden, in eine Pfanne mit Wasser geben, so dass sie gerade bedeckt sind. 5 Minuten kochen, abkühlen lassen und den Saft durch ein Sieb passieren. Die gleiche Menge Kandiszucker dazugeben (etwa ½ Tasse), 1 Stunde auf kleiner Flamme kochen und 2- bis 3-mal täglich 1 TL einnehmen.

Rettichsirup Für diesen Hustensirup raspeln Sie einen kleinen Rettich und geben die Stücke 8–10 Stunden mit etwa der gleichen Menge braunem Kandiszucker oder Honig in ein Glas. Durch den Zucker wird der Saft aus dem Rettich gezogen. Dann entfernen Sie die Rettichreste, indem Sie die Masse durch ein Tuch drücken und nehmen alle 1–2 Stunden 1 EL Sirup ein, den Sie langsam im Mund zergehen lassen.

Gewürztrunk Noch ein Rezept aus der Hildegard-Medizin: 5 g Liebstöckel, 5 g Salbei und 20 g Fenchel 2 Tage in ½ l Wein (aus biologischem Anbau) einlegen, danach abseihen und mehrmals täglich nach den Mahlzeiten 1 Likörglas davon trinken (zuvor leicht anwärmen).

Meerrettich Sehr wirksam bei Husten ist fein geriebener Meerrettich mit etwas Honig vermischt – regelmäßig 1–3 TL täglich eingenommen.

Wickel und Bäder

Huflattichblätterauflagen Dazu pressen Sie 2 Handvoll der Blätter mit einem Nudelholz oder einer Flasche und legen sie auf die Brust des Patienten. Darüber wickeln Sie ein Woll- oder Leinentuch, damit die Blätter nicht ins Rutschen kommen.

Zwiebelsäckchen 2–3 Zwiebeln in dünne Scheiben schneiden, in ein Säckchen aus dünnem Stoff (z. B. Gaze) füllen und dieses zubinden. Eine Bratpfanne halb voll mit Wasser füllen, einen Topfdeckel auf die Pfanne legen und das Wasser darunter erhitzen. Die Zwiebelsäckchen auf den Deckel legen und sie auf diese Weise beidseitig erwärmen, noch heiß sofort auf die Brust auflegen. Darüber ein Wolltuch wickeln und ins Bett legen, bis der Wickel erkaltet ist.

Kartoffelwickel 2–3 Kartoffeln weich kochen, zerdrücken, in ein Leinentuch einbinden und dieses so heiß wie Sie es vertragen auf die Brust legen, so lange bis die Kartoffeln erkaltet sind.

Kamillendampfbad Hilfreich ist auch ein Kopfdampfbad (Seite 211) mit Kamille oder Heublumen. Für den Kamillenkopfdampf übergießen Sie 1 Handvoll Kamillenblüten mit 1 l kochendem Wasser und lassen sie etwas ziehen; den Heublumenextrakt besorgen Sie sich aus der Apotheke oder dem Reformhaus oder stellen sich ihn selbst her (Seite 205f.).

Die Kartoffel hat sich einen festen Platz sowohl in der täglichen Ernährung als auch in der Volksheilkunde erobert. Neben dem Apfel gilt sie als der größte Vitamin-C-Lieferant und wird deshalb auch »Zitrone des Nordens« bezeichnet.

Konzentrationsstörungen

Homöopathische Hausmittel
Lycopodium D6
Phosphorus D6

Schwierigkeiten, sich auf eine Sache zu konzentrieren und sich intensiv mit ihr auseinanderzusetzen, können verschiedene Ursachen haben. Meist ist der Betreffende sehr nervös und unruhig oder niedergeschlagen und kann seine Gedanken aufgrund eines großen Kummers nicht ruhen lassen.

Aus der Hildegard-Medizin sind uns einige wirksame Rezepte gegen Konzentrationsstörungen und gegen die meist damit verbundene Vergesslichkeit überliefert.

Brennnesselöl 30 g Brennnesselblätter mit einem Pürierstab zu einem feinen Brei zerreiben (alternativ in einem Mörser) und mit 20 g Olivenöl mischen. Damit täglich vor dem Schlafengehen Schläfen und Brust einreiben.

Lavendelwein 1 EL Lavendelblüten kurz in ½ l Wein (aus biologischem Anbau) aufkochen, abkühlen lassen und täglich vor und nach den Mahlzeiten ein kleines Gläschen davon trinken.

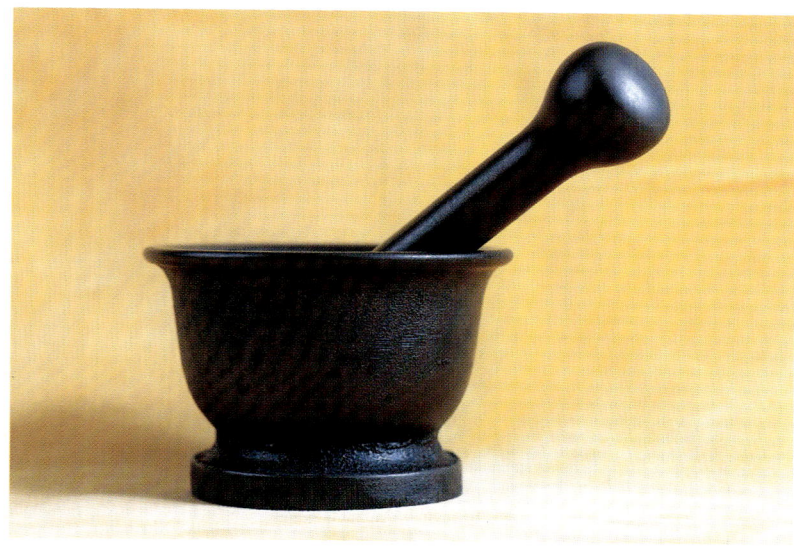

Die Anschaffung eines Mörsers ist für die Zubereitung vieler Rezepte und Rezepturen eine große Erleichterung.

Kopfschmerzen

Kopfschmerzen sind keine Krankheit an sich, sondern ein Symptom verschiedener Erkrankungen. Man unterscheidet eigenständige Kopfschmerzen von solchen, hinter denen andere Grunderkrankungen wie Infektionen, Erkältungskrankheiten oder Schleudertrauma stehen. Unter den eigenständigen Kopfschmerzen ist der Spannungskopfschmerz am häufigsten. Er zeigt sich durch dumpfe, diffuse Schmerzen an Schläfen, Stirn und im Augenbereich, die oft schon morgens bestehen und sich erst gegen Abend bessern. Ursachen können Depressionen, Angst, Erschöpfung und aufgestaute Aggressionen sowie körperliche Fehlhaltungen sein.

Die Palette an volksheilkundlichen Kopfschmerzmitteln ist groß – überzeugen Sie sich selbst.

Eine organische Grunderkrankung sollten Sie vor der Selbstbehandlung vom Arzt ausschließen lassen.

Homöopathische Hausmittel
Gelsemium D6
Nux vomica D6

Mittel aus der Küche

Zitronenschale Legen Sie 1 Stück Zitronenschale (ohne das weiße Häutchen) mit der Innenseite auf die Schläfen. Durch das leichte Brennen bringen sie dann den Kopfschmerz schnell zum Verschwinden.

Zitronenkaffee Geben Sie den Saft von 1 Zitrone in 1 Tasse heißen Kaffee (ohne Milch und Zucker), und trinken Sie diese zügig aus.

Birnhonig Die Hildegard-Medizin rät bei Kopfweh zu folgender Rezeptur: 5 große Birnen waschen, vierteln und das Kernhaus entfernen, in Wasser weich kochen (mit Schale!) und pürieren. 250 g Honig im Wasserbad auf etwa 35 °C erwärmen, 28 g Fenchelwurzpulver, 26 g Galgantpulver, 24 g Süßholzpulver und 22 g Mauerpfefferpulver einrühren und das noch heiße Birnenpüree

Vor allem bei starken und wiederkehrenden Kopfschmerzen hilft frisch geriebener Meerrettich. Streichen Sie ihn auf ein Leinentuch, wickeln dieses zusammen und legen es als Packung in den Nacken.

kräftig unterschlagen. In Gläser mit Schraubdeckel abfüllen und im Kühlschrank aufbewahren. Den Birnhonig nimmt man 3-mal täglich – morgens auf nüchternen Magen 1 TL, nach dem Mittagessen 2 EL und abends im Bett 3 EL.

Maronen Ein weiterer Rat von der berühmten Heilerin Hildegard: 10 Edelkastanien (Maronen) kreuzweise einschneiden, 10–15 Minuten in Wasser weich kochen und über einen Monat lang vor und nach den Mahlzeiten 3–5 Stück der gekochten Edelkastanien essen.

Mandeln Ein bewährtes Hausmittel: 5–10 Mandelkerne roh oder gekocht essen. Alternativ eignet sich auch Mandelmuß (fertig aus dem Reformhaus).

Gewürznelken Hildegard von Bingen wusste auch um die kopfschmerzlindernde Wirkung von Gewürznelken: 2–3 Stück täglich kauen.

Heiße Kompresse Schnelle Linderung bei Kopfschmerzen bringt eine heiße Kompresse: Tränken Sie ein Handtuch mit heißem Wasser, wringen Sie es aus, und legen Sie es in den Nacken. Zugleich nehmen Sie ein heißes Fußbad.

> Roh, gekocht oder geröstet: Für Hildegard von Bingen war die Edelkastanie ein Allheilmittel, das sie gegen verschiedenste Krankheiten einsetzte.

Kräutermittel

Spitzwegerichsaft Pressen Sie 1 Handvoll frische Spitzwegerichblätter in einem Entsafter oder in einem Mixer aus, und reiben Sie mit dem Saft morgens und abends Stirn und Schläfen ein.

Wacholderbeertee Gute Wirkung zeigt auch dieser Tee aus 3–4 g Wacholderbeeren, die Sie zerdrücken und mit 1 Tasse heißem Wasser überbrühen. 5 Minuten ziehen lassen und über einen längeren Zeitraum 3- bis 4-mal täglich 1 Tasse in kleinen Schlucken trinken.

Lavendeltee Trinken Sie 1 Tasse Lavendeltee (Seite 259), und reiben Sie zugleich Stirn, Schläfen und Nacken mit einer Mischung aus Rosmarin- und Lavendeltinktur (aus der Apotheke oder selbst hergestellt, Seite 261f.) ein.

Lavendelöl Alternativ oder zusätzlich empfiehlt sich dieses wunderbar duftende Öl: 1–2 Handvoll Lavendelblüten mit einem guten Pflanzenöl übergießen und die Mischung in einer gut verschlossenen Weißglasflasche auf einer sonnigen Fensterbank 3–4 Wochen durchziehen lassen. Anschließend abfiltern und als Massageöl auf den Schläfen oder auch als entspannenden Badezusatz verwenden. Pfarrer Kneipp riet, 2-mal täglich 5 Tropfen des Lavendelöls auf ein Stück Zucker zu geben und einzunehmen. Die genaue Zubereitung von Kräuteröl können Sie auf Seite 257 nachlesen.

Senffußbad 30 g Senfmehl in 10 l heißes Wasser geben und die Füße 5–10 Minuten darin baden.

Efeu Bei chronischem Kopfweh einige Efeublätter in Essig einlegen und mit dem Auszug Stirn, Schläfen und Nacken einreiben.

Oliven-Veilchenblüten-Öl Dieses Mittel ist uns auch von der Hildegard-Medizin überliefert: Mischen Sie Olivenöl und Veilchenblütenöl zu gleichen Teilen, und massieren Sie damit 2- bis 3-mal täglich die Schläfen.

Tannensalbe Auch diese Zubereitung geht auf die heilige Hildegard zurück: 100 g Tannenrinde und -nadeln und 50 g Salbeiblätter klein schneiden und in ½ l Wasser weich kochen, 150 g Butter zugeben und unter Rühren zu einem Brei verschmelzen. Diesen durch ein Tuch pressen und solange im kalten Wasserbad rühren, bis die Tannensalbe halb fest wird. Das Wasser, das sich oben absetzt, abgießen, die Salbe erneut erwärmen und wieder kalt rühren. In kleine Döschen füllen und im Kühlschrank aufbewahren. 2-mal täglich Stirn und Schläfen damit einreiben.

Die Verwendung des Senfs war schon bei den alten Römern beliebt und ist es bis heute geblieben. Ob als Mehl, Körner oder Öl: Senf lindert nicht nur Kopfschmerzen, sondern innerlich genommen auch Verdauungsstörungen jeder Art.

Krampfadern

Krampfadern – wegen ihres schlängelnden Verlaufs auch »Krummvenen« genannt – sind erweiterte Beinvenen, die sichtbar unter der Haut verlaufen. Ursache ist ein Stau des zum Herz zurückfließenden Bluts, weil die Venenklappen (innerhalb der Venen) nicht mehr richtig schließen. In der Folge sind die Beine prall gefüllt und sie fühlen sich müde und schwer an.

Krampfadern können durch eine genetische Veranlagung zu Bindegewebsschwäche, die durch jahrelange Fehlhaltungen und zu wenig Bewegung verstärkt wird, verursacht sein. Auch die Einnahme der Antibabypille kann ihre Bildung fördern.

Bei blutenden Krampfadern sollten Sie dringend einen Arzt konsultieren.

Kräutermittel

Zinnkrauttee Zinnkraut galt schon unseren Großmüttern als eines der besten Mittel gegen ein schwaches Bindegewebe, und so wendeten sie es vor allem bei Krampfadern an. Setzen Sie 1–2 TL des klein geschnittenen Krautes über Nacht mit ¼ l kaltem Wasser an, kochen Sie es morgens auf, seihen Sie es ab und trinken Sie von diesem Tee einige Monate lang mehrere Tassen am Tag.

Eine weitere wirksame Maßnahme bei Krampfadern sind kalte Güsse am Unterschenkel (Seite 222f.), die Sie mindestens 2-mal täglich durchführen sollten.

Kräuterumschlag Jeweils 2 EL getrocknete Spitzwegerich- und Arnikablätter 10 Tage in Branntwein einlegen und damit täglich Wadenwickel (Seite 233f.) machen.

Ringelblumensalbe Reiben Sie Ihre Unterschenkel täglich morgens und abends sanft mit Ringelblumensalbe (Seite 259) ein.

Teemischung Mischen Sie 40 g Tausendgüldenkraut, 40 g Pfefferminzblätter und 20 g Wermut, überbrühen Sie 1 TL davon mit 1 Tasse kochendem Wasser, und trinken Sie 2- bis 3-mal täglich 1 Tasse davon.

Kreislaufstörungen

Kreislaufstörungen, einerlei welcher Ausprägung und Stärke, nehmen mehr und mehr zu – kein Wunder, denn unsere Lebensweise wird nicht gesünder. Hauptursachen für Durchblutungsstörungen sind Rauchen, falsche Ernährungsgewohnheiten (zu viel Cholesterin und Fett) und zu wenig Bewegung. Daneben spielen natürlich auch Bluthochdruck sowie Diabetes und Gicht eine wichtige Rolle; diesen Erkrankungen liegt wiederum oft eine nicht naturgemäße Lebensführung zugrunde. Arterielle Durchblutungsstörungen können möglicherweise zu einem Verschluss der Gefäße am Herz oder an der Lunge führen und nachfolgend einen Herzinfarkt oder eine Lungenembolie auslösen. Sie zeigen sich durch Wadenschmerzen beim Gehen und durch kalte Hände und Füße.

Die nachstehenden Hausmittel sollen Ihnen nur als Unterstützung der ärztlichen Therapie dienen.

Homöopathische Hausmittel
Crataegus Urtinktur
Secale cornutum
D6 Tabletten
Valeriana D6

Bäder und Auflagen

Rosmarinfußbad Gegen die kalten Füße hilft schnell ein heißes Fußbad (Seite 198ff.) mit Rosmarinextrakt (aus der Apotheke).

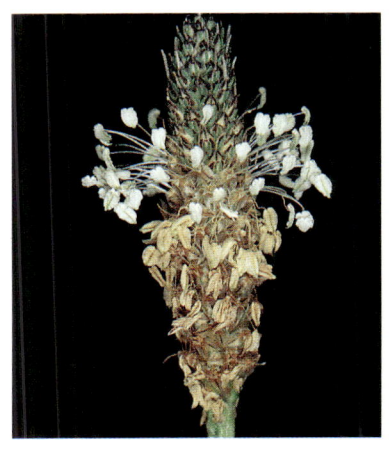
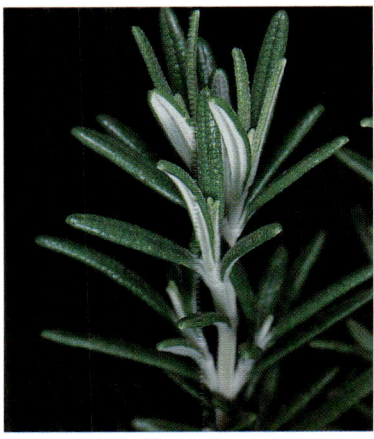

Zwei Allrounder unter den Heilkräutern, die bei Herz- und Kreislaufbeschwerden gute Dienste tun: Spitzwegerich und Rosmarin.

Wasseranwendungen Pfarrer Kneipp riet zu Tau- und Wassertreten (Seite 228und 235ff.). Auch kalte Kniegüsse (Seite 210) und Wechselgüsse (Seite 240f.) regen den Kreislauf an und bringen die Durchblutung wieder in Schwung.

Kirschsteinkissen Gegen kalte Füße im Bett hilft ein Stoffkissen gefüllt mit getrockneten Kirschsteinen. Dieses vor dem Schlafengehen anwärmen (beispielsweise im Backrohr bei schwacher Hitze). Das Kissen gibt über einen langen Zeitraum eine gleichmäßige Wärme ab.

Arnikatinktur 3–4 Tropfen Arnikatinktur auf ein mit Wasser befeuchtetes Papiertaschentuch träufeln und dieses auf die Herzgegend auflegen. Besonders abends vor dem Schlafengehen oder auch im Bett.

Kräutermittel

Kreislauftee Er bringt die Durchblutung wieder auf Trab und reguliert den Blutdruck: Je 20 g Mistel, Schafgarbe, Weißdorn, Oliven- und Bärentraubenblätter in kaltes Wasser einlegen, über Nacht stehen lassen, dann 5 Minuten kochen und 5 Minuten ziehen lassen (pro Tasse 2 TL). Täglich 3 Tassen über den Tag verteilt in kleinen Schlucken trinken.

Wermutwein Hildegard von Bingen kurierte Kreislaufschwäche auf diese Weise: 400 g Honig in 3 l Wein (aus biologischem Anbau) einrühren und bei schwacher Hitze langsam zum Kochen bringen. 150 ml Wermutsaft zugeben, nochmal kurz aufkochen und heiß in sterilisierte Flaschen abfüllen. So hält sich der Wermutwein über mehrere Monate. Jeden zweiten Tag morgens auf nüchternen Magen 1–2 Likörgläser davon trinken.

Knoblauch Täglich 1 mittelgroße Knoblauchzehe unzerkaut hinunterschlucken, denn auf diese Weise entfällt die Geruchsentwicklung.

Magenbeschwerden

Nachfolgend haben wir Ihnen eine Reihe einfacher und wirksamer Hausmittel zur Behandlung leichter Erkrankungen des Magens wie eine entzündete Magenschleimhaut, Gastritis, und allgemeine Magenbeschwerden unterschiedlicher Ursache zusammengefasst. Die Gastritis ist die häufigste Magenerkrankung, die mit Völlegefühl, Sodbrennen, Aufstoßen und Schmerzen im Oberbauch einhergeht. Häufig treten auch Magenkrämpfe, Durchfall, Blähungen oder Verstopfung auf. Ursache ist meist eine falsche Ernährung: zu schnelles und zu heißes Essen, aber auch Stress und der Genuss von zu viel Kaffee, Alkohol und Zigaretten. Wenn Magenstörungen und -schmerzen nach einigen Tagen der Behandlung keine Besserung zeigen, sollten Sie umgehend einen Arzt aufsuchen.

Homöopathische Hausmittel
Antimonium crudum D4 Tabletten – bei Gastritis

Natrium phosphoricum D3 Tabletten – bei übersäuertem Magen

Heilende Tees

Brombeerblätter 2 TL Brombeerblätter mit ¼ l kochendem Wasser überbrühen. 15 Minuten ziehen lassen, abseihen und mit Zitrone und Honig gewürzt trinken.

Kamille und Pfefferminz Besonders gegen Magenkrämpfe altbewährt: 1 TL Kamillenblüten und 1 TL Pfefferminzblätter mit ½ l kochendem Wasser übergießen, 3 Minuten ziehen lassen und schluckweise trinken.

Eibischwurzelabkochung 2 TL geschnittene Eibischwurzel mit ¼ l kaltem Wasser übergießen. ½ Stunde ziehen lassen, hin und wieder umrühren. Dann durch ein feines Tuch abseihen, auf Trinktemperatur erwärmen und in kleinen Schlucken trinken.

Beifuß 1 TL Beifußkraut mit ¼ l kochendem Wasser übergießen, 1–2 Minuten ziehen lassen und abseihen. Ungesüßt 1- bis 3-mal am Tag 1 Tasse trinken.

Der Brombeerblättertee ist ideal bei Magenschmerzen, deren Ursache nicht eindeutig klärbar ist.

Basilikum Vor allem bei Magenverstimmung durch übermäßiges oder verdorbenes Essen: 1 EL zerkleinerte Basilikumblätter mit 1 Tasse kochendem Wasser überbrühen und kurz ziehen lassen; täglich 2–3 Tassen.

Schon viele Generationen vor uns setzten die Kamillentee-Rollkur mit großem Erfolg bei Magengeschwüren und Gastritis ein.

Rollkur mit Kamillentee Trinken Sie morgens gleich nach dem Aufstehen 1 Tasse Kamillentee (Seite 151), und legen Sie sich nochmals ins Bett. Hier drehen Sie sich zuerst auf die linke Körperseite, dann legen Sie sich auf den Rücken, drehen sich anschließend auf die rechte Körperseite und dann auf den Bauch – jeweils 5 Minuten. Durch das Rollen verteilt sich der Kamillentee gleichmäßig im Magen und kleidet seine Wände mit einer schützenden Schicht aus.

Lindenblättertee Hier kommen ausnahmsweise einmal nicht die Lindenblüten, sondern die -blätter zum Einsatz: 1 Handvoll davon klein schneiden und mit ½ l kochendem Wasser übergießen. Etwas ziehen lassen, abseihen und täglich 1–3 Tassen davon trinken.

Kamillentee Gegen Magenübersäuerung und Gastritis gibt es fast nichts Besseres – das fanden mit Recht schon unsere Großmütter: Trinken Sie mehrmals täglich 1 Tasse frisch aufgebrüht (Seite 151).

Mittel aus der Küche

Kümmelpulver Bei Magen- und Darmkoliken empfiehlt sich die tägliche Einnahme von ½ TL pulverisiertem Kümmel.

Maronenbrei Bei Gastritis und Magenschmerzen, so weiß es die Hildegard-Medizin, helfen 5 Maronen, geschält und weichgekocht. In der Zwischenzeit aus 2–3 EL feinem Dinkelmehl, 1 TL Süßholzpulver und ⅛ l Wasser einen festen Teig kneten, in die kochende Maronenbrühe einrühren, nochmal kurz aufkochen und dann etwas abgekühlt einnehmen.

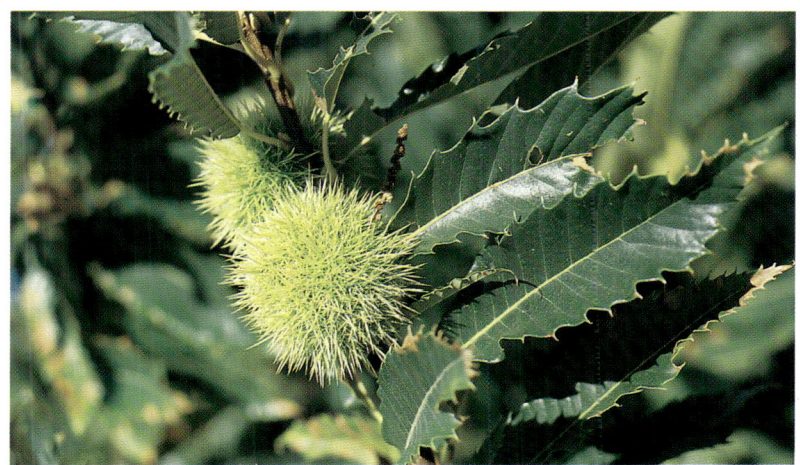

*Die Esskastanie ent-
hält Wirkstoffe, die
den Magen beruhigen
und die Magensäfte
binden.*

Kartoffelsaft Ebenso wirksam bei Gastritis ist Kartoffelsaft: 1 rohe Kartoffel gut waschen, mitsamt Schale reiben und durch ein Sieb pressen. Von diesem Saft nehmen Sie täglich ½ Stunde vor dem Essen 1 Likörgläschen voll ein.

Molke Bei Gastritis ist auch Molke, 2- bis 3-mal täglich 1 TL voll mit etwas Wasser oder Kräutertee vermischt, hilfreich.

Brennnesselmus Einem verstimmten Magen hilft diese Zuberei-tung wieder auf die Sprünge: 500 g frische Brennnesselblätter blanchieren und pürieren, kurz in 1 EL Butter dünsten und mit Salz und Knoblauch abschmecken.

Warmes Wasser Wer zu viel gegessen und getrunken hat, dem seien 1–2 Gläser warmes bis heißes Wasser, zügig getrunken, empfohlen.

Rettichsaftkur Einen kleinen Rettich raspeln, die Stückchen in ein Leinentuch geben und damit den Saft auspressen. Diesen eini-ge Stunden stehen lassen und alle 1–2 Stunden 1 TL davon ein-nehmen. Steigern Sie die Dosis jeden Tag, bis Sie bei maximal 5 TL angelangt sind. Dann reduzieren Sie wieder bis auf 1 TL.

Leibwickel (Seite 213f.) wirken bei übersäuertem Magen oft wahre Wunder: Ein Tuch mit warmem Wasser tränken, auswinden und auf den Magen legen. Da-rüber kommt eine Plastikfolie und eine warme Woll-decke (wenigstens 1 Stunde).

Kräutermittel

Augentrostpulver Bei einem Magenkatarrh hilft Augentrostpulver, von dem man während des Tages mehrmals 1 Messerspitze voll pur oder in Tee oder Wasser verrührt einnimmt.

Bärlauchsaft Bei einem entzündeten Magen nehmen Sie 2- bis 3-mal am Tag bis zu 20 Bärlauchtropfen aus der gepressten Zwiebel in etwas Milch ein, bis die Beschwerden abgeklungen sind.

Beifuß Bei Magenschmerzen, -schleimhautentzündung und verdorbenem Magen nach zu viel oder schlechtem Essen. Denn: »Der Beifuß ist sehr warm, und sein Saft ist sehr nützlich. Und wenn er gekocht wird und in Mus gegessen, heilt er kranke Eingeweide und wärmt den kranken Magen.« Hildegard von Bingen

Ringelblumenauflage Die Hildegard-Medizin kuriert einen verdorbenen Magen mit Ringelblumen: 2 Handvoll Blüten 5 Minuten in ½ l Wasser kochen, abseihen, in ein Leinensäckchen füllen und so warm wie Sie es vertragen auf die Magengegend legen.

Bei übersäuertem Magen und Gastritis hilft 1 TL Heilerde (für den innerlichen Gebrauch) besonders gut. Sie hat die Eigenschaft, überschüssige Magensäure zu binden, die dann mit dem Stuhlgang ausgeschieden wird.

Kräuterwein Auch diese Rezeptur geht auf die heilige Hildegard zurück: 20 g Ingwerpulver, 40 g Galgantpulver und 10 g Zitwerpulver mischen und ½ TL davon in etwas Wein (aus biologischem Anbau) einrühren. Täglich nach den Mahlzeiten und vor dem Schlafengehen etwas davon einnehmen.

Tannensalbe Wirksam bei Magenschmerzen: 100 g Tannenrinde und -nadeln sowie 50 g Salbeiblätter klein schneiden, in ½ l Wasser weich kochen, 150 g Butter hinzufügen und alles unter Rühren zu einem Brei verschmelzen lassen. Diesen durch ein Tuch pressen und solange im kalten Wasserbad rühren, bis die Tannensalbe halb fest wird. Das Wasser, das sich oben absetzt, abgießen, die Salbe erneut erwärmen und wieder kalt rühren. In kleine Döschen füllen und im Kühlschrank aufbewahren. 2-mal täglich die Magengegend damit einreiben.

Mandelentzündung

Eine Mandelentzündung, Angina, tritt meist in Verbindung mit anderen Erkältungskrankheiten auf. Im Zuge dieser oftmals sehr schmerzhaften Erkrankung versucht sich der Körper mit dem Eiter von Gift- und Schlackenstoffen zu befreien.

Den Beginn einer Angina kennzeichnen ein geröteter Rachen, geschwollene Gaumenmandeln, starke Halsschmerzen sowie Schluckbeschwerden. Oft strahlen die Schmerzen bis in die Ohren und die Zähne aus. Ausgelöst wird eine Mandelentzündung von Bakterien, meist Streptokokken.

Wenn das Fieber über 39 °C ansteigt und die Mandeln eitrige Beläge aufweisen, sollten Sie unbedingt einen Arzt konsultieren. Die nachfolgenden Behandlungsempfehlungen sind in diesem Fall als Unterstützung der ärztlichen Therapie zu verstehen.

In vielen Fällen der Mandelentzündung kommen auch Fieber, Schüttelfrost und Gliederschmerzen hinzu.

Homöopathische Hausmittel
Apis mellifica D3 Tabletten
Belladonna D6

Packungen und Wickel

Lehmwasserhemd Um die Schwellung zum Abklingen zu bringen und den Eiter zu lösen, empfiehlt es sich, 3-mal täglich ein Lehmwasserhemd (Seite 212f.) anzulegen.

Essigwickel Im akuten Stadium der Mandelentzündung machen Sie stündlich einen Essigwickel. Dazu tauchen Sie ein Leinen- oder Baumwolltuch in ½ l Essig, wringen es aus und wickeln es um den Hals. Darüber kommt ein trockener Wollschal. Nach 10 Minuten wieder abnehmen. Wenn sich Ihre Beschwerden etwas gebessert haben, genügt es, diese Anwendung 2-mal täglich durchzuführen, bis die Angina vollkommen abgeklungen ist.

Heilerdewickel Entzündungshemmende und schmerzlindernde Wirkung hat ein Halswickel (Seite 202f.) mit Heilerde: 3 EL Heilerde (für den äußerlichen Gebrauch) mit kaltem Wasser zu einem dickflüssigen Brei verrühren und diesen messerrückendick auf ein Leinentuch aufstreichen. Etwa 15 Minuten einwirken lassen, dann abnehmen, die Heilerde mit lauwarmem Wasser abwaschen und einen warmen Wollschal um den Hals binden. Je nach Intensität Ihrer Beschwerden wiederholen Sie den Heilerdewickel täglich mehrmals.

Quarkwickel (Seite 218f.) Geben Sie etwa 200 g Quark (gut gekühlt, denn Kälte hat entzündungshemmende Eigenschaften) auf ein Leinen- oder Baumwolltuch, und legen Sie dieses um den Hals. Darüber wickeln Sie einen trockenen Wollschal. Sobald sich der Quark auf Körpertemperatur erwärmt hat, wieder abnehmen; 2- bis 3-mal täglich wiederholen.

Zwiebelhalswickel Eine weitere Variante zur Behandlung von Mandelentzündungen: 1–2 Zwiebeln klein schneiden und so lange in Öl (Sonnenblumen- oder Bucheckernöl) andünsten, bis sie weich sind. Dann die heißen, öligen Zwiebeln in ein Tuch einwickeln, etwas auskühlen lassen und dann das Tuch vorsichtig um den Hals legen. Mit diesem Halswickel (Seite 202f.) legen Sie sich sofort ins (am besten schon vorgewärmte) Bett und lassen ihn über Nacht an. Idealerweise nehmen Sie direkt vorher ein heißes Fußbad (Seite 198ff.) – das verstärkt die Wirkung des Zwiebelhalswickels.

Gurgelmittel

Arnikatee 1–2 TL Arnikablüten (frisch oder getrocknet) mit 1 Tasse kochendem Wasser übergießen, 10 Minuten ziehen lassen und die Flüssigkeit durch ein Sieb abseihen. Bei akuter Mandelentzündung sollten Sie 6- bis 7-mal täglich mit kleinen Mengen Arnikatee gurgeln (Seite 201).

Brombeerblättertee 2 TL Brombeerblätter mit ¼ l kochendem Wasser übergießen und vor dem Abseihen etwa 10 Minuten ziehen lassen. Gurgeln Sie 3- bis 4-mal täglich mit diesem Tee; achten Sie darauf, immer einen »Mundvoll« zu nehmen und kräftig zwischen den Zähnen hin- und herzuziehen.

Der Quark ist ein altbewährtes Hausmittel zur Schmerzlinderung und Beruhigung der Entzündung, zudem zeigt er eine entgiftende Wirkung.

Kamillentee Zum Gurgeln eignet sich ebenfalls Kamillentee, auch im Wechsel mit Salbeitee: 2 TL Kamillenblüten oder 20 g Salbeiblätter mit ¼ l kochendem Wasser übergießen und 10 Minuten zugedeckt ziehen lassen. Dann seihen Sie den Tee durch ein Sieb ab und lassen ihn zum Gurgeln (Seite 201) abkühlen, bis er lauwarm ist. Sie können mit den beiden Tees jeweils alleine oder im Wechsel gurgeln. Aber: Gurgeln Sie stündlich, bis sich Ihre Beschwerden gebessert haben.

Salzgurgeln Viele alte Heilbücher empfehlen auch, jeden Morgen nach dem Aufstehen und nach jedem Essen mit einer warmen Salzwasserlösung zu gurgeln (Seite 201) und damit die Mandeln zu spülen. Dazu verrühren Sie ½ TL Kochsalz in ½ Glas warmen Wasser und gurgeln damit sehr intensiv. Das spült Schleim und Speisereste, die sich an den Mandeln abgesetzt haben, aus und verhindert eine weitere eitrige Abwehrreaktion der Mandeln.

Zitronensaft Bei Mandelentzündungen sollten Sie darüber hinaus öfters etwas reinen Zitronensaft in den Mund nehmen und ihn dort einige Minuten behalten. Dann lassen Sie den Zitronensaft ganz langsam in den Hals hinunterlaufen, damit er an den Mandeln richtig einwirken kann.

Johannisbeersaft Ebenso wie mit dem Zitronensaft können Sie auch mit schwarzem Johannisbeersaft verfahren.

Wenn Sie diese »Pflegekur« einige Wochen kontinuierlich durchführen, können Sie Mandelentzündungen wirksam vorbeugen. Das Salzwasser unterstützt die Mandeln in ihrer Abwehrfunktion, wodurch sie eindringende Krankheitskeime schnell und sicher abwehren können.

Menstruationsbeschwerden

Die Tage vor und während der Periode sind oft mit sehr unangenehmen Begleiterscheinungen verbunden, von denen vor allem junge Mädchen und Frauen betroffen sind: schmerzhaft spannende Brüste, Bauchkrämpfe, ziehende und stechende Schmerzen im Unterleib, Rückenschmerzen, Übelkeit, Verdauungsprobleme …

Homöopathische Hausmittel
Pulsatilla D4 Tropfen
Viburnum opulus
Urtinktur

Wie Sie andere, im Zuge der Periode häufig auftretenden Befindlichkeitsstörungen mit volksmedizinischen Mitteln kurieren können, lesen Sie unter »Kreislaufstörungen« (Seite 95f.), »Nervosität« (Seite 120ff.) sowie unter»Niedergeschlagenheit« (Seite 125ff.). Ist die Ursache einer ausbleibenden Menstruation unklar, sollten Sie Ihren Gynäkologen aufsuchen.

Oder aber, die Periode lässt stets zu lange auf sich warten, ist sehr stark oder so schwach, dass man sie kaum mehr als solche bezeichnen kann. All das sind Dinge, die Sie einfach und vor allem natürlich, ohne Ihren Körper mit chemischen Medikamenten wie beispielsweise Hormonpräparaten unnötig zu belasten, behandeln können.

Der Einfachheit und besseren Übersicht halber, sind die Behandlungen in unterschiedliche »Problemkreise« unterteilt.

Ausbleibende Periode

Von einer ausbleibenden Periode, einer Amenorrhoe, spricht man, wenn nach 26–30 Tagen (je nach individuellem Zyklus) seit der letzten Menstruation keine Blutung mehr erfolgt ist. Natürlich muss dabei auch ausgeschlossen sein, dass Sie schwanger sind. Die Ursachen hierfür sind sehr zahlreich: Neben psychischen Gründen wie Stress, Kummer und Sorgen kommen organische Erkrankungen oder eine gestörte Hormonproduktion der Eierstöcke in Frage. Aber auch extremes Untergewicht kann dazu führen, dass die Periode ausbleibt; nach schweren und langen Krankheiten, nach übertriebenen Diäten oder bei magersüchtigen Frauen ist dies oft der Fall.

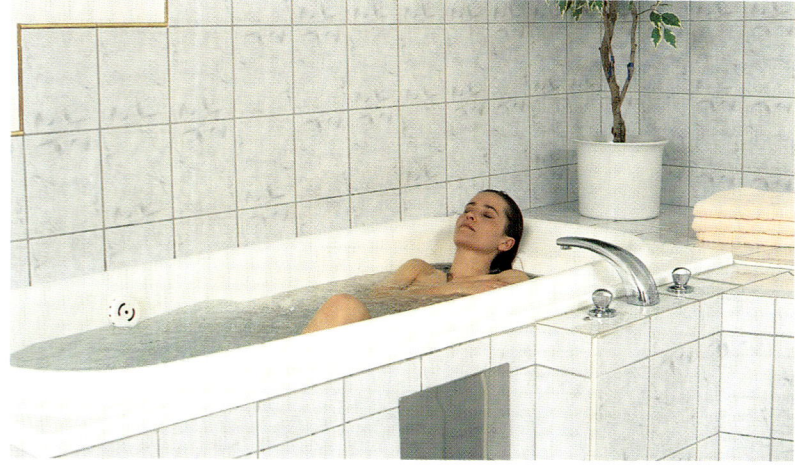

Ein heißes Vollbad lindert Beschwerden des Unterleibes und fördert die Blutzirkulation.

Kräutermittel

Salbeitee Schnelle Hilfe bei ausbleibender oder unregelmäßiger Monatsblutung spricht die Volksmedizin dem Salbeitee zu: 1 TL Salbeiblätter zerkleinern und mit 1 Tasse kochendem Wasser übergießen, anschließend ¼–½ Stunde ziehen lassen und durch ein Sieb abseihen. Von dem Salbeitee trinken Sie 2- bis 3-mal täglich 1 Tasse.

Rotwein mit Meerrettich Ein altes Hausmittel, das die Gebärmuttermuskulatur anregen soll, ist Rotwein mit Meerrettich: 2 TL frisch geriebenen Meerrettich mit ¼ l Rotwein kurz aufkochen und dies noch heiß in kleinen Schlucken trinken. Dieser Trunk zählt zwar sicher nicht zu den Gaumenfreuden, ist aber sehr wirksam …

Basilikumtee Ähnliche Wirkung zeigt der Basilikumtee: 1 EL Basilikumkraut mit 1 Tasse kochendem Wasser übergießen und so warm, wie Sie es vertragen, trinken. 3-mal täglich wiederholen.

Legen Sie täglich einen warmen Heublumensack (Seite 206f.) vor dem Schlafengehen auf den Unterleib.

Bäder

Schafgarbensitzbad Empfohlen wird auch ein Sitzbad (Seite 224f.) mit einer Schafgarbenabkochung. Für die Abkochung überbrühen Sie 100 g Schafgarbenkraut mit ½ l kochendem Wasser, lassen dies 10 Minuten zugedeckt ziehen und geben es dem Badewasser zu.

Ansteigendes Fußbad Noch einfacher und ebenfalls wirkungsvoll ist ein ansteigendes Fußbad (Seite 197).

Heißes Vollbad Weiterhin rät die Volksmedizin zu heißen Vollbädern (Seite 231f.), die Sie möglichst abends vor dem Schlafengehen durchführen; gleich danach, mit dicken Socken an den Füßen, für eine halbe Stunde unter die Decke schlüpfen. Das verstärkt die Wirkung des Bades enorm.

Auch ein Saunabesuch (Seite 220f.) kann durch die starke Erwärmung des Körpers helfen, dass sich die Periode endlich einstellt. Klären Sie das jedoch zuvor mit Ihrem Arzt – viele Menschen vertragen trockene Hitze nämlich nicht gut.

Schmerzhafte Periode

Hierbei gehen die Tage nicht nur gelegentlich, sondern immer mit starken, krampfartigen Schmerzen im mittleren Unterbauch sowie Kreuzschmerzen einher. Weitere Anzeichen sind Übelkeit, Schwindelanfälle und Kreislaufschwäche. Bei über der Hälfte aller Fälle liegen seelische Probleme zugrunde, durch die sich die inneren Geschlechtsorgane, vor allem die Gebärmutter verkrampfen. In anderen Fällen können gutartige Wucherungen der Gebärmuttermuskulatur für die Beschwerden verantwortlich sein. Auch bei schmerzhaften Periodenblutungen im Verbund mit anderen Menstruationsstörungen wie unregelmäßiger Periode sollten Sie Ihren Frauenarzt zu Rate ziehen.

Kräutermittel

Der Schafgarbentee ist ein altbewährtes Hausmittel bei Periodenschmerzen, denn er entkrampft und fördert die Durchblutung der Unterleibsorgane. Auch die Kopf- und Rückenschmerzen, die oft vor und während der Periode auftreten, bessern sich.

Schafgarbentee Übergießen Sie 2 TL des Krautes mit 1 Tasse kochendem Wasser, und trinken Sie mehrmals täglich 1 Tasse, bis sich die Beschwerden gebessert haben.

Schafgarbenbad Zusätzlich können Sie noch Voll- oder Sitzbäder (Seite 231f. und 224f.) mit dieser Pflanze durchführen – bei innerer und äußerer Anwendung entfaltet die Schafgarbe nämlich ihre Heilkraft am besten.

Frauenmanteltee 1 EL getrocknetes oder frisches Frauenmantelkraut mit ¼ l kochendem Wasser überbrühen, 10 Minuten ziehen lassen und mehrmals täglich 1 Tasse trinken. Bei Bedarf können Sie den Tee mit etwas Honig süßen.

Kümmeltee Besonders bei jungen Mädchen, die unter einer schmerzhaften Periode leiden, lindert Kümmeltee (Seite 52) wirkungsvoll den Schmerz.

Sauerampferwein Hilfreich gegen die krampfartigen Schmerzen vor der Periode ist dieses Rezept: 1 Handvoll frisch gepflückte

Sauerampferblätter in ½ l Apfelwein aufkochen, abseihen, in eine Thermoskanne füllen und über den Tag verteilt trinken.

Teemischung Jeweils 2 EL Zitronenmelissen- und Pfefferminzblätter mit ½ l kochendem Wasser übergießen, etwas ziehen lassen, abseihen und in eine Thermoskanne füllen. Davon über den Tag verteilt 3–4 Tassen trinken. Auch die Kopfschmerzen, die oft in Verbindung mit der Periode auftreten, sollen dadurch gemildert werden oder sogar ganz ausbleiben.

Blutwurztee Er lindert vor allem Brustspannen und -schmerzen vor und während der Periode. Dazu kochen Sie 1 TL des Wurzelpulvers mit ½ l Wasser 30 Minuten auf, seihen es ab, lassen den Tee kalt werden und nehmen 3- bis 6-mal täglich 1 TL ein.

Baldriantinktur Baldrian beruhigt und entkrampft und eignet sich deshalb auch gut zur Linderung von Periodenschmerzen. Bewährt hat sich vor allem folgende Anwendung: 1 TL Baldriantinktur (einfacherweiser aus der Apotheke) in 1 Glas lauwarmem Wasser verrühren und damit ein Leinentuch tränken, welches Sie auf Ihren Unterleib legen.

Baldrianbad Für ein Vollbad (Seite 231f.) mit Baldrian, das ebenfalls sehr beruhigend auf die Schmerzen und zudem schlaffördernd wirkt, setzen Sie morgens 2 TL getrocknete Baldrianwurzeln mit ½ l kaltem Wasser an, erhitzen dies wie oben beschrieben, seihen es aber nicht ab, sondern geben den Auszug mitsamt Wurzelstückchen dem Badewasser (37–39 °C) zu.

Weitere Anwendungen

Fußbäder Sehr hilfreich bei schmerzhafter Periode sind abendliche Wechselfußbäder (Seite 239f.), denn Wärme in jeder Form entkrampft und entspannt. Daher bringen auch Heizkissen, Wärmflasche, heiße Kompressen oder ein Heublumensack (Seite 206f.) schnelle Linderung der Beschwerden.

Diese Teemischung sollten Sie vorbeugend, also bereits eine Woche vor Beginn der Menstruation bis zum zweiten oder dritten Tag trinken. Auch Kamillen-, Melissen- oder Majorantee helfen.

Zu schwache Periode

Ist die Periodenblutung zu schwach, tritt nur an einem bis maximal zwei Tagen eine kaum rötliche Blutung auf. Meist handelt es sich um eine Schmierblutung, wie sonst beim Abklingen der Periode üblich. Geringe Blutungen sind meist die Folge einer mangelhaften Ausbildung der Gebärmutterschleimhaut oder einer mangelhaften Entwicklung der Gebärmutter und der Eierstöcke. Die Ursache Ihrer schwachen Blutungen sollten Sie in jedem Fall vom Arzt abklären lassen.

Kräutermittel

Thymiantee Thymian – das weiß die Volksmedizin schon lange – enthält viele Stoffe, die entkrampfend und daher blutungsfördernd bei zu schwacher Periode wirken. Übergießen Sie 1 TL Thymiankraut mit 1 Tasse kochendem Wasser, und lassen dies 5 Minuten ziehen. Von dem Thymiantee trinken Sie mehrmals täglich 1 Tasse.

Aufgrund ihrer entkrampfenden und blutungsfördernden Wirkung sind Thymian und Schafgarbe bei schwacher Periode zu empfehlen.

Thymianbad Blutungsfördernd ist natürlich auch ein warmes Vollbad (Seite 321f.) mit Thymian: 1–2 Handvoll frisches oder getrocknetes Thymiankraut mit etwa ½ l kochendem Wasser übergießen und 10 Minuten ziehen lassen. Diesen heißen Tee geben Sie dem Badewasser (36–38 °C) zu und baden 20–30 Minuten darin. Danach trocknen Sie sich gut ab und gehen sofort ins Bett oder legen sich zumindest 1 Stunde (warm zugedeckt) hin und ruhen sich aus.

Schafgarbentee Hilfreich ist auch 1 Tasse Schafgarbentee, morgens nüchtern getrunken, denn er entkrampft und fördert die Durchblutung der Unterleibsorgane (Seite 106).

Sitzbad mit Schafgarbe Lassen Sie so viel Wasser (36–38 °C) in die Badewanne einlaufen, dass es Ihnen gerade bis zum Bauchnabel reicht. Dann geben Sie 3 EL Schafgarbenextrakt (aus der Apotheke oder selbst zubereitet) zu. Für das Schafgarbenextrakt übergießen Sie 1 Handvoll getrocknetes Schafgarbenkraut mit 1 l kochendem Wasser, lassen es 5–10 Minuten ziehen und seihen es ab. 20 Minuten im Sitzbad (Seite 224f.) bleiben, dann abtrocknen und ½ Stunde, warm zugedeckt, ausruhen.

Zu starke Periode

Was eine zu starke und zu lange Periodenblutung ist, wird subjektiv unterschiedlich empfunden. Die Medizin spricht davon, wenn nach fünf Tagen immer noch eine deutlich rote Blutung besteht, das Blut in Klumpen oder Fetzen abgeht oder wie Wasser aus der Scheide läuft. Ursache von starken und langen Periodenblutungen sind häufig Veränderungen der Gebärmuttermuskulatur und der Schleimhaut. Werden diese nicht beseitigt, kann es durch den Blutverlust zu Eisenmangel, der sich durch Kreislaufbeschwerden, allgemeines Schwächegefühl und Konzentrationsschwäche zeigt, kommen.

Aus diesem Grund sollten Sie die Ursache Ihrer starken Blutungen vom Frauenarzt abklären und eventuell behandeln lassen.

Wenn bei jeder Periode die Blutung zu stark ist, kann durch den erhöhten Blutverlust auf Dauer ein Eisenmangel entstehen.

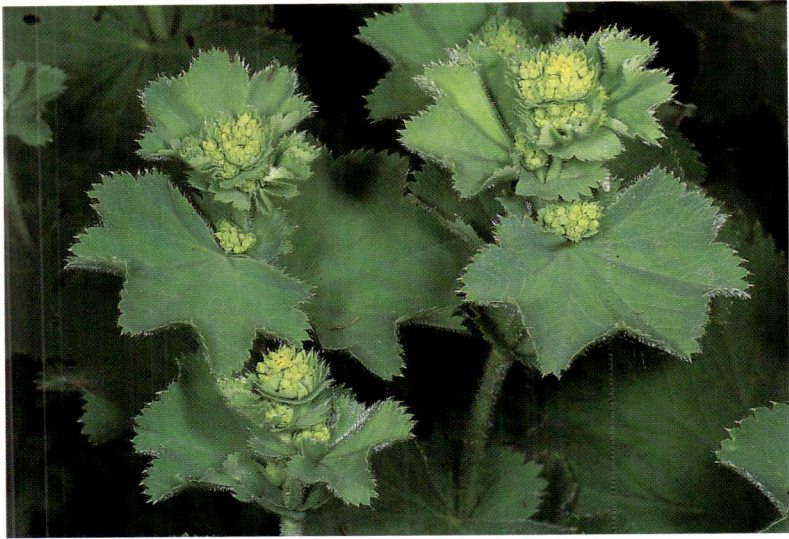

Der Frauenmantel – auch Frauenhilf genannt – lindert Beschwerden der Wechseljahre und starker Monatsblutungen.

Kräutermittel

Brennnesselsaft Die Volksmedizin rät hier vor allem zu Brennnesselsaft, den Sie durch Pressen der frischen Blätter gewinnen und stündlich teelöffelweise einnehmen.

Hirtentäscheltee Die gleiche Wirkung hat ein Tee aus getrocknetem Hirtentäschelkraut: 1 TL des Krauts mit 1 Tasse kochendem Wasser überbrühen, 15–30 Minuten ziehen lassen und mehrmals täglich 1 Tasse trinken.

Johanniskrauttee Bei zu starker Periode hilft auch dieses Rezept: 1 TL Johanniskraut mit 1 Tasse kochendem Wasser überbrühen und kurz ziehen lassen. Täglich 2 Tassen, evtl. mit etwas Honig gesüßt, trinken.

Frauenmanteltee Bei einer zu starken Menstruation, die mit großem Blutverlust einhergeht, sind 1–3 Tassen täglich von diesem Tee empfohlen. Wie Sie ihn zubereiten, lesen Sie bitte auf Seite 106 nach.

Apfelessig Bewährt hat sich auch Apfelessig, von dem Sie 2 TL in 1 Glas Wasser geben, umrühren und dies 2-mal täglich trinken.

Migräne

Viele Migränepatienten spüren bei einem Anfall einen heftigen, pulsierenden Schmerz im Bereich der Schläfe. Dieses Arterienklopfen ist ein typisches Symptom bei Migräne und hat die medizinische Forschung schon sehr früh zu der Vermutung veranlasst, dass der Migräneschmerz gefäßbedingt und auf eine Entzündung der Gefäße in der Gehirnhaut zurückzuführen ist. Dabei spielen die beiden Nervenbotenstoffe Serotonin und Noradrenalin eine wichtige Rolle.

Als Auslöser für einen Migräneanfall nimmt man Stress, Überarbeitung, Erschöpfung und Schwankungen im Hormonspiegel an. Die Krankheit kann auch familiär veranlagt sein. Auch sensorische Reize wie Lichtblitze, Geräusche und Gerüche können einen Migräneanfall auslösen, ebenso wie bestimmte Nahrungsmittel. Käse oder Nüsse enthalten beispielsweise Thyramin, eine Substanz, die Serotonin und Noradrenalin freisetzt. Auch die Ausschüttung von Histamin, ein Hormon, das bei allergischen Reaktionen freigesetzt wird, trägt zu dem komplexen Geschehen bei der Entstehung von Migränekopfschmerz bei.

Befragen Sie einen Facharzt, bevor Sie mit der Selbstbehandlung beginnen, denn Migräne wird häufig falsch diagnostiziert.

Die moderne Schulmedizin bringt immer neue Präparate gegen Migräne auf den Markt, die jedoch auf Dauer nicht zur Besserung der Beschwerden führen. Hier bewähren sich die Heilmethoden der Volksmedizin.

Kräutermittel

Birnhonig Zunächst eine bewährte Rezeptur von Hildegard von Bingen: Birnen waschen, vierteln und Kernhaus entfernen, in Wasser weich kochen (mit Schale!) und pürieren. Dann Honig im Wasserbad auf etwa 35 °C erwärmen, Gewürze dazugeben und das noch heiße Birnenpüree unterrühren. Den Birnhonig füllen Sie in Gläser mit Schraubdeckel und bewahren ihn im Kühlschrank auf. Die Einnahme erfolgt 3-mal täglich – morgens auf nüchternen Magen 1 TL, nach dem Mittagessen 2 EL und abends im Bett 3 EL.

Wacholderbeertee Gute Wirkung gegen Migräne zeigt auch dieser Tee aus 3–4 g Wacholderbeeren, die Sie zerdrücken und mit 1 Tasse heißem Wasser überbrühen. 5 Minuten ziehen lassen und 3- bis 4-mal täglich 1 Tasse in kleinen Schlucken trinken.

Alantwein Auch der Alantwein entstammt den Heilbüchern der großen Hildegard: 50 g Alantwurzel und/oder 30 g Alantkraut in 1 l Rot- oder Weißwein (biologisch angebaut) einlegen und 1 Tag ziehen lassen. Den Alantwein danach nicht abseihen, sondern so, wie er ist, 3-mal täglich vor und nach dem Essen jeweils 1 bis 2 EL einnehmen.

Diese Zutaten benötigen Sie für den Birnhonig: 5 große Birnen, 250 g Honig, 28 g Fenchelwurzelpulver, 26 g Galgantpulver, 24 g Süßholzpulver und 22 g Mauerpfefferpulver.

Küchenmittel

Apfelessigkur Zur Unterstützung oben genannter Methoden empfiehlt sich eine Kur mit Apfelessig: 2 TL Honig und 2 TL Apfelessig (aus dem Reformhaus) in 1 Glas abgekochtes Wasser geben und so lange rühren, bis sich der Honig verflüssigt hat. Davon trinken Sie über 5–8 Wochen 3-mal täglich ein Glas.

Kaffee mit Zitronensaft Ein sehr probates Hausmittel bei akuter Migräne: 1 Tasse schwarzen Bohnenkaffee mit dem Saft 1 Zitrone mischen und öfters hintereinander trinken.

Hilfreich bei Migräne sind auch Bananen sowie Maisöl und Bierhefe, jeweils 1 EL zu oder nach den Hauptmahlzeiten.

Zitronenscheiben Auch diese Anwendung mit Zitrone ist sehr wirksam: Schaben Sie die innere, weiße Rinde einer Zitronenschale aus, und »kleben« Sie sie an Ihre Schläfen.

Essigwasser In leichten Fällen waschen Sie 2-3 Tage den Unterleib mit kaltem Essigwasser ab. Auf 1 l warmes Wasser kommt 1 Tasse Apfelessig.

Weitere Hausmittel

Feuchtkalte Umschläge Kälte lindert: Tränken Sie 2 Küchenhandtücher mit kaltem Wasser, legen eines auf die Stirn und das andere in Ihren Nacken; jeweils für 10–15 Minuten. Dies wiederholen Sie mehrmals, bis sich die Beschwerden gebessert haben.

Tautreten Wer die Möglichkeit dazu hat, sollte es auch mit täglichem Barfußgehen im taufrischen Gras versuchen. Tautreten (Seite 228) stärkt zudem die Abwehrkräfte und kurbelt den Kreislauf an, so dass Sie tatsächlich »taufrisch« in den Tag starten können.

Druckmassage In Anlehnung an die chinesische Druckpunktmassage: Drücken Sie mit dem Daumen auf beide Schläfen; oft genügen schon 15 Sekunden, um eine deutliche Linderung der Schmerzen zu erzielen.

Mittelohrentzündung

Zu einer Mittelohrentzündung kommt es meist in Folge von Erkältungskrankheiten, insbesondere von Infekten im Nasen-Rachen-Raum. Auslöser der Entzündung sind eitererregende Bakterien, häufig Streptokokken. Typische Anzeichen sind starke Ohrenschmerzen, Ohrgeräusche und Schwerhörigkeit. Meist kommt sehr hohes Fieber dazu.

Eine Mittelohrentzündung gehört immer in die Hand eines Facharztes. Die nachstehenden Empfehlungen sind als Unterstützung seiner Therapie zu verstehen.

Homöopathisches Hausmittel
Aconitum D12

Bäder und Auflagen

Zwiebelauflage Ein altes Hausmittel, das im Schlaf hilft, sind Zwiebelauflagen: 1 Zwiebel klein hacken, Zwiebelstückchen zerdrücken und auf zwei Stofftaschentücher verteilen. Diese binden Sie mit einem Faden zu einem kleinen Säckchen oder falten sie einfach nur zusammen und legen sie vor dem Schlafengehen jeweils auf ein Ohr (Seite 234).

Die Zwiebelauflagen fixieren Sie mit einem Wollschal oder mit einer Mütze, die Sie über die Ohren ziehen.

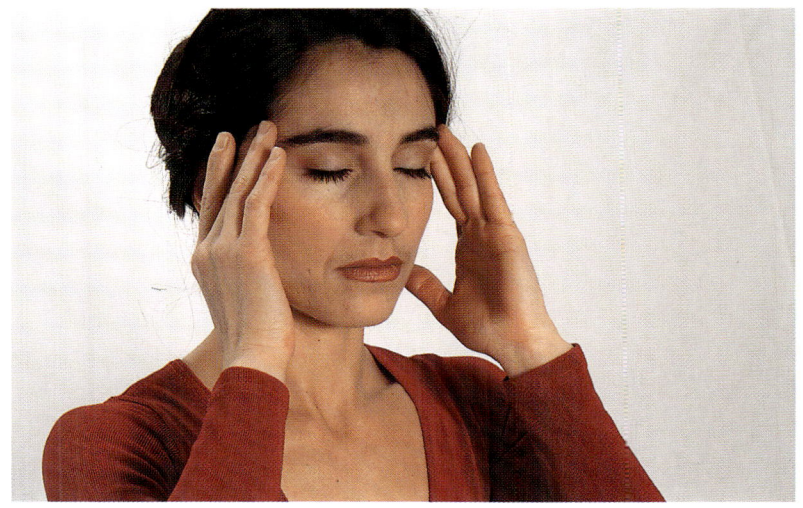

Hilfreich bei Migräne: Mit Daumen oder Mittelfinger für etwa 15 Sekunden sanft auf die Schläfen drücken.

Kamillendampfbad Hilfreich sind auch Kopfdampfbäder (Seite 211) mit Kamillentee, bei denen Sie die Ohren über den Dampf halten. Für den Tee übergießen Sie 1 TL Kamillenblüten mit 1 Tasse kochendem Wasser, lassen dies 10 Minuten ziehen und geben es in eine Schüssel mit kochendem Wasser.

Heublumensack Sehr bewährt hat sich auch das Auflegen eines Heublumensackes (Seite 206f.) bei Mittelohrentzündungen. Führen Sie diese Anwendung 2- bis 3-mal täglich durch, und ruhen sich hinterher 15 Minuten warm zugedeckt aus.

Zusätzlich zu diesen Maßnahmen sollten Sie natürlich viel heiße Flüssigkeit wie Tees oder erwärmte Obstsäfte zu sich nehmen.

Salzsäckchen Ähnlich in Anwendung und Wirkung ist das Salzsäckchen, für das Sie 3 EL Kochsalz in ein kleines Säckchen aus Mull oder dünner Baumwolle füllen, im Backofen erhitzen und noch möglichst heiß an Ihr Ohr halten; mehrmals täglich wiederholen.

Mundschleimhautentzündung

Diese Entzündung entsteht durch Bakterien- oder Vireninfektionen, meist im Zuge von Erkältungen, bei denen die schlechte körperliche Verfassung das Eindringen von Krankheitserregern begünstigt. Mundschleimhautentzündungen sind zwar in der Regel recht harmlos, aber dennoch ungenehm, da sie mit Brennen und Stechen in der Mundhöhle sowie schlechtem Mundgeruch einhergehen. Die Volksmedizin hält jedoch auch für diese Entzündung einige Mittel parat.

Homöopathische Hausmittel
Kalium bichromicum D4 Pulver
Phytolacca D6

Spülungen

Goldrutenkraut Schnelle Hilfe bringt eine Abkochung aus Goldrutenkraut: 1 TL des Krauts mit ½ Tasse kochendem Wasser übergießen, etwas abkühlen lassen; täglich damit gurgeln oder den Mund ausspülen.

Arnikatinktur Auch stündliches Spülen und Gurgeln mit Arnikatinktur (aus der Apotheke oder selbst hergestellt, Seite 261f.) eignet sich hervorragend zur Behandlung.

Kamillentee Zusätzlich sollten Sie Kamillentee trinken und damit gurgeln: 1 TL Kamillenblüten auf 1 Tasse kochendes Wasser.

Heidelbeerabkochung Ein bewährtes Gurgelmittel bei Entzündungen in Mund und Rachen. Wie Sie die Abkochung zubereiten, lesen Sie bitte auf Seite 260 nach. 2-mal am Tag oder öfter mit dem Sud gurgeln.

Hirtentäscheltee Tee aus Hirtentäschel wirkt desinfizierend. Mit dem lauwarmen Tee (Seite 110) 2- bis 3-mal täglich gurgeln.

Ehrenpreistee Als Gurgellösung zur Behandlung von Schleimhautentzündungen in der Mundhöhle empfiehlt sich auch Ehrenpreistee (Seite 65).

Eibischblättertee Mehrmals am Tag mit ungesüßtem Tee gurgeln und den Mund spülen.

Eichenrindenabkochung Wie Sie die Abkochung zubereiten, lesen Sie bitte auf Seite 52 nach. Mehrmals am Tag, etwa alle 3 Stunden, mit dem lauwarmen Tee gurgeln.

Das Allheilmittel Honig ist auch bei Mundentzündungen angezeigt: mehrmals täglich 1 Tl einnehmen, im Mund zergehen lassen und langsam hinunterschlucken. Danach den Mund gründlich mit warmem Wasser ausspülen.

Lesen Sie die Durchführung von Mund- und Gurgelspülungen bitte auf Seite 201 nach.

Mundgeruch

Mundgeruch kann viele Gründe haben: Er kann als lästiger Begleiter einer Mundschleimhautentzündung (Seite 114) auftreten, aber auch anzeigen, dass Ihr Verdauungssystem nicht ganz in Ordnung ist und es manche Speisen nicht vollständig verarbeiten kann. Oft liegt diesem Übel auch ein faulender Zahn zugrunde. Gegen Mundgeruch ist jedenfalls so manches Kraut gewachsen.

Wenn der Mundgeruch allerdings sehr stark ist, über Monate besteht und sich auch bei Behandlung nicht bessert, sollten Sie sich vom Arzt eingehend untersuchen lassen, um auszuschließen, dass sich hinter Ihrem »Duft« eine ernst zu nehmende Erkrankung verbirgt, die behandelt werden muss.

Mittel aus der Küche

Gewürzmischung Kauen Sie 3-mal täglich jeweils vor den Mahlzeiten etwas Dill, Anis und Fenchel (getrocknete Samen oder frisch) so lange, bis alles verflüssigt ist, und schlucken Sie die Gewürze dann hinunter. Dieses probate Hausmittel wirkt nicht nur hervorragend gegen Mundgeruch, sondern regt auch die Verdauung an.

Wacholderbeeren Rasche Abhilfe schaffen auch getrocknete Wacholderbeeren, vor allem dann, wenn Sie unterwegs sind und auswärts essen, denn die kleinen Beeren passen in jede Hand- oder Hosentasche: Kauen Sie nach den Mahlzeiten 3–5 Beeren gut durch, und schlucken Sie sie dann hinunter.

Zitronenwasser Verrühren Sie den Saft 1 ganzen Zitrone in 1 Glas Wasser, und gurgeln Sie damit.

Apfelessig Darüber hinaus rät die Volksmedizin, jeden Morgen den Mund mit einer Mischung aus 1 TL Apfelessig auf 1 Glas Wasser zu spülen und danach ½ Glas Wasser mit 1 TL Apfelessig versetzt zu trinken.

Kamillenspülung Wie gesagt, sind auch einige Heilkräuter gegen Mundgeruch gewachsen, die Sie mehrmals täglich zur Mundspülung (Seite 201) anwenden sollten. Als besonders wirkungsvoll haben sich Kamillentee sowie Salbei- und Pfefferminztee bewährt.

Fenchelsamen Nüchtern oder nach dem Essen gekaut vertreibt Fenchel unangenehmen Mundgeruch.

Viele Menschen bemerken selbst nicht, dass sie unangenehmen Mundgeruch haben. Scheuen Sie sich nicht, Ihren Partner oder Bekannten – natürlich behutsam – darauf aufmerksam zu machen. Er wird Ihnen dankbar für diesen Hinweis sein, der ja nicht nur für soziale Kontakte, sondern auch für die Gesundheit von Bedeutung ist.

Frischen Atem bringt auch ein Apfel: Achten Sie darauf, Bissen für Bissen gut zu zerkauen.

Nasennebenhöhlen- entzündung

Entzündungen der Nasennebenhöhlen, Kiefer-, Stirn-, Keilbein- höhle und Siebbeinzellen, zeigen sich in der Regel zuerst durch starken Schnupfen, Kopfschmerzen und ein gewisses »Taubheits- gefühl« im Kopf. Oft gesellen sich auch Ohrenschmerzen und Fie- ber dazu. Entsprechend der betroffenen Nebenhöhle sind die Kopfschmerzen lokalisiert: am Scheitel bei Stirnhöhlenentzün- dung, bei Kieferhöhlenentzündung im Stirnbereich.

Nasennebenhöhlenentzündungen sind häufig die Folge eines Schnupfens oder eines grippalen Infekts. Ein anderer Grund für akute und chronische Entzündungen der Nasennebenhöhlen ist im seelischen Bereich zu suchen, denn psychische Belastungen beeinflussen unmittelbar unser Abwehrsystem. Besonders die Nasennebenhöhlen reagieren sehr sensibel. Sorgen, Ängste oder aufgestaute Emotionen können sich deshalb in Form einer Ent- zündung in diesem Bereich manifestieren. Aber auch Polypen oder Fehlstellungen der Nasenscheidewand, die die Nasen- atmung und die Belüftung der Nebenhöhlen beeinträchtigen, können diese Beschwerden hervorrufen.

Wenn sich Ihre Beschwerden nach ein bis zwei Tagen nicht bes- sern, sollten Sie zum Arzt gehen. Das gilt vor allem dann, wenn Sie hohes Fieber (über 39 °C) haben und die Kopfschmerzen im- mer stärker werden.

Nasennebenhöh- lenentzündungen sollten Sie nicht auf die leichte Schulter nehmen, denn sie werden schnell chronisch und müssen deshalb unbedingt voll- kommen auskuriert werden.

Homöopathische Hausmittel
Cinnabaris D6
Hepar sulfuris D4
Natrium chloratum D12

Mittel aus der Küche

Zimt Die Hildegard-Medizin empfiehlt Zimt bei Entzündungen der Nasennebenhöhlen: 1 Messerspitze, also etwa ½ TL, ge- mahlenen Zimt auf ein Stückchen Brot (ohne Butter) streuen und essen. Dabei gut kauen und einspeicheln, da der Zimt über die Mundschleimhaut in den Körper aufgenommen wird und so be- reits hier seine heilende Wirkung entfalten kann.

Um die wertvollen Inhaltsstoffe zu erhalten, sollten Sie Honig nie über 40 °C erwärmen.

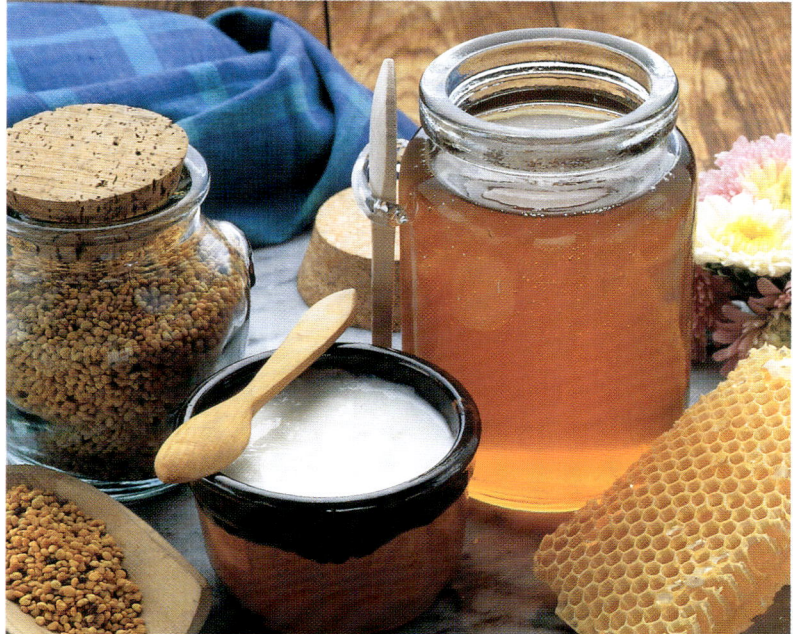

Ingwerkompresse Ein anderes heilsames Gewürz ist der Ingwer. 2–3 EL frisch geriebenen Ingwer auf ein Leinen- oder Baumwolltuch geben, durch Zusammendrücken den Saft herauspressen und mit etwas Wasser mischen. Den Ingwersaft kurz erhitzen und damit ein weiteres Tuch tränken, das Sie auf die schmerzende Stelle am Kopf legen. Sobald die Ingwerkompresse abgekühlt ist, nehmen Sie sie wieder ab und wiederholen die Anwendung so lange, bis sich die Haut leicht rötet.

Die Inhaltsstoffe des Meerrettich bringen Schleimhäute zum Abschwellen und fördern den Schleimabtransport.

Quark-Meerrettich-Auflage Frischer Quark und Meerrettich haben heilende Wirkung bei vielen Beschwerden und werden entsprechend häufig in der Volksmedizin eingesetzt – auch bei Nasennebenhöhlenentzündungen. Streichen Sie dafür auf ein Leinen- oder Baumwolltuch fingerdick frischen Speisequark, vermischt mit 1 EL frisch geriebenem Meerrettich, und legen Sie das Ganze als Kompresse 10–15 Minuten auf den Stirn- oder Kieferhöhlenbereich auf.

Salzwasser Salz befreit die Nase und lindert auch die Schmerzen: 2 TL Salz in 1 Glas warmes Wasser geben, umrühren, in die Nase hochziehen und danach wieder ausschneuzen. Diese Nasenspülung (Seite 217) sollten Sie mehrmals täglich wiederholen. Ähnliche Wirkung zeigt auch ein Kopfdampfbad (Seite 211f.) mit 2 EL Kochsalz auf 1 l Wasser.

Bienenwaben Besorgen Sie sich von einem Imker oder gut sortierten Reformhaus einige Bienenwaben, und kauen Sie ein etwa 2 cm großes Stück 15–20 Minuten gut durch. Wieder auspucken und 6-mal täglich in stündlichem Abstand wiederholen. Dies führen Sie 1 Woche lang durch, danach lassen Sie 3-mal täglich nach dem Essen 1 EL Bienenhonig im Mund zergehen.

Saftfasten Im akuten Stadium haben sich 1–2 Tage Tee- oder Saftfasten (Seite 194ff.) bewährt, denn dadurch wird der Körper von Giftstoffen befreit und in seinem Selbstheilungsbestreben unterstützt. Besonders geeignet sind Kamillen- und Salbeitee und natürlich Vitamin-C-haltige Tees und Säfte wie Hagebuttentee, schwarzer Johannisbeer-, Orangen- und Sanddornsaft.

Wabenkauen und Honigschlecken ist auch eine gute Methode zur Vorbeugung, besonders, wenn Sie häufig von Entzündungen der Nasennebenhöhlen geplagt sind.

Bäder und Spülungen

Nasenspülung mit Salbei Salbei ist entzündungshemmend und senkt auch das Fieber: Überbrühen Sie 2 TL getrocknete Salbeiblätter mit 1 Tasse kochendem Wasser, lassen Sie das Ganze etwas abkühlen, und spülen Sie damit die Nase (Seite 217).

Kamillendampf Kamille beruhigt und lindert die Schmerzen, ein Kopfdampfbad (Seite 211f.) mit Kamillentee gehört daher zu den wichtigsten Behandlungen bei Nasennebenhöhlenentzündung. Den Kamillentee bereiten Sie wie den Salbeitee zu.

Wechselfußbad Zusätzlich zum Kamillendampf sollten Sie 1-mal täglich vor dem Schlafengehen ein Wechselfußbad (Seite 239f.) durchführen.

Nervosität

Unsere hektische Lebensweise und die Reizüberflutung, ob durch Radio, Fernsehen oder Straßenlärm, der wir tagtäglich ausgesetzt sind, fordern ihr Tribut: Über nervös bedingte Gesundheitsstörungen, übermäßige Gereiztheit und schnelle geistige Ermüdbarkeit klagen mehr und mehr Menschen. Selbst kleine Kinder sind schon häufig davon betroffen, haben Schlafstörungen, Probleme, sich zu konzentrieren und dem Schulunterricht zu folgen, und sind oft sehr aggressiv. Wenn auch die Nervosität dieser Kinder noch nicht so ausgeprägt in Erscheinung tritt wie bei ihren hyperaktiven Altersgenossen, gehen die Tendenzen doch eindeutig in diese Richtung.

Typisch für Nervosität sind eine starke Erregbarkeit der psychischen Funktionen, Herzklopfen und -beklemmung, innere Unruhe, Schlaflosigkeit, Schwindelgefühl und Spannungskopfschmerz. Auch ein Druckgefühl am Magen, Potenz- und Verdauungsstörungen sowie Zittern sind häufige Symptome bei Nervosität. Ein Teil der Betroffenen leidet unter kalten Füßen und Händen, andere hingegen neigen zu schweißnassen Händen.

Bäder

Am besten ist es, wenn Sie das Lavendelbad abends vor dem Schlafengehen nehmen. Dann kann es seine Wirkung voll entfalten, und darüber hinaus ist Ihnen ein erholsamer und tiefer Schlaf garantiert.

Lavendelbad Dieses hübsche Heilkraut gilt seit alters als gutes Beruhigungsmittel. Nutzen Sie seine Wirkung in Form eines entspannenden Vollbades (Seite 231f.): 200 g echten Lavendel mit 3 l siedendem Wasser aufgießen und 10 Minuten ziehen lassen. Das Ganze durch ein Sieb seihen und die Pflanzenteile dabei etwas ausdrücken. Diesen Absud dem Badewasser (36–39 °C) zugeben und 15–20 Minuten darin baden. Danach trocknen Sie sich gut ab, ziehen sich etwas Bequemes an und legen sich unter Umständen eine Weile hin.

Kräuterbad Ein weiteres Bad, mit dem Sie sich entspannen und ihre Nerven zur Ruhe bringen können: Jeweils 100 g Kamillen-,

Lavendel- und Holunderblüten, Fichtensprossen und Kalmuswurzeln mischen, 30 Minuten in 2–3 l Wasser kochen, absieben und einem Vollbad (Seite 231f.) zugeben. Badedauer etwa 15 Minuten. Ebenso wie das Lavendel- nehmen Sie auch das Kräuterbad am besten abends, bevor Sie zu Bett gehen.

Hilfreiche Tees und Tinkturen

Fencheltee Für Kinder, die schlecht einschlafen oder quengelig sind, weil sie zahnen, oder an anderen, nicht eindeutig lokalisierbaren Beschwerden leiden, sei Fencheltee empfohlen. Die Zubereitung lesen Sie bitte auf Seite 51 nach. Nach Bedarf 2- bis 3-mal am Tag 1 Tasse, davon eine vor dem Schlafengehen.

Thymiantee Trinken Sie täglich 2–5 Tassen Thymiantee, für den Sie 1 TL Kraut mit 1 Tasse kochendem Wasser übergießen; die letzte Tasse unmittelbar vor dem Schlafengehen.

Thymian wirkt nicht nur entkrampfend auf die Bronchien, sondern auch auf das Nervenkostüm. Deshalb gilt er in der Volksheilkunde als probates Mittel zur Beruhigung.

Hopfentee Dass Hopfen beruhigend wirkt, wissen alle Biertrinker. Die Volksmedizin empfiehlt ihn allerdings weniger in seiner alkoholischen Aufbereitung, sondern als Tee: 1 oder 2 Hopfenzapfen (sie sollten entweder frisch oder bis maximal 5 Monate nach der Ernte und Trocknung verwendet werden) mit ¼ l kochendem Wasser übergießen, 10 Minuten ziehen lassen und durch ein Sieb abseihen. Von dem Hopfentee trinken Sie täglich 2–3 Tassen; wenn Sie möchten, mit etwas Honig gesüßt.

Basilikumtee 2- bis 3-mal am Tag eine Tasse, oder wenn Sie besonders nervös sind: 1 TL zerkleinerte Basilikumblätter mit 1 Tasse kochendem Wasser übergießen, kurz ziehen lassen und abseihen.

Johanniskrauttinktur Mittel der Wahl bei allen Schmerzzuständen, aber auch bei Nervosität ist die Johanniskrauttinktur. Nehmen Sie mehrmals pro Tag 10 Tropfen (aus der Apotheke oder selbst hergestellt, Seite 261f.) in 1 EL Wasser gelöst ein.

Baldriantee Baldrian ist das natürliche Beruhigungsmittel schlechthin: Übergießen Sie 2 TL Baldrianwurzeln mit 1 Tasse abgekochtem Wasser und lassen dies mehrere Stunden ziehen. Davon sollten Sie über 3–4 Wochen kurmäßig täglich 1 Tasse trinken.

Wenn Sie sich und Ihren Nerven darüber hinaus noch etwas Gutes tun wollen, kauen Sie täglich 10–15 süße Mandeln.

Baldriantinktur Ebenso wirksam und praktischer in der Anwendung ist die Baldriantinktur, von der Sie 2- bis 5-mal täglich 20 Tropfen in 1 Glas warmem Wasser gelöst einnehmen. Auch bei Prüfungsstress: ½ Stunde vor dem aufregenden Ereignis 1 TL Baldriantinktur (aus der Apotheke).

Weitere Hausmittel

Petersilie Zur Stabilisierung der Nerven greift die Volksheilkunde auch gerne zur Petersilie, ob als Gewürz oder in Form von Tee: 2 TL frische und gehackte Petersilie mit 1 Tasse kochendem Wasser übergießen; 3–4 Tassen täglich trinken.

Buttermilch Ebenfalls sehr wirksam gegen schwache Nerven ist frische Buttermilch. Diese Eigenschaft verdankt sie vor allem ihrem hohen Gehalt an Lezithin und Kalzium. Allerdings sollten Sie davon nicht nur ein Gläschen, sondern schon 1 l über den Tag verteilt trinken.

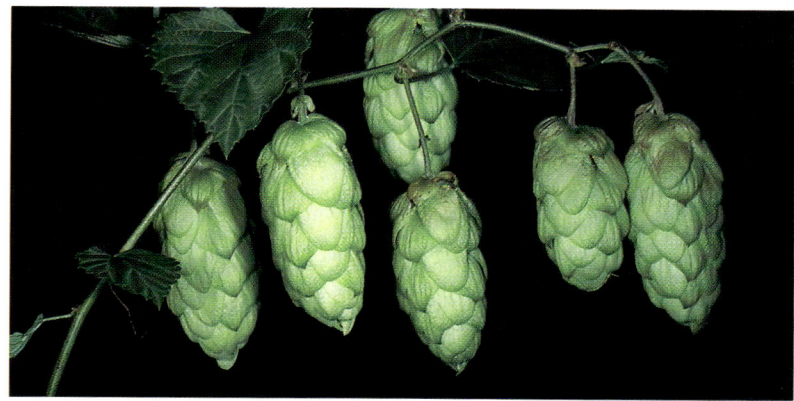

Hopfen wirkt angenehm beruhigend auf das Nervensystem.

Neurodermitis

Nach einer Studie der WHO hat sich seit 1960 die Zahl der Neurodermitiker weltweit verfünffacht. Allein in Deutschland sind fünf bis zehn Prozent der Erwachsenen und jedes zweite bis dritte Kind betroffen. Charakteristisch für Neurodermitis sind der starke Juckreiz und die trockene, gerötete Haut mit kleinen Bläschen und Knötchen, die zum Teil ein klebriges Sekret absondern.

Unterschiedlichste Auslöser

Obwohl die Neurodermitis erblich bedingt ist, führen erst bestimmte Auslöser zum Ausbruch: An erster Stelle psychische Überlastung und übermäßiger Stress – das allein oder im Verbund mit anderen Faktoren kann Neurodermitis auslösen. Daneben können Hausstaub, Tierhaare, Pollen, aber auch feuchtwarmes Klima die Ursachen sein. Häufig auch bestimmte Nahrungsmittel und Nahrungsmittelallergien: Besonders Milch, Nüsse und tierisches Eiweiß können Neurodermitisschübe auslösen.

Mittlerweile sind sich die Wissenschaftler einig, dass der Neurodermitis hauptsächlich Störungen des Verdauungssystems zugrunde liegen. Bei fast jedem Neurodermitispatienten verschiebt sich nämlich das Gleichgewicht der Darmflora : Der Bestand an Laktobazillen und Bifidobakterien ist meist deutlich zu gering.

Die moderne Schulmedizin stößt bei der Behandlung dieser Hautkrankheit nach wie vor auf große Probleme. Meist werden kortisonhaltige Cremes und andere Präparate verordnet, die viele, oft gefährliche Nebenwirkungen besitzen und deren Einsatz vor allem bei Kindern sehr bedenklich ist. Auch deshalb, weil diese Medikamente keine Heilung, sondern nur kurzfristige Besserung im akuten Fall bringen. Bessere Erfolge lassen sich, wie die Erfahrung bereits gezeigt hat, mit einfachen und natürlichen Methoden erzielen, von denen die Volksmedizin eine große Zahl bereithält. Zur Klärung der Diagnose sollten Sie vor der Selbstbehandlung einen Facharzt aufsuchen, der unter Umständen auch einen Allergietest mit Ihnen durchführt.

Neurodermitis ist erblich bedingt – vererbt wird jedoch nicht die Krankheit an sich, sondern nur die Veranlagung dazu. Neuesten Schätzungen zufolge sind zehn Prozent der Deutschen Träger dieser erblichen Veranlagung. Doch nicht jeder, der die Anlage dazu hat, muss auch tatsächlich an Neurodermitis erkranken.

Homöopathische Hausmittel
Sulfur D4 Kügelchen
Viola tricolor D3 Tropfen

Umschläge und Packungen

Kamillenteeumschlag Im akuten Neurodermitisschub leistet ein Umschlag mit frisch gebrühtem Kamillentee erste und wirksame Hilfe, denn er lindert den starken Juckreiz. Übergießen Sie hierzu 2 TL Kamillenblüten mit 1 Tasse kochendem Wasser, lassen Sie sie kurz ziehen, und seihen Sie es ab. Dann tränken Sie ein Leinentuch mit dem Tee und legen es auf die juckenden Hautstellen auf. Darüber wickeln Sie ein trockenes Woll- oder Leinentuch.

> Die Molkepackung bringt rasch Erleichterung, denn Molke beruhigt die Haut und unterstützt die Heilung der aufgekratzten Hautpartien.

Molkepackung Ein Baumwolltuch mit Molke tränken, auswinden, auf die betroffenen Stellen legen und mit einem trockenen Tuch abdecken. Diese Molkepackungen sollten Sie mehrmals täglich anwenden.

Heilerdeumschlag Heilerde kühlt und hilft der geplagten Haut, sich zu regenerieren. 5–6 EL Heilerde (Seite 204) für den äußerlichen Gebrauch in 2–3 l kaltes Wasser geben, umrühren und ein Leinentuch damit tränken. Dieses leicht ausdrücken und auf die erkrankten Stellen legen.

Weitere Hausmittel

Borretschöl Mehrere ganze Borretschpflanzen (mit Stängel, Blättern und Blüten) klein schneiden und die Pflanzenteile in eine weiße Glasflasche mit weitem Hals oder in ein Schraubglas geben. Das Glas dann mit Bucheckern- oder Sonnenblumenöl auffüllen, einige Wochen an einen warmen Ort stellen und zwischendurch immer wieder durchschütteln. Das Borretschöl nehmen Sie nach dem Abseihen entweder pur (1–2 EL täglich) zu sich oder verwenden es zum Anmachen von Gemüsegerichten und Salaten.

> Um Rückfällen vorzubeugen, aber auch zur Linderung eines Neurodermitisschubs im akuten Fall, sollten Sie über einen längeren Zeitraum Borretschöl einnehmen.

Weizenkleiebad Im akuten Stadium rät die Volksheilkunde auch zu lauwarmen Vollbädern (Seite 231f.) bei 30–32 °C mit Weizenkleie (fertige Präparate aus der Apotheke).

Bad mit Olivenöl Neurodermitishaut ist trocken und gereizt; hier helfen rückfettende Ölbäder: Verrühren Sie 1 EL Olivenöl mit ¼ l Milch und geben es in das Badewasser (nicht über 32 °C).

Rohe Kartoffeln Ein altbewährtes Hausmittel gegen den starken Juckreiz sind 2–3 rohe Kartoffeln, die Sie schälen, mit einer Gabel zerdrücken und auf die juckenden Hautpartien auftragen.

Niedergeschlagenheit

Wir kennen sie alle, diese Momente, in denen man den Mut zu verlieren droht und die Stimmung sich zusehends verdüstert. Man fühlt sich schlapp, hat zu nichts mehr Lust, ist energielos, müde und verzweifelt. Gegen solche Gefühlslagen, im Fachjargon depressive Verstimmungen genannt, hält die Volksheilkunde unzählige wirksame Mittel bereit, die Ihnen beim Weg aus dem seelischen Tief hilfreich zur Seite stehen können. Vor allem die Rezeptbücher der Hildegard von Bingen, von der auch fast alle der nachfolgend genannten Mittel stammen, bieten hier eine reichhaltige Auswahl.

Schwere Depressionen, gepaart mit extremer Hoffnungslosigkeit und Schwermut, gehören zu den ernsthaften psychischen Erkrankungen, die von einem Facharzt behandelt werden müssen.

Homöopathische Hausmittel
Hypericum D3 Tabletten
Pulsatilla D6
Sepia D6

Kräutermittel

Fenchelsaft Aus den Fenchelblättern einen Saft pressen. Diesen über einige Wochen 3-mal täglich in Stirn-, Schläfen-, Brust- und Magengegend einreiben.

Petersilienwein Mischen Sie Wein und Weinessig, geben Sie die fein gehackte Petersilie dazu, und kochen Sie alles 5 Minuten auf. Dann fügen Sie den Honig zu und lassen den Petersilienwein noch einmal 5–10 Minuten kochen. Anschließend seihen Sie den

Für den Petersilienwein benötigen Sie: 7–10 Petersilienzweige, 1–2 EL Weinessig, 100 g Honig, 1 l Weiß- oder Rotwein sowie 1 Leinentuch.

Wein durch das Leinentuch ab und füllen ihn noch heiß in sterilisierte Flaschen. 2- bis 3-mal täglich 2 Likörgläser helfen Ihrer Seele aus der Talfahrt.

Baldrian-Melissen-Tee 2 TL einer Mischung aus Baldrianwurzeln und Melissenblättern mit ¼ l kochendem Wasser übergießen. Zugedeckt 15 Minuten lang ziehen lassen. Den Tee warm und schluckweise trinken.

Johanniskraut Altbewährt als Tee oder auch in Form von Kapseln (aus der Apotheke) ist das Johanniskraut. Sie sollten es allerdings kurmäßig (mindestens über 2 Monate) einnehmen.

Süßholztrunk Kochen Sie 2 TL pulverisierte Süßholzwurzeln kurz in ¼ l Wasser, seihen Sie sie durch ein Sieb, und trinken Sie mehrmals täglich einige Schluck von dem Absud.

Schlüsselblumenauflage Weiterhin empfiehlt die Hildegard-Medizin, 1 Bund frisch gepflückte Schlüsselblumen auf die Herzgegend zu legen, mit einer elastischen Binde zu fixieren und dort 2–3 Stunden »einwirken« zu lassen.

Veilchenwein Lassen Sie 30 g Veilchenblätter und -blüten etwa 5 Minuten in 1 l Wein (aus biologischem Anbau) kochen, geben Sie 5 g Galgantwurzel- und 15 g Süßholzwurzelpulver hinzu, gießen Sie das Ganze durch ein feines Leinentuch ab, und füllen Sie es noch heiß in sterilisierte Flaschen. Von diesem stimmungsaufhellenden Mittel trinken Sie 2- bis 3-mal täglich 1–3 Likörgläser.

Wermutwein Für den Wermutwein rühren Sie 400 g Honig in 3 l Weiß- oder Rotwein (aus biologischem Anbau) und bringen die Mixtur bei schwacher Hitze langsam zum Kochen. Dann geben Sie 150 ml Wermutsaft zu, kochen alles nochmal kurz auf und füllen den Wein noch heiß in sterilisierte Flaschen. Auf diese Weise hält sich der Wermutwein über mehrere Monate. Trinken Sie jeden 2. Tag morgens nüchtern 1–2 Likörgläser davon.

Hildegard von Bingen rät bei Stimmungstief auch zu Königskerzenkraut oder -blüten: als Gewürz zu Fleisch- und Fischgerichten. Dabei sollten Sie jedoch keine anderen Gewürze zusätzlich verwenden.

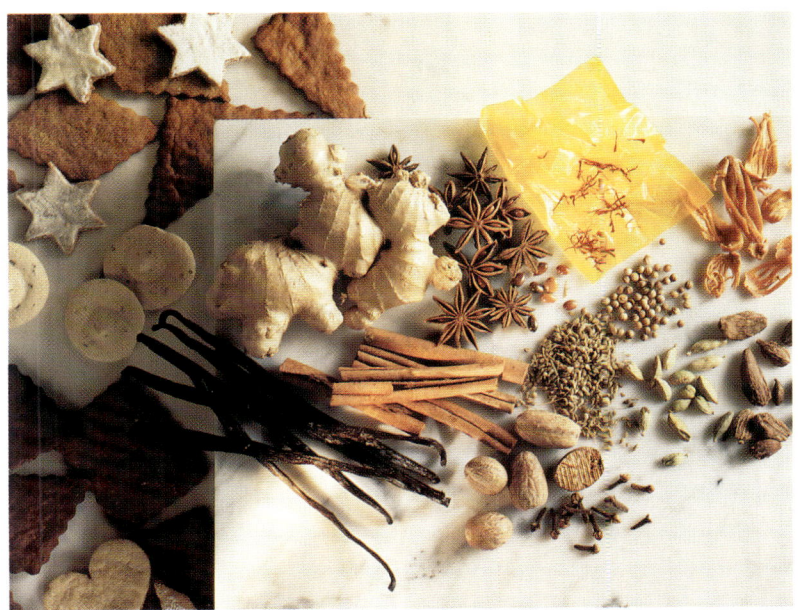

Gewürze wie Zimt, Nelken und Muskatnuss steigern das allgemeine Wohlbefinden und vertreiben depressive Stimmungen.

Mittel aus der Küche

Gewürzkekse Möglicherweise tut dieses Gebäck der Seele so gut, weil es hervorragend schmeckt. Aber vielleicht liegt es auch einfach nur an seinen Zutaten. Probieren Sie es aus: 45 g Muskatnuss, 45 g Zimt und 10 g Gewürznelken, jeweils pulverisiert, werden gemischt und mit 1 kg feinem Dinkelmehl, 300 g Rohrzucker, 500 g Butter, 4 Eiern und 1 Prise Salz zu einem festen Teig verknetet. Diesen stellen Sie für ½ Stunde kalt und formen daraus Kekse, die Sie im Backofen bei 180 °C 5–10 Minuten goldbraun backen. Guten Appetit!

Zimt Der matten Seele kann auch Zimt wieder ein wenig auf die Sprünge helfen: 1 Messerspitze, also etwa ½ TL gemahlenen Zimt auf ein Stückchen Brot (ohne Butter!) streuen und essen. Dabei gut kauen und einspeicheln, da der Zimt über die Mundschleimhaut in den Körper aufgenommen wird und so bereits hier seine erhellende Wirkung auf das Gemüt entfalten kann.

Darüber hinaus sollten auf Ihrem Tagesprogramm regelmäßig Wassertreten (Seite 235ff.), Taulaufen (Seite 228), kalte Ganzwaschungen (Seite 235) und Wechselgüsse (Seite 240f.) stehen.

Niedriger Blutdruck

Der Blutdruck gilt als zu niedrig, wenn der Messwert bei Männern unter 110/60 mmHg und bei Frauen unter 100/60 mmHg liegt. Die Normwerte für gesunde Erwachsene setzt man bei 110/75 bis 140/90 mmHg an.

Ein zu niedriger Blutdruck zeigt sich durch Müdigkeit, Mattigkeit, geringe Leistungsfähigkeit, Konzentrationsschwäche sowie durch kalte Hände und Füße. Bei Blutdruckabfall im Stehen kommt es zu Herzjagen, »Schwarzwerden« vor den Augen und Leeregefühl im Kopf, bei zu schnellem Aufstehen schließlich zu Schwindelanfällen.

Zu niedriger Blutdruck ist konstitutionell bedingt oder kann vererbt sein. Diese unangenehme Veranlagung, die vor allem bei sehr schlanken Menschen gehäuft auftritt, stellt an sich keine Gefahr für die Gesundheit dar. Für Ihr allgemeines Wohlbefinden sollten Sie aber dennoch etwas dagegen unternehmen. Großmutters Hausmittel leisten Ihnen hierbei gute Dienste …

Bei Neigung zu Kreislaufzusammenbrüchen müssen Sie Ihren Blutdruck ärztlich überwachen und behandeln lassen.

Kräutermittel

Homöopathische Hausmittel
Crataegus Urtinktur
Kava-Kava-Urtinktur

Weißdornblüten Ein Aufguss aus Weißdornblüten kurbelt den Blutdruck an. Übergießen Sie 1 TL getrocknete Blüten mit 1 Tasse kochendem Wasser, und trinken Sie täglich 2–3 Tassen.

Weißdorntinktur Die gleiche Wirkung erzielen Sie mit der Tinktur aus diesem seit Jahrhunderten bewährten Herzmittel: 3-mal täglich zu den Hauptmahlzeiten 10–20 Tropfen Weißdornurtinktur (aus der Apotheke).

Bäder und Güsse

Senfmehlfußbad Gegen die kalten Füße hilft ein Fußbad (Seite 196f.) mit Senfmehl: Geben Sie in eine große Schüssel mit warmem Wasser 2 Handvoll Senfmehl, und baden Sie die Füße 10–15 Minuten darin. Anschließend gut abtrocknen und dicke Wollsocken anziehen.

Rosmarinbad Ein Vollbad (Seite 231f.) mit Rosmarin gilt in der Volksheilkunde als kreislaufanregend und blutdrucksteigernd. Besorgen Sie einen Rosmarinbadezusatz aus der Apotheke, oder übergießen Sie 2 TL davon mit 1 Tasse heißem Wasser. Lassen Sie dies ¼ Stunde ziehen, und geben Sie es dem Badewasser zu.

Wechselduschen 1 Minute so heiß wie Sie es vertragen, dann 3–10 Sekunden kalt (Seite 238f.). Mehrmals wiederholen und mit einer Kaltanwendung abschließen. Dann abfrottieren und mit Rosmarin- oder Zitronenöl einreiben.

Nierenbeschwerden

Nachfolgend haben wir Ihnen einige Behandlungsmöglichkeiten aus der Volksheilkunde bei einfachen Beschwerden im Bereich der Nieren zusammengestellt. Darunter finden Sie auch einige sanfte und natürliche Mittel, um Nierenbeschwerden wirksam vorzubeugen.

Homöopathische Hausmittel
Colocynthis D6
Coccus cacti D6
Rubinia tinctorum D2 Tropfen

Kräutermittel

Birkenblättertee Ein altes Hausmittel zur Anregung der Nierenfunktionen und Blutreinigung ist ein Tee aus Birkenblättern. Diese zählen zu den besten harntreibenden Mitteln sie entziehen dem Körper zwar Wasser, nicht aber wertvolle Mineralstoffe. Zudem soll der Tee, wenn er kurmäßig über einen längeren Zeitraum getrunken wird, Nieren- und Blasensteine auflösen können. Übergießen Sie 4–6 Blätter mit 1 Tasse kochendem Wasser, und lassen Sie den Tee einige Minuten lang ziehen. Pro Tag können Sie ohne Bedenken 4–6 Tassen davon trinken.

Liebstöckel Sehr viel hält die Volksheilkunde auch vom Liebstöckel. Vor allem die Wurzel wird häufig bei Nierenerkrankungen mit Wasserstauungen im Gewebe verwendet. Für den Tee

Sammeln Sie im Frühjahr, wenn die jungen Blättchen sprießen, reichlich Birkenblättern, und lassen Sie sie trocknen – so haben Sie das ganze Jahr über »Ihren« Nierentee parat.

bringen Sie 1–2 TL der Wurzeln in ¼ l kaltem Wasser langsam zum Kochen und gießen ihn sofort danach ab. Sie sollten täglich 2–3 Tassen davon trinken, jedoch nicht mehr.

Petersilie eignet sich übrigens in jeder Form zur »Pflege« der Nieren, denn dieses Gewürzkraut regt die Nierentätigkeit an. Verwenden Sie also häufig Petersilie in Suppen und Soßen, zum Salat oder zu Gemüsegerichten.

Petersilienwurzelsaft Frisch gepresster Petersilienwurzelsaft unterstützt den Abgang von Nieren- und auch von Gallensteinen. Dazu nehmen Sie täglich 3- bis 5-mal 1 EL ein. Damit der Saft auch tatsächlich so richtig wirken kann, müssen Sie aber auch sehr viel trinken: 2,5–3 l Flüssigkeit pro Tag. Empfehlenswert sind Mineralwässer, Tees, Gemüsebrühen und natürlich auch etwas Weißbier, das sehr harntreibend ist und den Abgang der Steine stark fördert.

Hagebuttentee Dieser leicht säuerlich schmeckende Tee wirkt sehr nierenanregend und sollte deshalb bei Störungen der Nieren aber auch zur Vorbeugung verstärkt getrunken werden. Für den Tee überbrühen Sie 1 TL der getrockneten und zerkleinerten Früchte mit ¼ l heißem Wasser und lassen das Ganze 8–10 Minuten ziehen.

Buttermilch Auch frische Buttermilch hat harntreibende Wirkung: trinken Sie 3-mal täglich ½ l.

Nierensteine

Charakteristikum von Nierensteinen sind die häufigen, oft unerträglich schmerzhaften Koliken. Dabei strahlen die sehr starken, wellenartigen Schmerzen meist auch großflächig in den Rücken aus. Je nach Art des Steins leiden die Betroffenen unter ständigen, ziehenden Rückenschmerzen und häufigem Harndrang. Männer haben oft auch stechend brennende Schmerzen an der Penisspitze. Bei tiefer Lage des Steins strahlen die Kolikschmerzen auch in den Unterbauch und die Genitalien aus. Begleitet werden die Koliken von Erbrechen, Blähbauch, Schüttelfrost und Fieber.

Ursache der Steinbildung ist meist eine unausgewogene und ballaststoffarme Ernährung mit zu viel Fett und Eiweiß. Auch Stress, Bewegungsmangel und erbliche Veranlagung sowie der übermäßige Genuss von Alkohol und Zigaretten spielen eine Rolle.
Die Behandlung von Nierensteinen gehört in jedem Fall in die Hand eines Facharztes. Die nachstehenden Empfehlungen sind als Vorbeugung und Unterstützung der ärztlichen Therapie zu verstehen.

Homöopathische Hausmittel
Cantharis D6
Colocynthis D6
Rubia tinctorum Urtinktur

Bäder und Wickel

Warmes Bad Ein warmes Vollbad (Seite 231f.) lindert die schmerzhafte Kolik am schnellsten.

Leibwickel Zusätzlich oder alternativ bieten sich Leibwickel (Seite 213f.) auf die Nierengegend an.

Zinnkrautsitzbad Nach der Kolik, aber auch währenddessen, wenn Sie sich kräftig genug dazu fühlen, empfiehlt sich ein Sitzbad (Seite 224f.) mit einem Zinnkrautabsud. Dazu übergießen Sie 3 TL getrocknetes Zinnkraut mit ¼ l kochendem Wasser, lassen es 5 Minuten ziehen und geben dies dem Badewasser zu.

Sehr bewährt bei Nierenkoliken ist der Heublumensack (Seite 206f.) – er beruhigt und lindert die ärgsten Schmerzen.

Mittel aus der Küche

Spargelwasser Ein altes Hausmittel zum Durchspülen der Nieren ist Spargelwasser (Seite 193). Alternativ können Sie auch Selleriesaft, am einfachsten fertigen aus dem Reformhaus oder Naturkostladen, verwenden.

Meerrettichwein Zum Austreiben von kleinen Steinen, die den Harnleiter passieren können, wird auch häufig Meerrettichwein verordnet: Legen Sie abends 10 Scheiben Meerrettich in 1 Glas Weißwein (aus biologischem Anbau) ein, lassen Sie sie 10 Stunden ziehen, und trinken Sie den Wein dann am nächsten Morgen auf nüchternen Magen.

Auch der Saft von 3 Zitronen, täglich getrunken, hilft kleine Nierensteine auszutreiben.

Ohrenschmerzen

Ohrenschmerzen können verschiedene Ursachen haben und müssen daher ebenso wie Zahnschmerzen zunächst vom Arzt untersucht und behandelt werden. Ist der Grund Ihrer Beschwerden jedoch abgeklärt, können Sie mit den folgenden Hausrezepten den Schmerzen abhelfen.

Homöopathische Hausmittel
Aconitum D6
Tabletten
Chininum sulfuri-
cum D4 Tabletten
Dulcamara D6
bei Ohrensausen

Mittel aus der Küche

Knoblauch Zerschneiden Sie 1 Knoblauchzehe ganz fein, und drehen Sie sie mit Watte zu einem kleinen Pfropfen, den Sie in das schmerzende Ohr schieben. Dann legen Sie sich ins Bett und decken das Ohr mit einem dicken Wollschal zu.

Zwiebelwickel Das Allroundmittel Zwiebel hilft auch bei Ohrenschmerzen (Seite 243): Hacken Sie eine Zwiebel klein, füllen

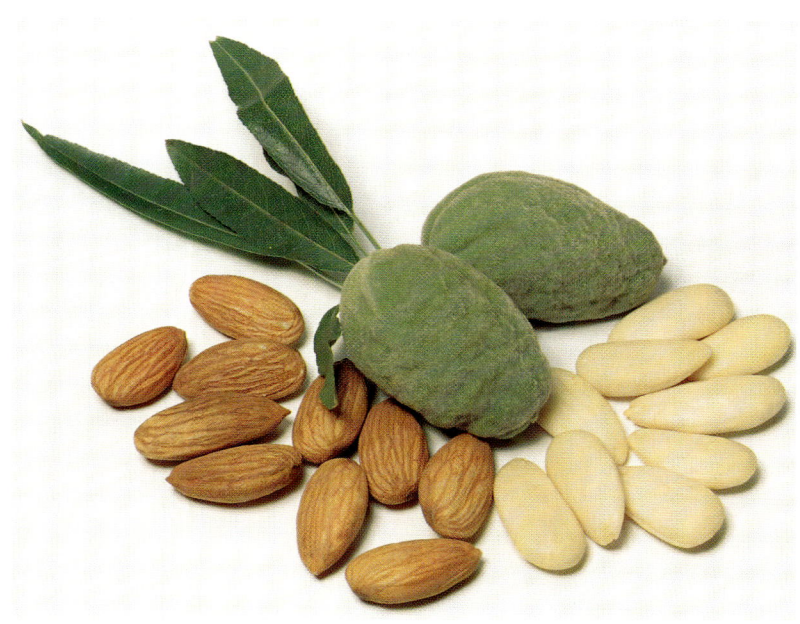

Das aus Mandeln gewonnene Öl lindert den akuten Ohrenschmerz auf sanfte Weise.

Sie die Stückchen in ein Taschentuch, das Sie zu einem Säckchen zusammenbinden, und legen Sie dieses in ruhiger Seitenlage auf das schmerzende Ohr.

Petersilie Petersilie wirkt schmerzstillend und krampflösend bei akuten Ohrenschmerzen: Zerquetschen Sie die Blättchen von 1 Bund Petersilie zu einem Brei, und legen Sie diesen auf das schmerzende Ohr.

Oliven- und Kampferöl Tränken Sie einen Wattebausch mit je 1 Tropfen Oliven- und Kampferöl, und schieben Sie diesen in das schmerzende Ohr. Der Wattebausch sollte stündlich erneuert werden.

Mandelöl Träufeln Sie einige Tropfen süßes Mandelöl vorsichtig in das schmerzende Ohr, und verschließen Sie es dann mit einem Wattebausch.

Auch bei Ohrenschmerzen hilft Franzbranntwein, jedoch nur, wenn das Ohr nicht entzündet ist: Träufeln Sie einige Tropfen davon in das kranke Ohr, und verschließen Sie es mit einem Wattebausch.

Spülungen und Bäder

Melissentee Bei Kindern mit Ohrenschmerzen empfehlen sich vor allem Ohrspülungen mit lauwarmem Melissentee, der sehr wohltuend auf Entzündungen im Ohrbereich, entkrampfend und schmerzlindernd wirkt. Für den Tee übergießen Sie 1 TL Melissenblätter mit ½ Tasse Wasser und träufeln ihn vorsichtig in das schmerzende Ohr. Das Ganze können Sie selbstverständlich auch mit Kamillentee durchführen, falls Sie keine Melisse zur Verfügung haben.

Dampfbad Sehr wirkungsvoll sind auch Kopfdampfbäder (Seite 211f.) mit Kamille- oder Lavendeltee, die Sie 2- bis 3-mal täglich durchführen sollten.

Schenkelgüsse und Sitzbäder Zum Ableiten der Schmerzen empfehlen sich darüber hinaus Schenkelgüsse (Seite 222) und Sitzbäder (Seite 224f.).

Gegen Ohrensausen helfen ein ansteigendes Armbad (Seite 182f.), das den Blutandrang im Kopf verringert, sowie eine 2- bis 3-wöchige Kur mit Knoblauchkapseln (aus der Apotheke).

Rheumatische Beschwerden

Homöopathisches Hausmittel
Rhus toxicoden-dron D4 Tropfen

Rein medizinisch betrachtet versteht man unter Rheuma entzündliche, degenerative sowie schmerzhafte Allgemeinerkrankungen, die vor allem die Gelenke, aber auch die Weichteile betreffen, und an denen auch innere Organe wie Herz und Gehirn beteiligt sein können. Dazu gehören rheumatisches Fieber, die Polyarthritis, die Spondylarthritis sowie Arthrosen.

Der Volksmund hingegen bezeichnet mit Rheuma hauptsächlich die dabei auftretenden Schmerzen sowie die Verdickungen und Sehnenverkürzungen der Gelenke. Denn typisch für Rheuma sind morgendliche Steifheit der Gelenke, Schmerzen bei Bewegung oder Druck, Gelenkschwellungen, schmerzende Knoten an den Gelenken, knorpelige Verformungen der Hände sowie der »Witwenbuckel«, eine Deformation des Rückens. Diesen Beschwerden liegt meist eine Überbeanspruchung der Gelenke, eine schlechte Stoffwechselsituation sowie eine vorzeitige Gelenkalterung zugrunde. Oft spielen auch genetische Faktoren eine Rolle. Bei der Behandlung dieser Erkrankung stößt die moderne Schulmedizin an ihre Grenzen; bis heute kann Rheuma nicht geheilt, sondern allenfalls verzögert und gelindert werden. Gegen das »Zipperlein« kennt die Volksheilkunde jedoch eine Vielzahl wirksamer Mittel, welche die Beschwerden lindern und auf natürliche und sanfte Weise Erleichterung bringen.

Bei länger anhaltenden Schmerzen an den Gelenken und anderen Gelenkbeschwerden sollten Sie einen Arzt aufsuchen. Die nachstehenden Empfehlungen sind dann als Unterstützung der ärztlichen Therapie zu verstehen.

Berücksichtigen Sie immer, dass entzündliche Gelenke ausschließlich nur mit kalten Anwendungen behandelt werden dürfen. Nichtentzündliche Beschwerden können und sollen dagegen mit warmen Anwendungen behandelt werden.

Einreibungen, Packungen und Umschläge

Bucheckernölumschläge Dazu erwärmen Sie ¼ l Bucheckernöl in einem Topf, tränken ein Leinentuch damit und legen dieses auf die schmerzenden Gelenke. Das Öl bleibt lange warm und wirkt dadurch sehr intensiv und nachhaltig.

Honigumschlag Das Allheilmittel Honig kommt auch bei Gelenkschmerzen (allerdings nur bei nichtentzündlichen!) zum Einsatz: 1–2 EL Honig im Wasserbad erwärmen, vor dem Schlafengehen auf die schmerzende Stelle auftragen und mit einem Leinentuch oder einer Mullbinde umwickeln. Zusätzlich sollten Sie das Gelenk mit einer heißen Wärmflasche noch einige Zeit warm halten.

Weizenkleiesäckchen Weizenkleie bringt die Schwellungen zum Abklingen und lindert auch die Gelenkschmerzen: Kochen Sie 3 EL Weizenkleie mit etwas Weinessig auf, füllen Sie dies in ein Baumwoll- oder Leinensäckchen, und legen Sie es auf die betroffenen Gelenke auf.

Ledumtinktur Ebenso wirkungsvoll ist die Ledumtinktur, ein rein pflanzliches Präparat aus Sumpfporst (aus der Apotheke), mit dem Sie mehrmals täglich die schmerzenden Gelenke einreiben. Gut ist auch, wenn Sie die Tinktur im Verhältnis 1:10 mit Wasser verdünnen, auf ein Leinentuch träufeln und als feuchte Auflage über Nacht anwenden.

Birkenblätter Birkenblätter regen den Stoffwechsel an und sorgen so dafür, dass rheumatische Beschwerden gelindert werden. Füllen Sie einen Leinensack mit frisch gepflückten Birkenblättern, und stecken Sie Ihren schmerzenden Körperteil für 1 Stunde hinein.

Salzauflage Salz bringt die schmerzhaften Schwellungen zum Abklingen. Rösten Sie 2 Handvoll Meersalz in einer Pfanne ohne Fett, füllen Sie es in ein Säckchen, und legen Sie dies noch warm auf die schmerzende Stelle auf.

Kalte Wickel Bei entzündlichen Gelenkbeschwerden ist ein kalter Wickel (Seite 213f.) die beste Hilfe: ein Leinentuch mit kaltem Wasser tränken, auswinden und das Gelenk damit umwickeln. Darüber kommt ein trockenes Frotteehandtuch. Den Wickel alle 15 Minuten erneuern; spätestens, wenn er sich erwärmt hat.

Eine altbekannte »Direktmaßnahme« für Rheumageplagte ist, sich von Ameisen beißen zu lassen. Dazu macht man mit einem Stock ein Loch in einen Ameisenhaufen, steckt den schmerzenden Körperteil für eine Weile hinein und wischt dann mit einem Tuch die fest gebissenen Ameisen ab. Das Ameisengift lindert die Schmerzen merklich; oft verschwinden sie sogar über lange Zeit völlig.

Sehr empfehlens-
wert bei entzünd-
lichen rheuma-
tischen Be-
schwerden sind
kalte Lehm- oder
Quarkwickel (Seite
204 und 218f.),
die Sie mehrmals
täglich anwenden.

Moor Auch ein Umschlag mit kaltem Moorbrei, für den Sie getrockneten Moorextrakt aus der Apotheke mit kaltem Wasser verrühren, hilft bei entzündeten Gelenken: 2- bis 3-mal täglich auftragen, bis die Entzündung abgeklungen ist. Zusätzlich empfehlen sich Moorbäder (Seite 215f.).

Kastanientinktur Ein altbewährtes Hausmittel zum Einreiben bei Muskelrheumatismus: 1 Handvoll Kastanienblüten in eine Flasche füllen, mit 90-prozentigem Alkohol aufgießen, verschließen und 6 Wochen an einem dunklen Ort ziehen lassen. Dann abseihen und die schmerzenden Stellen damit einreiben.

Senfpflaster Bei akuten Muskelbeschwerden hilft auch ein Senfpflaster. Dazu verrühren Sie 3 TL Senfsamen mit kaltem Wasser zu einem Brei, den Sie messerrückendick auf einen Waschlappen auftragen. Einige Minuten lang ziehen lassen, damit sich die ätherischen Öle des Senfs voll entfalten; dann den Waschlappen auf die schmerzende Stelle auflegen, bis es zu brennen beginnt.

Ein wichtiges
Naturheilmittel
gegen rheumati-
sche Beschwer-
den, die sich nicht
im entzündlichen
Stadium befinden,
ist der warme
Heublumensack
(Seite 206f.).

Meerrettichpackung Schmerzhafte Gelenke können Sie auch mit einer Meerrettichpackung kurieren: Frisch geriebenen Meerrettich auf ein Leinentuch geben und das Gelenk 5–10 Minuten darin einpacken. Dann abwaschen und die Haut einölen.

Melissengeist Er eignet sich zur Einreibung oder aber als Auflage: 1 EL Melissengeist auf ½ l kaltes oder heißes Wasser geben – heiß bei nichtentzündlichen Schmerzen, kalt bei entzündlichen – und damit ein Tuch tränken, das Sie auf die erkrankte Stelle legen.

Hausmittel zum Einnehmen

Ulmenwasser Ein Rezept aus den Heilbüchern der Hildegard von Bingen: 3–7 frische Ulmenblätter in ein großes Glas geben, mit ¼– ½ l kaltem Wasser auffüllen, 1 Stunde ziehen lassen und über den Tag verteilt in kleinen Schlucken austrinken. Jeden Tag frisch zubereiten.

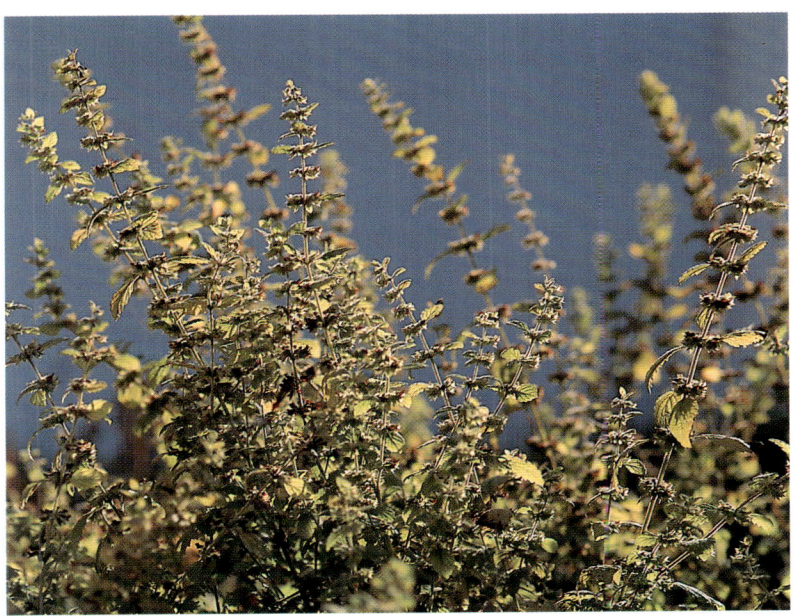

Der Melissengeist – altbekannt und bewährt – wird aus den Blättern des Melissenstrauches hergestellt.

Rheumapulver Nebenstehende Zutaten mischen und in einem Mörser zu einem feinen Pulver zerstoßen. Davor essen Sie eine Zeitlang täglich vor und nach den Mahlzeiten ½–1 TL auf einem kleinen Stückchen Brot.

Brennnesselsaft Wegen seiner entschlackenden und blutreinigenden Wirkung ein beliebtes Rheumamittel der Volksheilkunde: 1- bis 3-mal täglich 1 TL mit etwas Wasser verdünnt einnehmen. Sie können fertigen Saft (aus der Apotheke und dem Reformhaus) verwenden oder ihn selbst herstellen: 2 Handvoll frische Brennnesselblätter in einem elektrischen Mixer oder mit einem Pürierstab zerkleinern.

Weidenrindentee 1 TL getrocknete und klein geschnittene Rindenstücke mit ¼ l kaltem Wasser langsam zum Kochen bringen. Dann den Tee vom Herd nehmen, noch einige Minuten ziehen lassen und abseihen. Mehrmals täglich trinken, jedoch nicht mehr als 3 Tassen.

Diese Zutaten brauchen Sie für das Rheumapulver von Hildegard von Bingen:
60 g Selleriesamen,
20 g Weinraute,
15 g Muskatnuss,
10 g Gewürznelken
und 5 g Steinbrech.

Die frischen Fichtentriebe, die im Frühjahr hellgrün hervorlugen, gelten als stoffwechselanregend und werden schon lange unterstützend zur Behandlung rheumatischer Beschwerden eingesetzt.

Fichtenspitzenwasser 1 Handvoll Fichtentriebe klein schneiden, in ½ l Wasser kräftig auskochen und abseihen. Diesen leider recht bitter schmeckenden Absud nehmen Sie über den Tag verteilt löffelweise ein.

Karottensaft Unterstützt die Behandlung: 2-mal täglich, vormittags und am frühen Abend 1 Glas. Ebenso wohltuende Wirkung sagt man dem Löwenzahnsaft nach: 3- bis 4-mal täglich 1 EL voll, kurmäßig über 6–8 Wochen.

Bäder

Salzbad Altbewährt bei nichtentzündlichem Rheuma ist ein Vollbad (Seite 231f.) mit Salz. Dazu geben Sie dem Badewasser (nicht zu heiß) 1–2 kg Salz zu. Das Salz bewirkt eine sehr intensive und schmerzlindernde Durchblutung.

Kräuterbad Diese Zutaten benötigen Sie für das Kräuterbad: 250 g Farnkraut, Arnika, Basilikum, Thymian, Wacholderspitzen, Tannennadeln, Heublumen und Brennnesseln zu gleichen Teilen. Die Kräuter mischen und in 2–3 l Wasser 30 Minuten kochen, absieben und dem Badewasser zugeben. 20 Minuten darin baden und danach die schmerzenden Stellen mit Johanniskrautöl einreiben.

Heublumenbad Es verspricht spürbare Linderung und kann als fertiger Badezusatz in der Apotheke besorgt, aber auch selbst hergestellt werden: 500 g Heublumen mit 3 l kochendem Wasser übergießen, nach ½ Stunde abseihen und den Absud dem Badewasser zugeben. 15 Minuten baden, dann abtrocknen und ½ Stunde gut zugedeckt ausruhen.

Auch das Angelikaöl wird bei rheumatischen Beschwerden häufig zur Einreibung der schmerzenden Gelenke angewendet. Wacholder- und Pfefferminzöl sind hier ebenso angezeigt.

Angelikabad Angelikawurzeln sind sowohl innerlich als auch als Bad sehr wirksam: 1 Handvoll getrocknete Angelikawurzeln in 1 l kaltes Wasser geben, 15 Minuten kochen, abseihen und dem Badewasser (37–39 °C) zugeben. 20 Minuten baden und danach gut eingepackt 1–2 Stunden ruhen, eventuell auch schlafen.

Rückenbeschwerden

Rückenschmerzen gehen meist auf eine dauernde Überbelastung, falsche Sitzhaltung, Bewegungsmangel sowie auf psychische Belastungen zurück. Denn seelische Probleme, Kummer und Sorgen lasten im wahrsten Sinn des Wortes »auf den Schultern«. Die Beschwerden, ausgelöst durch langes Sitzen, Stehen und schweres Heben oder Tragen, verstärken sich in der Regel im Laufe des Tages.

Homöopathisches Hausmittel
Rhus toxicodendron D4 Tropfen

Einreibungen und Auflagen

Weizenpackung Die Hildegard-Medizin empfiehlt bei Rückenschmerzen, 1 kg Weizenkörner in Wasser weich zu kochen, abzuseihen und noch heiß in ein Leinensäckchen zu füllen. Dieses legen Sie 15–20 Minuten auf den schmerzenden Bereich am Rücken.

Arnikatinktur Auch eine Einreibung mit Arnikatinktur (Seite 177f.) kann Rückenschmerzen rasch und nachhaltig lindern.

Heublumensack Legen Sie den warmen Heublumensack (Seite 206f.) vor dem Schlafengehen auf den schmerzenden Rücken.

Schlaflosigkeit

Sie finden trotz der nötigen »Bettschwere« nicht die Ruhe zum Einschlafen, wälzen sich dauernd im Bett hin und her und können einfach nicht abschalten. Oder aber, Sie wachen nach wenigen Stunden Schlaf wieder auf, obwohl Sie sich noch müde und zerschlagen fühlen. Hier hält die Volksheilkunde eine Fülle an Mitteln parat, die Ihnen bald wieder zu ungestörten Träumen verhelfen können.

Homöopathische Hausmittel
Avena sativa Urtinktur
Lachesis D6
Valeriana D6

Kräutermittel

Petersilienwein Bei Einschlafschwierigkeiten hilft der Petersilienwein von Hildegard von Bingen: 1–2 EL Weinessig mit 1 l Weiß- oder Rotwein (aus biologischem Anbau) mischen, 7–10 fein gehackte Petersilienzweige dazugeben und alles 5 Minuten kochen lassen. Dann 100 g Honig darunter rühren und alles noch einmal 5–10 Minuten kochen lassen. Anschließend den Wein durch ein feines Leinentuch abseihen, noch heiß in sterilisierte Flaschen füllen und täglich 2- bis 3-mal 1–3 Likörgläser davon trinken.

Hopfen macht müde – nicht nur in seiner alkoholischen Form, sondern auch als Tee.

Hopfentee 1–2 Hopfenzapfen (entweder frisch oder bis maximal 5 Monate nach der Ernte und Trocknung verwenden) mit ¼ l kochendem Wasser übergießen, 10 Minuten ziehen lassen und dann abseihen. Von dem Hopfentee trinken Sie 1 Tasse vor dem Schlafengehen, eventuell mit etwas Honig gesüßt.

Schlaftee No. 1 Jeweils ½ TL Johanniskraut, Melisse und Enzian mit 1 Tasse kochendem Wasser aufgießen und 1 TL Baldriantinktur zugeben.

Schlaftee No. 2 100 g Orangenblätter, 20 g Baldrian und 20 g Melisse mischen, 1 TL davon mit 1 Tasse kochendem Wasser übergießen.

Trinken Sie diese Tees jeweils warm und schluckweise vor dem Zubettgehen.

Schlaftee No. 3 2 TL einer Mischung aus Baldrianwurzeln und Hopfen mit ¼ l kochendem Wasser übergießen und 15 Minuten ziehen lassen.
Baldrianwurzeln, zwischen die Wäsche gelegt, sollen übrigens Motten vertreiben. Diese Form des Mottenschutz sei jedoch nur Katzenliebhabern empfohlen, da diese Tiere bekanntermaßen eine ausgeprägte Schwäche für Baldrian besitzen.

Baldriantinktur Das Beruhigungsmittel schlechthin, ist vor allem bei Einschlafstörungen sehr wirksam: Nehmen Sie unmittelbar vor dem Schlafengehen 20–30 Tropfen Baldriantinktur (aus der Apotheke) mit etwas Wasser verdünnt ein.

Baldrianaufguss 2 TL Baldrianwurzeln mit ½ l kochendem Wasser übergießen und 10 Minuten ziehen lassen. Vor dem Einschlafen diesen frisch zubereiteten Tee schluckweise trinken.

Hausmittel aus der Küche

Zwiebeln in Milch Tiefen Schlaf garantieren Ihnen 1–2 Zwiebeln, die Sie in etwas Milch kochen und kurz vor dem Schlafengehen essen, sowie auch rohe Zwiebeln.

Mandelmilch Mindestens ebenso gut, wenn nicht gar noch besser wie die Honigmilch, hilft die Mandelmilch: 20 g süße Mandeln in einer Kaffeemühle fein zerreiben, in 1 Glas leicht angewärmte Milch geben und schluckweise 1 Stunde vor dem Schlafengehen trinken.

Kuhmilch Beinahe als Lebenselexier kann man die frische Kuhmilch bezeichnen: Sie enthält Vitamine, Mineralstoffe, Spurenelemente und natürlich Eiweiß. Zudem wirkt sie entgiftend, abführend, appetitanregend und beruhigt die Nerven.

Apfelessig und Honig Ein weiterer wirksamer Schlaftrunk: je 2 TL Apfelessig und Honig in 1 Glas warmes Wasser geben und vor dem Schlafengehen in kleinen Schlucken trinken.

Äußere Anwendungen

Lindenblütenbad Vollbad (Seite 231f.): 2 Handvoll Lindenblüten in einen Seidenstrumpf füllen, zubinden und in die Badewanne legen. Wasser einlaufen lassen (38–40 °C) und 20 Minuten baden. Danach den Körper mit dem Lindenblütenstrumpf abreiben, mit einem Handtuch sanft nachtrocknen und sofort ins Bett gehen. Auf keinen Fall mehr duschen.

Ein alter Trick von Großmutter bei Einschlafschwierigkeiten: Baumwollsocken in kaltes Wasser tauchen, auswinden und nass anziehen; darüber kommen zwei Paar trockene Wollsocken.

Die krampflösenden und antibakteriellen Eigenschaften der Kamille entfalten sich besonders gut in Form von Tee oder Inhalation.

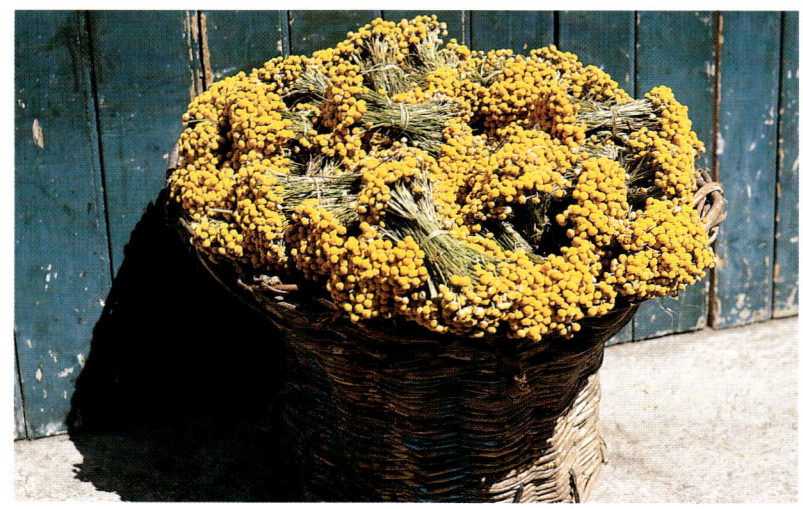

Magnesium Magnesium ist bekannt als entkrampfender Mineralstoff – das ist wohl der Grund, warum es auch hervorragend bei Schlafstörungen hilft. Lösen Sie abends 1 TL Magnesiumpulver oder -brausetabletten in 1 Glas Wasser auf, und trinken Sie dies.

Trockenbürsten Sorgt für eine gute Durchblutung und damit für innere Ruhe, Entspannung und für guten Schlaf. Bei den Füßen und Händen beginnend massieren Sie in kleinen Kreisen zum Herzen hin (Seite 229f.).

Als Badezusatz eignen sich Lindenblüten – 2 Handvoll davon in einen Seidenstrumpf gefüllt und zubinden – sowie Baldrianwurzeln.

Warmes Vollbad Bettschwer macht auch ein lauwarmes Vollbad (Seite 231f.) bei 35–37 °C, in dem Sie jedoch nicht länger als 5 Minuten verweilen sollten. Danach sofort mit einem kalten Waschlappen abwaschen und noch mit feuchter Haut ins Bett schlüpfen. Die starke Durchblutung, die jetzt einsetzt, entkrampft das gesamte vegetative Nervensystem.

Kalter Wadenwickel Zu guter Letzt sei auf die kalten Wadenwickel (Seite 233f.) verwiesen, die vor dem Schlafengehen angelegt, für tiefen und erholsamen Schlaf sorgen.

Schnupfen

»Drei Tage kommt er, drei Tage bleibt er, drei Tage geht er.« So weiß es der Volksmund und liegt damit auch ganz richtig. Ein Schnupfen kündigt sich in der Tat mit einigen Tagen Brennen und Kitzeln in Nase und Rachen an. Dann schwillt die Nasenschleimhaut langsam zu und sondert binnen der folgenden 12 bis 36 Stunden zunehmend Sekret ab: die Nase läuft und läuft. Zu diesen klassischen Symptomen gesellen sich noch Kopfschmerzen, allgemeines Krankheitsgefühl, Gliederschmerzen und Frösteln. Erst nach einigen Tagen lässt der Schnupfen langsam nach; vorausgesetzt, es kommt zu keiner Zweitinfektion.

Hinter dieser harmlosen, jedoch unangenehmen Erkältung stecken in den meisten Fällen Rhinoviren, Krankheitserreger, die sich bevorzugt an der Nasenschleimhaut festsetzen und diese reizen. Hält sich der Schnupfen über mehr als 10 Tage, und treten darüber hinaus Kopfschmerzen und Fieber auf, besteht der Verdacht auf eine eitrige Nasennebenhöhlenentzündung. Bei besonders hartnäckigen Beschwerden kann es sich auch um Heuschnupfen (Seite 146) handeln. In diesen Fällen sollten Sie sich vom Arzt untersuchen und gegebenenfalls behandeln lassen.

Ein Schnupfen kann auch Vorbote einer schweren, fieberhaften Virusgrippe sein. Er sollte deshalb nicht allzu sehr auf die leichte Schulter genommen, sondern gut ausgeheilt werden, um nicht in einer Nasennebenhöhlenentzündung (Seite 117) zu enden.

Hilfreiche Bäder

Kamillenkopfdampf Ein »Klassiker« der Volksmedizin bei Erkältungen: 1 Handvoll Kamillenblüten mit 1 l kochendem Wasser übergießen und etwas ziehen lassen. Dann das Kopfdampfbad, wie auf Seite 211f. beschrieben, durchführen. Die strapazierten Schleimhäute pflegen Sie schließlich mit einer milden Salbe (Arnika- oder Ringelblumensalbe), die Sie in beide Nasenlöcher reiben. Auch Zinnkraut eignet sich zu dieser Anwendung.

Zwiebeldampf Gleiches Vorgehen, gleiche Wirkung: 1 Zwiebel klein schneiden, kurz in Wasser kochen und dabei den aufsteigenden Dampf 10 Minuten lang mit tiefen Atemzügen inhalieren.

Homöopathische Hausmittel
Ammonium carbonicum D3 Tabletten
Camphora Urtinktur
Nux vomica D12

Dabei sollten Sie ein großes Handtuch über den Kopf legen, damit nichts von den Dämpfen entweicht.

Ansteigendes Fußbad (Seite 197) 1 Tasse sehr heißen Lindenblütentee trinken, danach sofort ins Bett gehen, sich gut zudecken und viel schwitzen. Statt einem ansteigenden können Sie auch ein wechselwarmes Fußbad (Seite 239f.) machen.

Dieses Salzbad können Sie auch mit Heublumen »verfeinern«. Geben Sie 1 Handvoll Heublumen und 1 Tasse Kochsalz in eine Fußbadewanne. Heißes Wasser dazugeben und 8–10 Minuten die Füße darin baden.

Salzfußbad Eine Variante des ansteigenden ist das Salzfußbad: 1 Handvoll Kochsalz in eine Schüssel mit heißem Wasser geben; das Wasser soll nur bis zu den Knöcheln reichen. Wenn das Wasser abgekühlt ist, gießen Sie heißes nach, bis auch die Knöchel bedeckt sind. Nach etwa 10 Minuten einen Fuß aus dem Wasser nehmen, leicht abtrocknen und mit einer geschälten Zwiebel, die kurz zuvor in der Mitte halbiert wurde, die Fußsohle kräftig abreiben. Einen dicken Wollsocken überziehen und mit dem anderen Fuß anschließend ebenso verfahren. Danach legen Sie sich, warm zugedeckt, ins Bett.

»Schwitzkur« Zusätzlich empfiehlt die Volksheilkunde schweißtreibende Anwendungen wie Vollbäder (Seite 231f.) mit Fichten- oder Eukalyptusöl, Leibwickel (Seite 213f.) oder Waschungen (Seite 234f.), beispielsweise mit Essigwasser.

Inhalationen und Spülungen

Zinnkrautspülung Ein Tee aus Zinnkraut, auch als Schachtelhalm bekannt, eignet sich sehr gut zur Nasenspülung (Seite 217) bei Schnupfen: 1 TL getrocknetes Zinnkraut mit 1 Tasse kochendem Wasser übergießen, abkühlen lassen und damit mehrmals täglich die Nase spülen.

Apfelessig Zu »freier Fahrt« in der Nase verhilft eine Inhalation (Seite 211) mit Apfelessig: 1 Tasse Essig erhitzen und die Dämpfe einatmen. Alternativ oder zusätzlich empfiehlt sich die Einnahme; 3-mal täglich 1 TL auf ½ Glas warmes Wasser.

Zitrone und Salz Den gleichen Effekt erzielen Sie mit reinem Zitronensaft oder lauwarmem Salzwasser (1 TL auf ½ Glas); in die Nase hochziehen, kurz einwirken lassen und ausschnäuzen.

Eukalyptus Altbewährt ist auch Eukalyptus, dessen ätherische Öle die Nasenatmung erleichtern. Beträufeln Sie ein Taschentuch damit, und schnüffeln Sie mehrmals daran. Nachts legen Sie dieses Tuch neben das Kopfkissen; das verhilft zu einem ungestörten Schlaf.

Nasensalbe Bei trockener, entzündeter Nasenschleimhaut hilft diese Salbe: 20 g Butter (ungesalzen), 4 g Bienenhonig und 6 g frischen Majoransaft (aus der Apotheke oder dem Reformhaus) verrühren und damit die Nasenschleimhäute einreiben. Zusätzlich trinken Sie 3-mal täglich 1 Gläschen frischen Karottensaft mit einigen Tropfen Maisöl.

Bei akutem Schnupfen sollten Sie schwer verdauliche und fette Speisen meiden. Bevorzugen Sie stattdessen Suppen, Gemüse- und Getreidegerichte.

Hausmittel aus der Küche

Milch mit Ei Vor allem für Kinder gut geeignet ist folgende Rezeptur: 1 frisches Eigelb mit 2 TL zerstoßenem Kandiszucker schaumig schlagen und unter ständigem Rühren 1 Tasse heiße Milch dazugießen. Abends vor dem Schlafengehen schluckweise trinken.

Meerrettich Frisch geriebener Meerrettich mit etwas Honig – regelmäßig 1- bis 3-mal pro Tag eingenommen – befreit die Nase und lindert den Schnupfen. Zusätzlich können Sie Auflagen machen, für die Sie 2 EL des Meerrettich auf ein Tuch geben und auf die Brust auflegen, dort aber nur für einige Minuten belassen.

Meerrettich ist sehr hautreizend, weshalb Sie die behandelte Hautpartie mit Seife abwaschen und mit einem guten Hautöl einreiben sollten.

Apfelsaft Schmeckt nicht nur, sondern hilft auch: 6 ungespritzte Äpfel ungeschält zerschneiden, mit 1 l kochendem Wasser übergießen, 50 g Bienenhonig und den Saft von 2 Zitronen zugeben. 1 Stunde ziehen lassen, abgießen und mehrmals täglich davon trinken.

Bei Heuschnupfen

Homöopathische Hausmittel
Aralia racemosa D6
Galphimia D4
Tabletten

Heuschnupfen ist eine Begleiterscheinung einer Pollenallergie, die sich durch starken Fließschnupfen, verstopfte Nase und gerötete, tränende Augen äußert. Weitere Anzeichen sind permanenter Nies- und Hustenreiz sowie starkes Jucken in Hals, Rachenraum und Augen.

Honig Bei allergischem Heuschnupfen empfiehlt sich die tägliche Einnahme von 2–3 TL Honig. Achten Sie darauf, dass er von einem Bienenvolk kommt, das nicht weiter als 10 km Luftlinie von Ihrem Wohnort beheimatet ist. Dadurch ist gewährleistet, dass in dem Honig auch einige der Pollen enthalten sind, gegen die Sie allergisch reagieren. Durch die tägliche Einnahme dieses Honigs oder auch durch Kauen von ausgeschleuderten Honigwaben wird Ihr Körper wie bei einer Impfung langsam aber sicher immun gegen die Pollen.

Schwäche

Homöopathische Hausmittel
Arsenicum album D12 – bei körperlicher Schwäche

Phosphorus D6 – bei Erschöpfung durch Reizüberflutung

Sepia D6 – bei Überarbeitung

Körperliche und seelische Belastungen kann unser Körper längere Zeit relativ problemlos verkraften. Jedenfalls solange, bis alle seine Energiereserven verbraucht sind. Dann benötigen wir eine Phase der Erholung, um unsere körperliche und geistige Leistungsfähigkeit wieder herzustellen. Und genau hier liegt heute oft das Problem: Einerseits fallen die Ruhepausen, in denen wir wieder auftanken könnten, immer kürzer oder gar ganz aus, und andererseits werden die Anforderungen, denen wir uns stellen müssen, oft immer größer. Die Folge sind permanente seelische und körperliche Überlastung sowie ständiger Schlafmangel, die letztlich in chronische Erschöpfung münden.
Hier sind uns einige gute Hausmittel überliefert, vor allem aus der Hildegard-Medizin, die stärken und dem Körper helfen, sich wieder zu regenerieren.

Kräftigendes Getreide

Gerstenbad 10 kg Gerstenkörner 15 Minuten in einem großen Wassertopf kochen, das Ganze durch ein Sieb abseihen und den Absud in die Badewanne gießen. Mit warmem Wasser (37–39 °C) auffüllen und 20 Minuten darin baden. Diese Anwendung sollten Sie 2- bis 3-mal wöchentlich durchführen, bis Sie sich wieder kräftiger und wohler fühlen.

Dinkelsuppe 2–3 EL Dinkelkörner 30 Minuten in ½ l Wasser kochen, etwas Butter und 1 Eigelb hinzugeben, evtl. mit Salz oder pulverisiertem Muskat verfeinern. Nach 1–2 Tagen werden Sie sich bereits besser fühlen, der Appetit stellt sich wieder ein, und die körperlichen wie seelischen Kräfte kehren zurück.

Getreidetrunk Probieren Sie auch dieses alte Hildegard-Rezept: 40 g Gerstenkörner, 40 g Haferkörner und 20 g Fenchelkörner in 1 l Wasser 15 Minuten aufkochen, abseihen und den Sud über den Tag verteilt trinken.

Weitere Anwendungen

Heiße Kompresse Wenn Sie sich abgespannt und erschöpft fühlen, tauchen Sie ein kleines Handtuch in heißes Wasser, wringen es aus und legen es 10–15 Minuten in den Nacken.

Kalmuswein Das Kräftigungsmittel für Überlastete und Erholungsbedürftige schlechthin: Reiben Sie von einer frischen Kalmuswurzel etwa 1 TL ab, geben Sie ihn in ein Glas süßen Südwein, und trinken Sie dieses langsam in kleinen Schlucken aus. Schlucken Sie immer erst dann hinunter, wenn der Kalmuswein im Mund warm geworden ist. So wird der Magen nicht unterkühlt, sondern die Verdauungssäfte werden vielmehr zu vermehrtem Fluss angeregt. Die Süße des Weins erhöht den Blutzuckerspiegel, wodurch man sich schneller erholt und einen besseren Appetit bekommt.

Hildegards Dinkelsuppe ist besonders angezeigt bei allgemeiner Kraftlosigkeit und in der Rekonvaleszenz nach schweren, energieraubenden Erkrankungen. Man kann sie bereits fertig in einigen Apotheken kaufen.

Bockshornkleemilch Trinken Sie mindestens 2-mal pro Tag 1 Tasse der stärkenden Bockshornkleemilch. Verrühren Sie dazu 1 EL pulverisierten Bockshornkleesamen in 1 Tasse Milch.

Auch während der Rekonvaleszenz nach einer überstandenen Krankheit wirkt die Bockshornkleemilch kräftigend und lässt den Körper rascher seine Kräfte zurückgewinnen.

Sodbrennen

Homöopathische Hausmittel
Nux vomica D12
Robinia D3
Tabletten

Bei einem überlasteten Verdauungsystem, durch zu vieles, schnelles oder fettes Essen, kann es passieren, dass Magensäure in den unteren Teil der Speiseröhre aufsteigt. Das brennende Gefühl, das wir dann verspüren, nennt man treffend Sodbrennen. Doch dagegen ist so manches Kraut gewachsen.

Bei akutem Sodbrennen sollten Sie auf Genussmittel wie schwarzen Tee, Kaffee, Alkohol und auch Zigaretten vorübergehend verzichten.

Teemischung Jeweils ½ TL Pfefferminzblätter, Kamillenblüten und Wermut mit einer Tasse kochendem Wasser übergießen und mehrmals täglich 1 Tasse davon in kleinen Schlucken trinken. Auch Kamillentee »pur« bringt schnelle Hilfe.

Wenn Sie das Sodbrennen unterwegs ereilt, sammeln Sie eine größere Menge Speichel im Mund an und schlucken sie hinunter. Das wiederholen Sie so lange, bis das Brennen verschwunden ist.

Wacholderbeeren Gegen die übermäßige Säurebildung kauen Sie 10–15 Wacholderbeeren sowie 1 TL Fenchel- oder Senfsamen.

Heilerde Dieses vielseitige Hausmittel lindert auch Sodbrennen: 1 EL Heilerde für den innerlichen Gebrauch (aus der Apotheke oder dem Reformhaus) mit Wasser verdünnen und in kleinen Schlucken trinken.

Rohe Kartoffel Schneiden Sie 1 Kartoffel in Scheiben, und zerkauen Sie diese langsam und gründlich; auch Saft aus rohen Kartoffeln bringt rasche Linderung.

Verdauungsstörungen

Ob der berühmte »verdorbene Magen«, Völlegefühl, Übelkeit, nervöse Beschwerden von Magen und Darm oder Appetitlosigkeit: Wann immer irgend etwas mit Magen und Darm nicht so ganz »stimmte« – unsere Großmütter hatten das passende Mittel parat. Im folgenden möchten wir Ihnen einige dieser Behandlungsmöglichkeiten aus der Volksmedizin vorstellen. In der Hauptsache handelt es sich dabei um Tees.

Bei chronischen Beschwerden und solchen, die sich nicht durch ein sonst bewährtes Hausmittel bessern, sollten Sie Ihren Arzt zu Rate ziehen, um abzuklären, ob bei Ihnen eine behandlungsbedürftige Erkrankung vorliegt.

Heilende Tees

Die Volksmedizin kennt zahlreiche Kräutertees für unterschiedliche Beschwerden im Magen-Darm-Bereich. So zeigt z. B. der Angelikatee eine entblähende und desinfizierende, der Gänsefingerkrauttee eine entkrampfende Wirkung. Und Tausendgüldenkraut regt die Verdauung an.

Homöopathische Hausmittel
Valeriana D2 Tropfen – bei nervösen Verdauungsbeschwerden;
sonst je nach Symptomen: Sodbrennen (Seite 148), Verstopfung (Seite 153), Durchfall (Seite 62) oder andere.

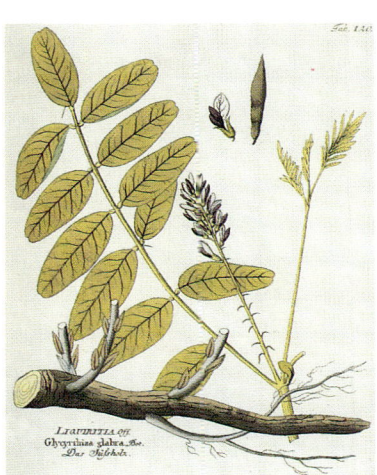

Sowohl Huflattich als auch Süßholz enthalten wertvolle Inhaltsstoffe, die den Darm stärken und die Verdauung regulieren.

Wenn nicht anders angegeben, verfahren Sie mit diesen Tees folgendermaßen: 1 Tasse der getrockneten Pflanzenteile mit 1 Tasse kochendem Wasser übergießen, kurz ziehen lassen und abseihen.

Frauenmantel Bei allen leichteren Beschwerden im Magen-Darm-Bereich: 2–4 Tassen täglich.

Pfefferminze Pfefferminze ist mit Abstand das beliebteste Kraut bei Störungen im Verdauungstrakt: 3–4 Tassen täglich.

Huflattich Huflattichtee hilft besonders bei Verdauungsstörungen, die im Zusammenhang mit einer geschwächten Leber- und Gallenfunktion stehen. Trinken Sie 2–3 Tassen täglich, jedoch ungesüßt, um die Wirkung des Tees in vollem Umfang zu erhalten.

Angelika Angelika entbläht und desinfiziert den Magen-Darm-Trakt, ist aber auch hervorragend bei nervösen Magen-Darm-Störungen geeignet. 1–2 EL klein geschnittene und getrocknete Wurzeln mit ¼ l kaltem Wasser ansetzen, 2–3 Minuten kochen und nochmal 3 Minuten ziehen lassen. Abseihen und lauwarm in kleinen Schlucken trinken.

Kalmus Etwa ½ Stunde vor dem Essen 1 Tasse warmer Kalmustee entkrampft, bringt die Verdauungssäfte zum Fließen und macht Appetit. Kalmus hilft auch besonders gut bei nervös bedingten Beschwerden.

Süßholztrunk Diese Rezeptur haben wir der großen Heilerin Hildegard von Bingen zu verdanken: 2 TL pulverisierte Süßholzwurzeln in ¼ l Wasser kurz aufkochen, abseihen und mehrmals täglich einige Schlucke von dem Absud trinken.

Melisse, Schafgarbe und Wermut gelten in der Volksmedizin als Beruhigungsmittel für strapazierte Magenwände.

Melissengeist 1 TL oder 1 EL Melissengeist (am einfachsten aus der Apotheke oder dem Reformhaus) mit 1 Tasse heißem Wasser verdünnen und 2–3 Tassen pro Tag trinken.

Beifuß Ein Tee aus diesem Kraut wirkt auch bei üblem Mundgeruch, dem in den meisten Fällen Verdauungsprobleme zugrundeliegen: 2–3 Tassen täglich.

Schafgarbe Für den Schafgarbentee 2 TL des frischen oder getrockneten Krautes mit ¼ l kochendem Wasser übergießen und 10–15 Minuten ziehen lassen. Je nach Bedarf sollten Sie 3–5 Tassen am Tag trinken, jedoch immer frisch zubereitet.

Zwar sehr selten, aber dennoch zu berücksichtigen sind Allergien gegen die Schafgarbe, die sich durch Haut- und Schleimhautreizungen zeigen. In diesem Fall müssen Sie den Tee sofort wieder absetzen.

Tausendgüldenkraut Das Tausendgüldenkraut eignet sich besonders zur Anregung der Verdauungssäfte. 2 TL des getrockneten Krautes mit ¼–½ l kaltem Wasser ansetzen und 10–12 Stunden ziehen lassen. Den Sud bis zum Siedepunkt erhitzen, abgießen und 2-mal täglich 1 Tasse vor den Mahlzeiten trinken – möglichst ungesüßt.

Wermut Besonders empfehlenswert bei hartnäckigen Verdauungsproblemen: 6–8 Tassen Wermuttee täglich.

Kamille Natürlich darf auch das »Allheilmittel« Kamille hier nicht fehlen: 1 EL Kamillenblüten mit ¼ l kochendem Wasser übergießen und 10 Minuten ziehen lassen. Davon trinken Sie je nach Bedarf 2–4 Tassen am Tag.

Kamillenblüten sollten nie gekocht werden, denn dadurch gehen die ätherischen Öle fast völlig verloren und lassen den Tee wirkungslos werden. Außerdem sollten Sie Kamillentee stets frisch zubereiten.

Gänsefingerkraut Dieses Kraut wirkt besonders gut bei allen Magen-Darm-Störungen, die mit Verkrampfungen einhergehen: 2–4 Tassen täglich.

Eichel 1 Handvoll getrocknete Eicheln etwas zerquetschen, mit ½ l kaltem Wasser ansetzen und zum Kochen bringen. 2–3 Minuten kochen, dann etwas ziehen lassen. Trinken Sie davon täglich 1–2 Schluck, ungesüßt.

Wermuttee schmeckt sehr bitter, doch genau darin verbirgt sich seine Heilkraft. Versuchen Sie daher, den Tee ungesüßt zu trinken.

Weitere Hausmittel

Wacholderbeerenkur Berühmt wurde sie durch Pfarrer Kneipp: 3-mal täglich 1 Wacholderbeere gründlich durchkauen und dann hinunterschlucken. Jeden Tag wird dann eine Beere dazu gelegt: am 2. Tag 3-mal 2 Beeren, am 3. Tag 3-mal 3 Beeren und so fort bis zum 20. Tag, an dem man 3-mal 20 Beeren isst. Danach reduziert man jeden Tag um 1 Beere, bis man wieder bei 3-mal täglich 1 Beere angelangt ist.

Auch Preiselbeeren, mit Zucker eingekocht, wirken regulierend und ausgleichend auf den Darm: sowohl leicht abführend bei Verstopfungen als auch leicht stopfend bei Durchfällen.

Wermutwein Ein altbewährtes Hausmittel aus der Hildegard-Medizin ist folgender Wein: 400 g Honig in 3 l Rot- oder Weißwein (aus biologischem Anbau) einrühren und bei schwacher Hitze langsam zum Kochen bringen. Dann 150 ml Wermutsaft dazugeben, alles nochmal kurz aufkochen lassen und den Wein anschließend noch heiß in sterilisierte Flaschen abfüllen. Trinken Sie jeden 2. Tag morgens auf nüchternen Magen 1–2 Likörgläser davon.

Heißer Heublumensack (Seite 206f.) Er ist besonders wirkungsvoll, wenn Sie ihn unmittelbar nach den Mahlzeiten – in der Mitte des Bauches – auflegen. Das regt die Verdauung an und nimmt das Völlegefühl.

Löwenzahnsaft Dieser Saft (aus der Apotheke oder dem Reformhaus) entschlackt und bringt die Verdauungssäfte zum Fließen – nehmen Sie vor jeder Mahlzeit ½ Schnapsgläschen verdünnt mit etwas Wasser ein.
Löwenzahnsaft und -tee sind auch im Frühjahr zur kurmäßigen Anwendung über zwei bis vier Wochen hinweg (Seite 192) zur Entschlackung sehr beliebt.

Heilerde 1–2 EL nach den Mahlzeiten oder wann immer Sie Beschwerden im Verdauungstrakt haben, bringen rasche Linderung. Besorgen Sie sich die Heilerde für den innerlichen Gebrauch; jede Apotheke und jedes Reformhaus hat sie im Sortiment.

Verstopfung

Unter akuter Verstopfung versteht man die vorübergehende Unfähigkeit, den Darm täglich zu entleeren. Darüber hinaus bestehen Völlegefühl, Blähungen und leichte Übelkeit. Bei chronischer Verstopfung kann der Darm längere Zeit nicht mehr täglich entleert werden. Hinzu kommen meist noch Appetitlosigkeit und Bauchschmerzen sowie Rücken- und Kopfschmerzen. Treten Schmerzen am Darmausgang, kolikartige Bauchschmerzen sowie heftiges Erbrechen und Kreislaufbeschwerden auf, kann ein akuter Darmverschluss vorliegen. In diesem Fall müssen Sie sofort einen Notarzt rufen.

Die Ursachen der chronischen Verstopfung sind sicherlich zunächst in falschen Ernährungsgewohnheiten zu suchen: zu wenig frisches Obst und Gemüse und damit zu wenig der für die Darmfunktionen so wichtigen Ballaststoffe, zu viel Süßigkeiten und weißes Mehl. Doch auch die Psyche spielt eine große Rolle, denn seelische Probleme lasten nicht selten auf dem Darm. In seltenen Fällen können auch die Einnahme von Psychopharmaka oder Abführmitteln sowie chronische Leber- und Galleerkrankungen für den trägen Darm verantwortlich sein. Es gibt aber eine Menge guter Hausmittel, die schnell und auf natürliche Weise dafür sorgen, dass der Gang zur Toilette wieder erfolgreich wird.

Mittel aus der Küche

Feigen und Pflaumen Trockenobst hilft dem Darm schnell wieder auf die Sprünge. Schneiden Sie einige getrocknete Feigen oder Pflaumen in kleine Stücke und lassen sie über Nacht in einem Glas kalten Wasser einweichen. Am nächsten Morgen essen Sie die Früchte und trinken das Einweichwasser auf leeren Magen.

Warmes Wasser Zuverlässig wirksam: morgens auf nüchternen Magen 1 Glas warmes Wasser, evtl. mit 1 TL Bienenhonig versetzt zügig trinken.

Homöopathische Hausmittel
Alumina D3 Tabletten
Calcium carbonicum D6

Positiven Einfluss auf die Darmaktivitäten entfalten Sauermilcherzeugnisse wie Joghurt, Kefir oder auch Buttermilch, von denen Sie abends vor dem Schlafengehen 1 Glas oder einige EL trinken bzw. essen sollten.

Ballaststoffe wie getrocknete Früchte und Getreide wirken sich positiv auf den Darm und die Verdauung aus, vor allem wenn Sie gleichzeitig viel Flüssigkeit zu sich nehmen.

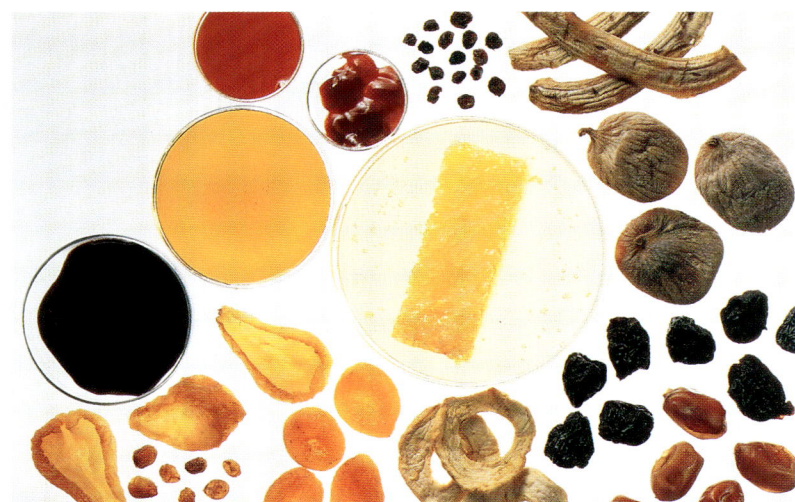

Sauerkraut Verdauungsfördernd ist auch Sauerkraut: täglich vor dem Mittagessen 2 EL oder 1–2 Gläschen Sauerkrautsaft.

Man nimmt an, dass die Heimat des Rizinus in Indien liegt. Das Öl aus seinem Samen ist ein zuverlässiges Abführmittel. Übrigens: Einige Tropfen Rizinusöl ins nasse Haar einmassiert machen brüchiges Haar wieder geschmeidig.

Rizinusöl Das bekannteste und auch mit das wirksamste Mittel bei akuter Verstopfung ist natürlich Rizinusöl: 1–2 TL frühmorgens auf nüchternen Magen oder abends, bevor Sie schlafen gehen.

Milchzucker Er hat eine sanft abführende Wirkung und hält die Darmflora gesund. Da er sehr mild ist, kann er auch Säuglingen (etwa ½ TL) unter die Nahrung gemischt werden. Erwachsene nehmen 3 EL über den Tag verteilt ein.

Leinsamen Er gilt seit alters als sehr verdauungsfördernd, allerdings stellt sich der Erfolg nicht gleich, sondern erst nach einigen Tagen ein – etwas Geduld sollten Sie also mitbringen: 3 EL über den Tag verteilt, in Joghurt, Milch oder Säften.

Weizenkleie Das Gleiche gilt für dieses Getreideprodukt. Nehmen Sie 3–4 EL täglich, entweder »pur« oder in Joghurt, Salaten oder Milch ein.

Kräutermittel

Bockshornkleesamen Nehmen Sie 2- bis 3-mal täglich etwas pulverisierten Bockshornkleesamen, eingerührt in etwas Apfelmus, ein. Dies verbessert die Darmbewegungen.

Teemischung bei hartem Stuhl 20 g Faulbaumrinde, 10 g zerdrückten Kümmel, 5 g Tausendgüldenkraut und 10 g Kamillenblüten mischen. 1–2 TL davon mit ¼ l kaltem Wasser übergießen. 12 Stunden lang ziehen lassen und dann abseihen. Leicht erwärmen und abends 1 Tasse davon lauwarm trinken.

Tip: Das warme Gericht des Tages mit frischem Bohnenkraut würzen.

Warzen

Die Familie der Warzen hat zahlreiche Mitglieder, die je nach Erscheinungsbild und Erreger unterschieden werden. Eines ist jedoch allen gemeinsam: Es handelt sich in der Regel immer um gutartige Hautveränderungen, die durch Krankheitserreger – meist Viren – hervorgerufen werden. Virusbedingte Warzen kommen hauptsächlich bei Kindern, Jugendlichen und jungen Erwachsenen vor.

Gewöhnliche Warzen treten am häufigsten auf; meist nicht einzeln, sondern um eine sogenannte »Mutterwarze« gruppiert und bevorzugt an schlecht durchbluteten Körperteilen wie Füßen und Händen. Sie prägen das bekannte, »klassische« Warzenbild: stecknadelkopfgroß, graubraun mit zerklüfteter Oberfläche.

Sehr unscheinbar sind dagegen ihre Kollegen, die Flachwarzen. Sie suchen überwiegend Kinder und Jugendliche bevorzugt an Kinn, Wangen und Hals heim. Die kleinen, gelbbräunlichen, oft auch juckenden Hauterhebungen werden durch Hautkontakt übertragen.

Eine Außenseiterstellung nehmen die Dellwarzen ein, die als eine der wenigen Warzenarten durch eine Art Pockenviren übertragen werden. Vor allem bei Kindern finden sich häufig die perlartigen,

Verbreitet sind gewöhnliche Warzen, Flachwarzen und Dornwarzen. Letzere finden sich typischerweise fast ausschließlich an den Fußsohlen, haben in ihrer Mitte einen kleinen, dunklen Punkt und sind meist äußerst schmerzhaft. Sie sind leicht übertragbar, am schnellsten fängt man sie sich in öffentlichen Schwimmbädern oder Saunen ein.

Homöopathische Hausmittel
Causticum D6
Innerlich: Thuja D3 Tropfen
äußerlich: Thuja-Extern

weißlichen Knötchen, die in der Mitte leicht eingedellt sind. Dellwarzen verbreiten sich durch Schmierinfektion von Mensch zu Mensch oder durch Handtücher und übertragen sich entsprechend rasch.

Soweit zu den Ursachen und dem Erscheinungsbild dieser zwar ungefährlichen, aber dennoch wenig angenehmen Hautveränderung. Um ihrer Herr zu werden, hat die Volksheilkunde im Laufe der Jahrhunderte eine Vielzahl von Methoden ersonnen – teils recht bizarr, teils aber auch recht wirkungsvoll. Nachfolgend einige Kostproben.

Kräutermittel

Schöllkrautsalbe Diese Rezept haben wir Hildegard von Bingen zu verdanken: 10 g Schöllkraut in einem Mörser zerstoßen, bis der Saft austritt. Damit 50 g altes Fett vermischen und alles in einer Pfanne bei schwacher Hitze verschmelzen, dann die Mischung unter Rühren abkühlen lassen. Mit dieser Salbe bestreichen Sie die Warzen 1- bis 2-mal täglich ganz dünn. Man kann die Warzen auch mit dem Schöllkrautsaft allein beträufeln. Sie sollten mit dieser Behandlung allerdings am ersten Tag nach Vollmond beginnen, genau 14 Tage lang bis zu Neumond täglich durchführen und danach sofort damit aufhören. Denn sonst, so weiß es der Volksmund, hilft das Schöllkraut nicht.

Wer möchte, kann seinen Warzen auch mit weißer Kreide den Kampf ansagen: jeden Abend vor dem Schlafengehen damit einreiben.

Rizinusöl Nicht nur der Verdauung, auch Warzen hilft es auf die Sprünge: mehrmals täglich mit etwas Rizinusöl einreiben.

Eichenblätter Lassen Sie 10 Eichenblätter trocknen, pulverisieren Sie sie in einem Mörser, und feuchten Sie sie mit Essig leicht an. Diese Mischung wird 3 Tage hintereinander auf die Warzen aufgetragen.

Lavendelöl Vielleicht ist es der gute Duft, der die Warzen vertreibt; einerlei, es wirkt: mehrmals täglich die Warzen mit Lavendelöl betupfen.

Mittel aus der Küche

Salz-Essig-Mischung 1 EL Salz und 1 EL Essig in ein kleines Fläschchen geben und gut schütteln. Mit dieser Mischung betupfen Sie 3-mal täglich die Warzen.

Knoblauchzehen Altbekannt ist auch das tägliche Einreiben der Warzen mit frisch aufgeschnittenen Knoblauchzehen.

Speck Kaum zu glauben, aber wahr: Speck hilft gegen Warzen, sagt zumindest die böhmische Volksheilkunde … Die Warzen mehrmals täglich damit einreiben oder über Nacht einen Speckstreifen auf den Warzen mit einer Mullbinde befestigen. Nach einigen Wochen sollen die Warzen verschwunden sein.

Zwiebelscheiben Binden Sie frisch aufgeschnittene Zwiebelscheiben mit einer Mullbinde auf den Warzen fest.

In Böhmen schwörte man auf tägliche Einreibungen mit jungen, zerquetschten Petersilienblättern. Dies sollte, mehrwöchige Durchführung allerdings vorausgesetzt, die Warzen zum völligen Verschwinden bringen.

Weitere Hausmittel

Speichel Wahrhaft einfach und zudem sehr Erfolg versprechend sind allabendliche Einreibungen mit dem eigenen Speichel. Zusätzlich sollten die Warzen mehrmals täglich mit Weizenkeimöl betupft werden – danach sollten Sie allerdings nicht gleich wieder Socken anziehen, sondern etwas warten, bis das Öl vollständig eingezogen ist.

»Besprechungen« Man vermutet, dass die bemerkenswert gute Heilwirkung der Suggestionstherapie (die Heilungsrate liegt bei 88 Prozent) darauf beruht, dass die Haut besser durchblutet wird. Bei Warzen handelt es sich ja bekanntlich um Virusinfektionen, die vor allem schlecht durchblutete Hautbereiche, und dazu gehören auch die Füße, betreffen. Da die Blutgefäße unbewusst gesteuert werden, kann mittels Besprechen die Durchblutung gesteigert werden, denn die Konzentration des Patienten richtet sich automatisch auf seine von Warzen besetzten Hautstellen.

Auch mit suggestiven Methoden kann Warzen erfolgreich zu Leibe gerückt werden – das Besprechen ist eine seit Jahrhunderten bewährte Methode …

Zahnerkrankungen

· ·

Homöopathische Hausmittel
Apis mellifica D6
Mercurius solubilis D6 Tabletten

Hierunter sind leichte Beschwerden in diesem Bereich wie Zahnfleischentzündungen, Zahnfleischbluten sowie Infektionen der Mundhöhle zusammengefasst.

Alle anderen Zahnerkrankungen eignen sich nicht zur Selbstbehandlung, sondern gehören in ärztliche Behandlung.

Kräutermittel

Brombeerblätter Bei Zahnfleischbluten kaute man früher oft die jungen Blätter vom Strauch. Sie verleihen außerdem einen guten Atem.

Heidelbeersaft Gegen Entzündungen des Zahnfleisches hilft mehrmals täglich ein Schluck Heidelbeersaft, den Sie eine Weile zwischen den Zähnen hin- und herziehen und dann hinunterschlucken.

Blutwurztinktur Mehrmals täglich etwas von der Tinktur (aus der Apotheke) auf das entzündete Zahnfleisch tupfen. Sehr wirksam als Schmerzmittel auch nach dem Zähneziehen und bei Blutungen.

Der Kalmustee dient vor allem der Desinfektion von Mund und Rachen und kann deshalb auch vorbeugend ab und an zum Gurgeln (Seite 201) verwendet werden.

Kalmustee Abends 2–3 TL getrocknete Kalmuswurzeln mit 1 l kaltem Wasser ansetzen und über Nacht ziehen lassen. Am kommenden Morgen bringen Sie das Kalmuswasser zum Kochen, nehmen es vom Herd und lassen es vor dem Abseihen noch 10 Minuten ziehen. Mit dem Absud gurgeln Sie mehrmals täglich.

Kamillentee Natürlich darf hier auch die Kamille nicht fehlen, das entzündungshemmende Heilkraut schlechthin: 1 TL Kamillenblüten mit 1 Tasse heißem, aber nicht mehr kochendem Wasser übergießen, den Tee etwas abkühlen lassen und damit mehrmals täglich gurgeln (Seite 151).

Zinnkrauttee Ebenfalls ein wirksames Gurgelmittel (Seite 201): 1 TL Zinnkraut mit 1 Tasse kochendem Wasser übergießen und mehrmals am Tag anwenden.

Salbeitee 1–2 TL frische oder getrocknete Salbeiblätter mit ¼ l kochendem Wasser übergießen, einige Minuten ziehen lassen und mehrmals täglich den Mund damit ausspülen

Myrrhentinktur Myrrhe gilt seit dem Altertum als Desinfektionsmittel: 1 TL Myrrhentinktur (aus der Apotheke) in 1 Glas warmes Wasser geben und damit mehrmals hintereinander den Mund spülen.

Hildegard von Bingen empfahl bei entzündetem oder blutendem Zahnfleisch, öfter am Tag ein kleines Ysopblatt zu zerkauen und damit das Zahnfleisch einzureiben.

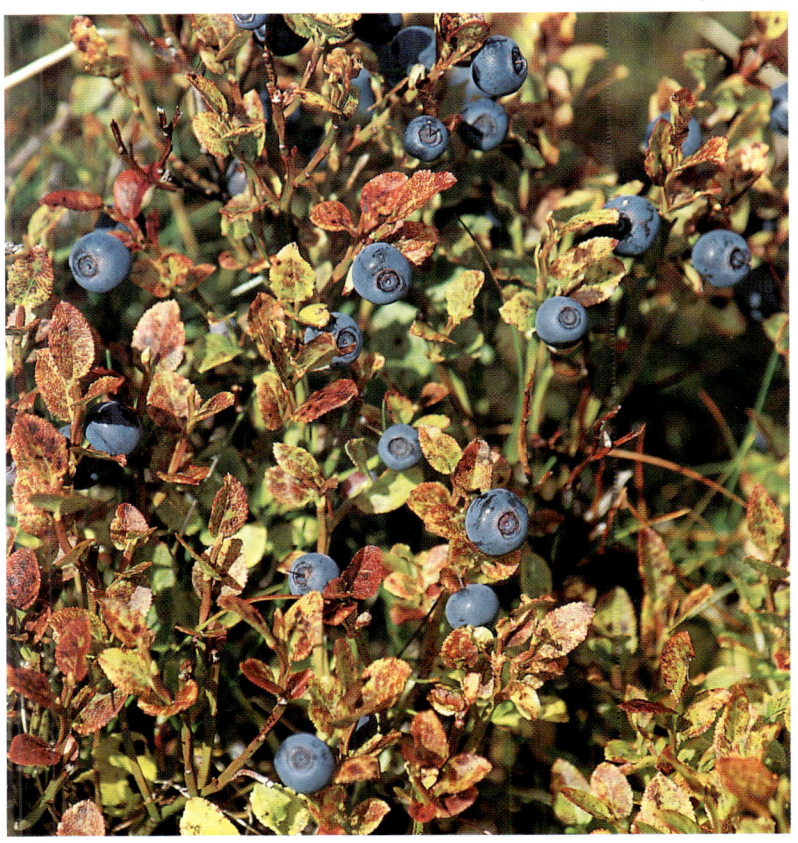

Heidelbeeren wirken antiseptisch und fördern die Schleimhautbildung im Mund- und Rachenbereich.

Huflattichtee Übergießen Sie 2 EL Huflattichblätter, die Sie zuvor im Mörser zerkleinert haben, mit ½ l kochendem Wasser, lassen Sie den Tee etwas abkühlen, und gurgeln Sie damit mehrmals täglich; behalten Sie den Tee jeweils 1–2 Minuten im Mund.

Mittel aus der Küche

Salzkauen Dieses Rezept entstammt zwar ursprünglich der chinesischen und nicht der heimischen Volksheilkunde, ist aber sehr wirksam, so dass wir es hier mit aufgenommen haben: Kauen Sie jeden Morgen 1 TL grobkörniges Salz mit etwas lauwarmem Wasser so lange, bis Sie nichts mehr von den Körnern zwischen den Zähnen spüren. Dies dient der Stärkung des Zahnfleisches und hilft auch gegen Zahnfleischbluten und Parodontose.

Apfelessigspülung Lösen Sie 1TL Apfelessig in 1 Glas warmem Wasser auf und spülen damit stündlich den Mund.

Zahnschmerzen

Homöopathische
Hausmittel
Aconitum D6
Tabletten – alle
2 Stunden
1 Tablette
Chamomilla D12
Coffea D12

Ebenso wie Kopfschmerzen sind auch Zahnschmerzen keine Krankheit an sich, sondern ein Zeichen dafür, dass etwas mit Ihrem Kauapparat nicht in Ordnung ist. Diesen unangenehmen Beschwerden, die sich auf sehr unterschiedliche Art und Weise zeigen – von pochend über pulsierend bis ziehend – können viele Ursachen zugrunde liegen: ein eitriger Zahn, eine Wurzelentzündung oder eine Fehlstellung von Kiefer oder Zahn. Einerlei, woher Ihre Schmerzen rühren, sie gehören in jedem Fall in zahnärztliche Behandlung. Denn nur ein Fachmann kann die genaue Ursache diagnostizieren und die Behandlung darauf abstimmen. Die Hausmittel, die wir Ihnen im Anschluss zusammengestellt haben, sollen zunächst die Schmerzen lindern und Ihnen die Zeit bis zum Zahnarzttermin erleichtern, können jedoch nie die ärztliche Therapie ersetzen.

Die Hausmittel

Arnikatinktur Sie hilft nicht nur bei entzündetem Zahnfleisch, sondern lindert auch Zahnschmerzen. Dazu geben Sie einige Tropfen Arnikatinktur in 1 Glas warmes Wasser und spülen damit Ihren Mund wiederholt aus.

Knoblauch Schälen Sie 1 Knoblauchzehe, zerquetschen Sie sie, und reiben Sie mit dem Brei das Zahnfleisch rund um den schmerzenden Zahn gut ein.

Petersilie Eine Auflage mit Petersilie wirkt schmerzstillend und krampflösend bei akuten Zahnschmerzen: Zerquetschen Sie einige frische Blätter, und legen Sie diese im Kieferbereich – an der Stelle, wo der schmerzende Zahn sitzt – auf die Haut auf.

Gewürznelke Erstaunlich gut hilft auch dieses alte Hausmittel: Legen Sie 1 Gewürznelke an den schmerzenden Zahn, und zerbeißen Sie sie.

Nelkenöl Auch 1 Tropfen reines Nelkenöl, mit dem Sie Hals und Fleisch des schmerzenden Zahnes einreiben, leistet gute Dienste bei Zahnschmerzen.

Kamillenkissen Ein weiteres vielerprobtes Hausmittel sind kleine Kissen, gefüllt mit Kamillenblüten, die über Wasserdampf erhitzt und so heiß wie möglich auf die schmerzhafte Stelle aufgelegt werden.

Leinsamenumschlag Darauf schwörten schon unsere Großmütter als schnell wirksames Mittel bei Zahnschmerzen: Einen kleinen Leinensack zur Hälfte mit Leinsamen füllen und 15 Minuten in kochendes Wasser legen. Dann den Sack gut abtrocknen, abkühlen lassen, auf die schmerzende Stelle legen und den Leinsamensack mit einem Handtuch zudecken, damit die schmerzlindernde Wärme so lange wie möglich erhalten bleibt.

Gewürznelken enthalten 15 bis 20 Prozent ätherische Öle, vor allem Euganol. Dieses zeigt eine desinfizierende und betäubende Wirkung.

161

Hausmittel für den Notfall

Wie schnell ist es passiert: Ihr Kind schlägt sich beim Spielen die Knie auf oder Ihr Partner schüttet sich versehentlich kochendes Wasser über die Hand. Alles Dinge, die in der Regel keinen Arztbesuch erforderlich machen, jedoch möglichst umgehender Hilfe bedürfen.

Gerade bei Notfällen, in denen eine schnelle und unkomplizierte Behandlung gefragt ist, lässt sich aus dem umfangreichen Heilwissen unserer Vorfahren schöpfen. Denn die Volksheilkunde hält hier eine Fülle an einfachen Mitteln parat.

Hausapotheke

Beinahe ebenso wichtig wie ein gut sortierter Arzneischrank, der alles Nötige zur Ersten Hilfe und Selbstbehandlung – von Aspirin bis Zinksalbe – bereithält, ist ein kleiner Vorrat an vielseitig einsetzbaren Hausmitteln. So können Sie im Notfall akute Beschwerden umgehend behandeln, ohne zuvor in die Apotheke oder das Reformhaus gehen zu müssen. Deshalb empfiehlt es sich, die folgenden Kräuter und Mittel stets im Haus zu haben:

Auch diese Hilfs-
mittel brauchen
Sie:
➤ Verbandszeug:
Mullbinden,
Pflaster etc.
➤ Wärmflasche
➤ Leinentücher
(können auch Ge-
schirrtücher sein)
➤ Warme Woll-
decke

Grundausstattung für den Notfall

- Aloe-Vera-Gel
- Apfelessig
- Arnikatinktur
- Eiswürfel
- Heilerde (für den innerlichen und äußerlichen Gebrauch)
- Honig
- Kamillenblüten (für Tees, Dampfbäder etc.)
- Knoblauch
- Melissengeist
- Ringelblumensalbe
- Zwiebeln

Hexenschuss

Charakterisch für den Hexenschuss ist der blitzartig einschießende Schmerz im unteren Lenden- und Kreuzwirbelbereich, der bis in die Oberschenkel ausstrahlen kann. Die Folge ist, dass man sich kaum, und wenn, dann nur unter starken Schmerzen, bewegen kann. Ein Hexenschuss tritt meist nach schwerem Heben, Bücken oder nach Unterkühlung (Durchnässung, Zugluft) auf.

Bei Missempfindungen, also Taubheitsgefühlen, an den Innenseiten der Oberschenkel sowie Schwäche oder Lähmung der Wadenmuskeln könnte es sich möglicherweise um das Kaudasyndrom handeln. In diesem Fall müssen Sie sofort einen Notarzt kommen lassen.

Das Kaudasyndrom ist eine Form des akuten Ischias, bei der alle Nervenwurzeln im Wirbelkanal abgequetscht werden; es erfordert einen umgehenden operativen Eingriff.

Packungen und Einreibungen

Heublumensack Beinahe Wunder wirkt ein heißer Heublumensack (Seite 206f.), den Sie auf den Lendenwirbelbereich, oberhalb des Pos, auflegen.

Johanniskrautöl Zusätzlich reiben Sie morgens und abends den Bereich oberhalb des Gesäßes mit Johanniskrautöl ein.

Heißer Kartoffelsack 2 kg Kartoffeln mit der Schale kochen, zu Brei zerdrücken, diesen in einen Leinensack oder einen kleinen Kopfkissenbezug füllen und heiß auf den Rücken auflegen. Darüber kommt ein Handtuch und eine Wolldecke, um die schmerzlindernde Wärme der Kartoffeln möglichst lange zu erhalten. Nehmen Sie den Kartoffelsack (Seite 208) erst wieder ab, wenn er vollkommen erkaltet ist.

Weizenpackung Der Hildegard-Medizin entstammt diese Rezeptur gegen den Hexenschuss: 1 kg Weizenkörner in Wasser weich kochen, abseihen, noch heiß in ein Leinensäckchen füllen und dieses auf den Ischiasnervbereich (oberhalb des Pos) auflegen.

Homöopathisches Hausmittel
Rhus toxicodendron D4 Tropfen

Heublumenbad (Seite 205f.) 500 g Heublumen mit 2 l kaltem Wasser ansetzen und langsam zum Kochen bringen. 30 Minuten ziehen lassen und den Absud ins Badewasser (36–38 °C) geben. Baden Sie etwa 20 Minuten, waschen Sie sich dann mit einem Waschlappen mit kaltem Wasser ab, und legen Sie sich anschließend ins Bett.

Mischen Sie Salmiakgeist und Speiseöl zu gleichen Teilen, und reiben Sie damit die schmerzende Stelle ein.

Franzbranntwein Hilfreich sind auch Einreibungen mit erwärmtem Franzbranntwein.

Essigwasser Pfarrer Kneipp schwörte auf Waschungen des Lendenwirbelbereichs mit warmem Essigwasser und empfahl dem Kranken anschließend eine mehrstündige Bettruhe; warm eingepackt versteht sich.

Insektenstiche

Homöopathische Hausmittel
Apis D3 Tabletten
Cantharis D6
Urtica urens D2 Tabletten

Nach einem Insektenstich kommt es zunächst zu einem stechenden, mehr oder minder starken Schmerz; die Umgebung der Stichstelle rötet sich und schwillt an und es besteht starker Juckreiz.
Bei allergischen Reaktionen, die ganz selten auftreten, sowie bei Stichen in den Rachen, vor allem von Bienen, Wespen oder Hornissen, müssen Sie sofort einen Arzt aufsuchen.

Mittel aus der Küche

Zwiebeln Das bekannteste, weil auch wirksamste Hausmittel bei Insektenstichen, vor allem, wenn Bienen, Wespen oder Hornissen die Übeltäter waren, ist eine Scheibe frische Zwiebel, die auf die Stichstelle gelegt wird. Der Zwiebelsaft lindert den Schmerz und bringt die Schwellung relativ rasch zum Abklingen. Zudem lässt sich dann auch der Stachel leichter aus dem Insektenstich ziehen.

Zucker und Speichel Ebenso gut hilft auch das Befeuchten des Einstichs mit Speichel und das anschließende Einreiben mit Zucker. Sie können übrigens auch Puderzucker dafür nehmen.

Soda Soda ist nicht nur im Haushalt vielseitig einsetzbar, es eignet sich auch zur Behandlung von Insektenstichen: Bestreichen Sie die Stichwunden mehrmals hintereinander mit nasser Soda.

Melissensaft Nachdem der Stachel aus der kleinen Wunde entfernt wurde, tragen Sie Melissensaft auf: Zerdrücken Sie die Melissenblätter zwischen den Fingern, so dass Saft austritt, und reiben Sie damit die Einstichstelle ein.

Pfefferminzöl Die ätherischen Öle der Pfefferminze kühlen, nehmen den Juckreiz und bringen die Schwellung zum Abklingen.

Milch Sehr gelobt wird auch das Baden der Stichstelle in kalter Milch.

Rohe Kartoffeln Roher Kartoffelbrei, für den Sie 1 Kartoffel reiben, hilft ebenfalls ausgezeichnet.

Spitzwegerich Wer in freier Natur gestochen wird, sollte sofort Spitz- oder Breitwegerichblätter zerquetschen und den Brei um und an der Einstichstelle verreiben. Diese Anwendung ist jedoch nur dann so richtig wirkungsvoll, wenn sie sofort durchgeführt wird. Falls sich kein Wegerichblatt finden lässt, können Sie genauso gut frische Efeublätter verwenden – die Wirkung ist die gleiche.

Zur Vorbeugung

Und damit es gar nicht erst so weit kommt, sollten Sie sich, zumal wenn Sie sich in insektenreichen Gegenden wie beispielsweise an stehenden Gewässern aufhalten, vorsorglich mit Zitronen- oder Nelkenöl einreiben.

Auch feuchte Erde, gleich nach dem »Unglück« aufgetragen, bringt Erleichterung, insbesondere bei Bienen- und Wespenstichen.

Ischias

Ischias tritt durch bohrende, dumpfe Schmerzen in Erscheinung. Sie können nur das Gesäß betreffen, bandförmig an der Vorderseite des Oberschenkels verlaufen oder aber seitlich oder hinten am Bein bis in den Fuß hinabziehen. Ischias ist meist die Folge von abnutzungsbedingten Veränderungen der unteren beiden Bandscheiben. Bei Ischias können Muskelschwäche oder sogar Lähmungserscheinungen (s. Hexenschuss, Seite 163) auftreten. In diesem Fall müssen Sie sofort einen Notarzt rufen.

Holunderbeersaft Gekochter Holunderbeersaft ist ein ausgezeichnetes Mittel gegen die quälenden Schmerzen. Nehmen Sie täglich morgens und abends 1–2 EL.

Zwiebelpackung Dünsten Sie 3 große Zwiebeln, füllen Sie sie in einen kleines Säckchen (kann auch ein Kopfkissenbezug sein), und legen Sie diese Packung 15–20 Minuten auf den Rücken.

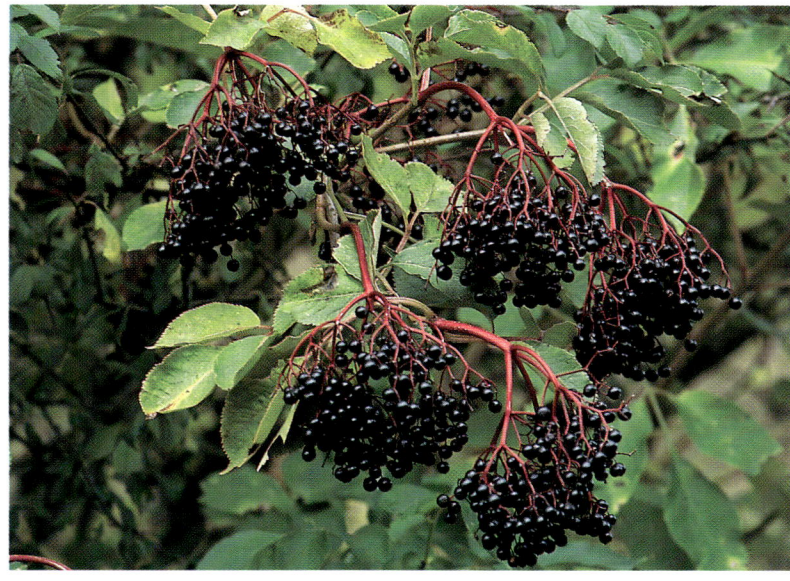

Der Saft der schwarzen Holunderbeeren lindert die Schmerzen – übrigens auch bei Erkältungskrankheiten.

Heißer Kartoffelsack 2 kg Kartoffeln mit der Schale kochen, zu Brei zerdrücken, diesen in einen Leinensack oder einen kleinen Kopfkissenbezug füllen und heiß auf den Rücken auflegen. Darüber kommt ein Handtuch und eine Wolldecke, um die schmerzlindernde Wärme der Kartoffeln möglichst lange zu erhalten. Nehmen Sie den Kartoffelsack (Seite 208) erst wieder ab, wenn er vollkommen erkaltet ist.

Weizenpackung Der Hildegard-Medizin entstammt diese Rezeptur gegen den Hexenschuss: 1 kg Weizenkörner in Wasser weich kochen, abseihen, noch heiß in ein Leinensäckchen füllen und dieses auf den Ischiasnervbereich (oberhalb des Pos) auflegen.

Auch das Heublumenbad hat sich bei Ischiasschmerzen bewährt.

Muskelkrampf

Muskelkrämpfe treten meist nach Überanstrengungen auf, z. B. beim Sport, aber auch nachts im Bett. Dabei ziehen sich die Muskeln krampfartig zusammen, schmerzen und lassen sich nicht mehr wie gewohnt bewegen. Auch wenn Muskeln kalt werden, kann es zu Krämpfen kommen; während des Schlafens ist dies oft der Fall. Betroffen sind meist die Wadenmuskeln sowie die Zehenbeuger, die kleinen Muskeln, mit denen wir unsere Zehen bewegen können.

Heißer Wadenwickel Die erste, weil beste Maßnahme sollte ein heißer Wadenwickel (Seite 233f.) sein.

Wechselgüsse Alternativ oder zusätzlich empfehlen sich Wechselgüsse (Seite 240f.) à la Pfarrer Kneipp an den Unterschenkeln.

Olivenöl Massieren Sie die Waden kräftig mit Olivenöl, bis die Beschwerden nachlassen. Sie können sich auch eine Mischung aus Oliven- und Veilchenblütenöl herstellen und damit die Muskulatur behandeln.

Diese Ölmassagen helfen übrigens auch sehr gut gegen Muskelkater.

Nasenbluten

. . . .

Homöopathisches Hausmittel
Crocus D3 Tabletten

Zu Nasenbluten kann es durch heftiges Schneuzen oder Niesen, durch eine Verletzung der Nasenschleimhäute und natürlich auch nach einem Stoß auf die Nase kommen.

Wenn die Blutungen nicht nach 20 Minuten zum Stillstand gekommen sind und unter Umständen sogar noch stärker werden, sollten Sie einen Arzt rufen. Das gilt auch für Nasenbluten nach Kopf- oder Nackenverletzungen.

Mittel aus der Küche

Zwiebeln Auch hier kommt das Allheilmittel Zwiebel wieder zum Einsatz: 1–2 rohe Zwiebeln reiben und den Brei durch ein Sieb pressen. Den Zwiebelsaft verdünnen Sie zu gleichen Teilen mit Essig und schnupfen diese Mischung immer wieder einmal in die Nase ein, besonders abends. Zudem, so rät der Volksmund, sollte man sich über Nacht frisch aufgeschnittene, rohe Zwiebeln in den Nacken legen und mit einer Mullbinde befestigen.

»Papiertrick«
Legen Sie ein kleines, saugfähiges Papierchen unter die Zunge. Dies löst einen Reiz aus, auf den sich die kleinen Blutgefäße in der Nasenschleimhaut zusammenziehen und das Nasenbluten aufhört.

Apfelessig Wer zu Nasenbluten neigt, sollte von Zeit zu Zeit eine Woche lang 3-mal täglich 1 Glas Wasser mit 1 TL Apfelessig versetzt trinken.

Kalte Nackenkompresse Ein Tuch mit kaltem Wasser tränken, auswringen und in den Nacken legen. Durch die Kälte verengen sich die Blutgefäße und die Blutung wird gestoppt.

Salzwasser Hilfreich ist auch eine Nasenspülung (Seite 217) mit Salzwasser (1 TL auf ½ Glas warmes Wasser).

Kräutermittel

Eichenrindentamponade Tränken Sie einen Wattebausch mit Eichenrindenabkochung, und führen Sie diesen vorsichtig in ein

Nasenloch ein. Nach 5 Minuten einen neuen Wattebausch mit der Abkochung in das andere Nasenloch einbringen und dort ebenso 5 Minuten belassen. Für die Abkochung setzen Sie 1 TL Eichenrinde mit 1 Tasse kaltem Wasser an und lassen dies 2–3 Minuten kochen.

Brennnesselsaft Sofortige Hilfe bringt ein Wattepfropfen, getränkt mit Brennnesselsaft, der in das blutende Nasenloch gesteckt wird.

Ohnmachtsanfall

Während eines Ohnmachtsanfalls kommt es für kurze Zeit zur Bewusstlosigkeit; in der Regel nur einige Minuten, selten mehr als eine Viertelstunde. Der Grund hierfür ist eine vorübergehende Unterversorgung des Gehirns mit Blut, die viele Ursachen haben kann wie beispielsweise Schreck, Schmerzen, Hunger, bestimmte Gerüche, enge und überfüllte Räume, größerer Blutverlust, Durchfall oder starke Gefühle. Obwohl sich ein Ohnmachtsanfall ganz plötzlich ereignet, gibt es ein paar charakteristische Vorboten, die es Ihnen ermöglichen, vielleicht noch schnell vorbeugend tätig zu werden: Man beginnt am ganzen Körper stark zu schwitzen, kalter Schweiß tritt auf die Stirn, man fühlt sich schwindlig und flau im Magen, in den Ohren »rauscht« es, vor den Augen erscheinen Punkte, oder es flimmert. Wenn Sie diese Anzeichen bei sich bemerken, sollten Sie sich sofort hinsetzen, besser noch hinlegen und die Beine dabei etwas höher als den Kopf lagern.

Die ersten Maßnahmen Legen Sie den Ohnmächtigen auf den Rücken, und lagern Sie seine Beine etwas höher als den Kopf. Sein Gesicht drehen Sie leicht zur Seite, damit Erbrochenes nicht die Atemwege verstopfen kann. Lockern Sie die Kleidung, vor allem enge Gürtel oder Krawatten. Falls Sie sich in einem Zimmer befinden, öffnen Sie die Fenster, um frische Luft hereinzulassen.

Homöopathische Hausmittel
Camphora Tinktur – bei unklarer Ursache

Carbo vegetabilis D6 – bei Ohnmacht aus Schwäche (Kollaps)

Pulsatilla D12 – bei Ohnmacht in engen, überfüllten Räumen

Veratrum album D6 – bei Ohnmacht mit kaltem Schweiß und Erbrechen

Kaltes Wasser Besprengen Sie das Gesicht des Ohnmächtigen mit kaltem Wasser, und wischen Sie ihm mit einem feuchtkalten Lappen über Stirn und Schläfen. Auch ein Eisbeutel ist geeignet.

Ein sehr bewährtes Hausmittel unserer Großmütter sind Hoffmannstropfen, die Sie in der Apotheke kaufen können.

Hoffmannstropfen Halten Sie dem Ohnmächtigen ein Fläschchen mit Hoffmannstropfen unter die Nase, und lassen Sie ihn, sobald er wieder bei Bewusstsein ist, 20–30 Tropfen davon auf 1 Glas lauwarmes Wasser trinken.

Kölnischwasser Auf dem gleichen Wirkprinzip wie die Hoffmannstropfen beruht auch Kölnischwasser: Reiben Sie die Schläfen des Ohnmächtigen wiederholt damit ein.

Bohnenkaffee Nach dem Erwachen geben Sie dem Patienten 1 Tasse starken Bohnenkaffee zu trinken – das hebt den Blutdruck und hilft wieder auf die Beine.

Prellungen und Verstauchungen

Typische Symptome bei Prellungen und Verstauchungen sind akute oder auch anhaltende Schmerzen sowie Quetschungen und Schwellungen an der verletzten Stelle. Die Bewegungsfähigkeit der betroffenen Gliedmaßen ist in der Regel eingeschränkt, nach einigen Tagen zeigt sich ein Bluterguss.
Zur Selbstbehandlung eignen sich nur leichte Prellungen, bei starken und anhaltenden Schmerzen über mehrere Tage sollten Sie einen Arzt konsultieren.

Homöopathische Hausmittel
Arnica D6 Tropfen
Hypericum D6 – bei Verletzungen nervenreichen Gewebes

Ruta D6 – bei Blutergüssen

Umschläge und Packungen

Eisbeutel Als erstes Mittel ist ein Eisbeutel angezeigt: Füllen Sie 10–12 Eiswürfel in Seidenstrümpfe, und binden Sie diese oben fest zu. Den Eisbeutel legen Sie auf die verletzte Stelle und lassen ihn solange dort, bis das Eis vollkommen zerschmolzen ist.

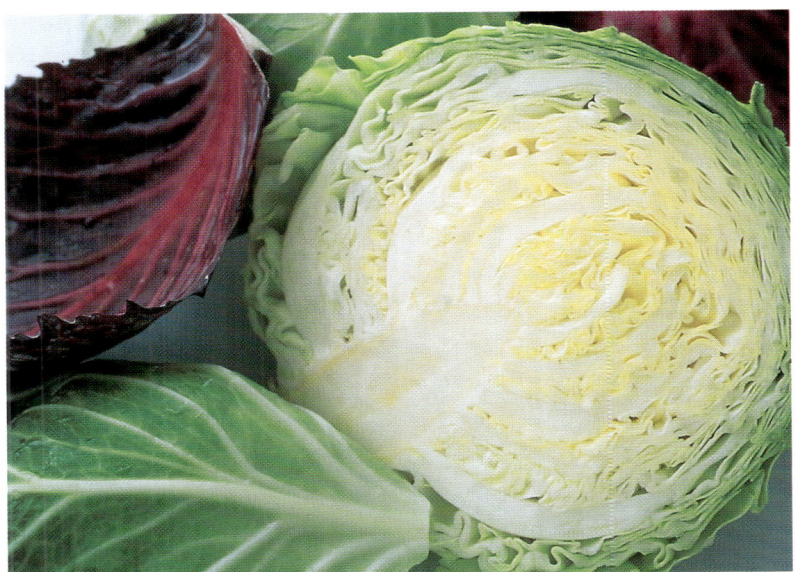

Bereits den Römern war der Weißkohl als Allheilmittel bekannt.

Arnikatinktur Diese Heilpflanze gilt als das Mittel schlechthin bei allen Verletzungen, nicht nur bei Verstauchungen, auch bei Quetschungen und Wunden (Seite 177). Verdünnen Sie 1 EL Arnikatinktur (Seite 261f.) mit ¼ l Wasser, tränken Sie ein Leinentuch (oder ein Stofftaschentuch) damit, und legen Sie es auf die verletzte Stelle. Das lindert den Schmerz und nimmt die Schwellung.

Meerrettich und Gurkenscheiben Frisch geriebener Meerrettich und Gurkenscheiben beschleunigen die Stoffwechselvorgänge in dem verletzten Gelenk und begünstigen damit die Heilung – mehrmals täglich auflegen.

Quarkumschlag Zur Schmerzlinderung und raschen Abheilung rät die Volksheilkunde auch zu Quark (Seite 219f.): 250 g Speisequark (möglichst kalt) zwischen zwei Stofftaschentücher schichten, mit einem Frühstücksbrettchen platt klopfen und auf das verstauchte oder geprellte Gelenk legen. Darüber kommt ein Handtuch. Der Quarkumschlag bleibt so lange liegen, bis er eingetrocknet ist, dann wird er erneuert.

Erste Hilfe bei Verstauchungen: Kühlen Sie unmittelbar nach der Verletzung die betroffene Stelle mindestens 30 Minuten lang.

Blaue Flecken, die man sich durch Sturz oder Anstoßen zugezogen hat, vergehen schneller, wenn man sie mit Wollfett (Lanolin, in der Apotheke erhältlich) einreibt und einen kühlenden Umschlag darüber legt.

Weißkohlauflagen Sehr beliebt bei unseren Großmüttern war auch der Weißkohl. 2–3 frische Kohlblätter waschen, mit einem Nudelholz platt walzen, auf die betroffene Stelle legen und die Blätter mit einer Mullbinde befestigen.

Kalte Heilerdeauflage 3 EL Heilerde (für den äußerlichen Gebrauch) mit etwas Wasser zu einem Brei verrühren und diesen auf das verletzte Gelenk auftragen. Darüber binden Sie ein trockenes Küchenhandtuch und erneuern die Heilerdeauflage nach 30 Minuten.

Sellerieblätter Ähnlich gute Wirkung bei Prellungen und Verstauchungen wie dem Weißkohl sagt man dem Sellerie nach: Die Blätter zerquetschen, auf das Gelenk auflegen und mit einem Tuch oder einer Mullbinde festbinden.

Essigsaure Tonerde Probieren Sie auch einen Umschlag mit essigsaurer Tonerde (aus der Apotheke), den Sie mehrmals wiederholen, bis die Schmerzen nachgelassen haben.

Franzbranntwein Für viele ohnehin das beste Allheilmittel ist der Franzbranntwein, dem Sie etwas Kochsalz beifügen, damit ein Leinentuch tränken und auf die verstauchte Stelle auflegen.

Einreibungen

Dillsalbe Für diese wohltuende und schmerzlindernde Salbe mischen Sie 2 EL gehackten Dill mit 1 EL Olivenöl, lassen dies 24 Stunden stehen, pressen das Ganze durch ein Sieb und verrühren es mit so viel warmem Bienenwachs, bis eine streichfähige Paste entsteht. Die Dillsalbe verteilen Sie großflächig auf das betroffene Gelenk und bringen eventuell einen Mullverband darüber an.

Weißwein Ein bewährtes Heilmittel sind auch Waschungen mit Weißwein (aus biologischem Anbau).

Schluckauf

Bei diesem harmlosen, aber dennoch oft unglaublich unangenehmen Wehwehchen steigt versehentlich geschluckte Luft – beim Sprechen, durch zu hastiges Essen, stark kohlensäurehaltige Getränke oder durch Erschrecken – über die Luftröhre wieder nach oben und »befreit« sich in regelmäßigen Abständen.

Nur wenige der oft wohlmeinenden Ratschläge sind allerdings von Erfolg gekrönt. Versuchen Sie es mal mit diesen Hausmitteln – sie haben schon unseren Vorfahren bestens geholfen.

Apfelessig Schnelle Hilfe bringt meist 1 TL Apfelessig, den Sie unverdünnt einnehmen.

Heißes Fußbad Wenn der Schluckauf hartnäckig bleibt und über einen längeren Zeitraum nicht verschwinden will, ist ein heißes Fußbad (Seite 198f.) hilfreich.

»Zuckerstoß« Probieren Sie dieses süße Verfahren: 2–3 EL Zucker in 1 Glas warmen Wasser auflösen und trinken. Danach 2 TL Zucker nacheinander im Mund zergehen lassen.

Gewürznelken Zur Vorbeugung empfiehlt die Volksheilkunde, 1 Monat lang jeden Morgen 1 Gewürznelke auf nüchternen Magen zu essen.

Homöopathisches Hausmittel
Magnesium phosphoricum D3 Tabletten – alle 5 Minuten 1 Tablette

Gegen Schluckauf haben sich auch Eiswürfel bewährt, die man langsam im Mund zergehen lässt.

Sonnenbrand

Seitdem Blässe nicht mehr als vornehm gilt, sondern eher knackiges Braun dem gängigen Schönheitsideal entspricht, sind auch die unangenehmen Begleiterscheinungen des intensiven Sonnengenusses häufiger geworden. Betroffene Sonnenanbeter fallen durch stark gerötete Hautpartien auf, die anschwellen und meist große Schmerzen bei Berührung verursachen. In leichten Fällen bleibt es bei diesen äußerlichen Erscheinungen, wer sich jedoch zu lang der Sonne ausgesetzt hat, dem kann die Hitze auch zu Kopfe steigen und zu Übelkeit, Erbrechen und Benommenheit führen.

Homöopathische Hausmittel
Apis mellifica D6 – bei geschwollener, rosig glänzender Haut

Cantharis D6 (Hauptmittel)

Urtica urens D6 – bei juckenden Bläschen

Quark Mit als bestes Mittel gilt frischer und gekühlter Quark (Seite 218f.), der in fingerdicken Schichten auf die geröteten Hautpartien aufgetragen wird.

Tomateneinreibung Rasche Linderung bringen auch gekühlte, aufgeschnittene Tomaten, mit denen Sie die sonnengeschädigten Stellen einreiben. Dies wiederholen Sie mehrmals hintereinander, bis die Schmerzen nachlassen und die Schwellung zurückgeht.

Leinsamenumschlag Hildegard von Bingen rät in solchen Fällen zu Umschlägen mit Leinsamen: 3 EL davon in 1 l Wasser etwa 10 Minuten kochen und auf 40 °C abkühlen lassen. Dann tränken Sie ein Leinentuch damit und legen es auf die verbrannte Hautstelle. Diese Behandlung wiederholen Sie so lange, bis die Schmerzen und die Hautrötung nachlassen.

Aloe-Vera-Gel Bei allen Hautschädigungen, u. a. auch bei Verbrennungen oder Ausschlägen, hilft diese universelle Heilpflanze. Besorgen Sie sich Aloe-Vera-Gel aus der Apotheke oder dem Reformhaus, und tragen Sie es in kurzen Abständen wiederholt auf die verbrannten Hautpartien auf.
Aloe vera ist in unseren Breiten zwar nicht heimisch, besitzt jedoch eine derart umfangreiche Heilwirkung bei vielen verschiedenen Beschwerden, dass wir auf sie nicht verzichten möchten.

Pfefferminztee Sehr wirkungsvoll sind auch Umschläge mit frisch zubereitetem Pfefferminztee.

Tees und Säfte Sonnenbrand weist auch auf akuten Wasserverlust hin. Tanken Sie daher möglichst viel Flüssigkeit nach.

Verbrennungen

Rein medizinisch betrachtet sind Verbrennungen Hautentzündungen, die durch offene Flammen, heißes Wasser oder Sonne verursacht sind. Sie führen zur Rötung und Schwellung des betroffenen Hautgebietes. Häufig entwickeln sich an der verbrannten Hautstelle auch Brandblasen, aus denen nach und nach helle Gewebsflüssigkeit austritt. Bei leichten Verbrennungen klingen die Beschwerden in der Regel nach einigen Tagen wieder ab, und die Wunde verheilt.

Bei Verbrennungen, die größere Hautflächen bedecken – bei Erwachsenen mehr als zehn und bei Kindern mehr als fünf Prozent der Körperoberfläche – müssen Sie umgehend den Arzt aufsuchen. Auch offene Verbrennungen gehören in jedem Fall in ärztliche Behandlung.

Homöopathische Hausmittel
Cantharis D6
Causticum D6

Mittel aus der Küche

Kaltes Wasser Die erste Maßnahme ist, den verbrannten Körperteil in kaltes Wasser zu tauchen. Hören Sie erst damit auf, wenn die Schmerzen nachgelassen haben.

Honig Seit alters bei Verbrennungen bekannt und bewährt ist Honig, denn er lindert den Schmerz, verhindert die Blasenbildung und beschleunigt die Abheilung: Streichen Sie einfach etwas Honig auf die verbrannte Stelle, und wiederholen Sie dies mehrmals hintereinander.

Bei Verbrennungen und Verbrühungen dürfen Sie niemals Öl oder ölhaltige Mittel auftragen.

Heidelbeerblättertee Nicht nur bei Hautkrankheiten, sondern auch bei leichteren Brandverletzungen unterstützen regelmäßige Waschungen mit dem Tee den Heilungsprozess der Haut. Wie Sie den Tee zubereiten, lesen Sie bitte auf Seite 259 nach.

Kartoffelbrei Rohe Kartoffeln, zu Brei zerrieben und möglichst schnell auf die verbrannten oder verbrühten Gebiete gegeben, lin-

Pfarrer Kneipp rät bei Brandwunden zum Auflegen von frischem Sauerkraut.

dern durch die angenehme Kühle fast augenblicklich die Schmerzen und fördern die Regeneration der Hautzellen.

Ein Leinsamen-umschlag hilft bei Verbrennungen genauso wie bei Sonnenbrand (Seite 173f.).

Kalte Milch Ebenfalls ein bewährtes und altbekanntes Hausmittel: Ein Tuch in kalte Milch tauchen und wie eine Kompresse auf die verbrannte Hautstelle legen. Öfters wechseln.

Eiweiß Auch Eier, so weiß es die Volksmedizin, leisten hier gute Dienste: einfach die verbrannte Stelle mit frischem Eiweiß bestreichen.

Frischer Urin Auch wenn diese Anwendung ein wenig befremdlich anmutet, die gute Wirkung wird Sie überraschen. Legen Sie sofort, nachdem Sie sich verbrannt haben, einen nassen Umschlag mit Ihrem Urin (Seite 230) auf die betroffene Stelle, und erneuern Sie ihn so oft wie möglich. Die Schmerzen verschwinden rasch, und die Wunden verheilen ohne größere Narben.

Aloe-vera-Gel Es beschleunigt die Neubildung der durch die Verbrennung geschädigten Hautzellen, lindert rasch die Schmerzen und verhindert die Bildung von Narben. Kurz gesagt: das Mittel schlechthin bei Verbrennungen, Verbrühungen und Sonnenbrand. Lesen Sie die Anwendung bitte dort nach (Seite 174).

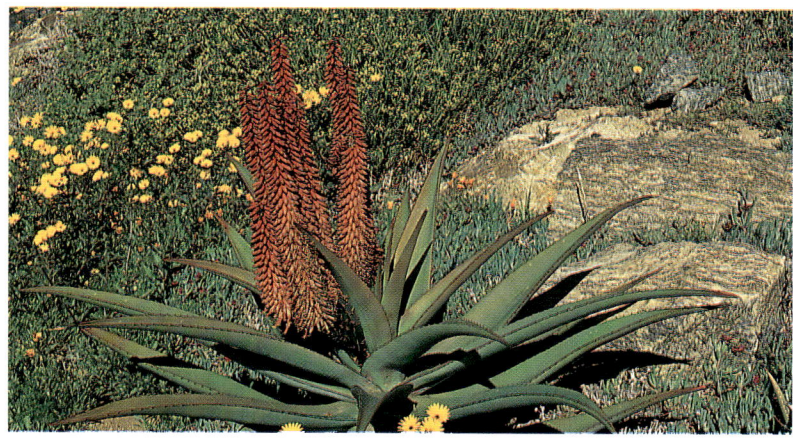

Aloe vera wurde in den letzten Jahrzehnten vor allem durch seine vielfältige Einsetzbarkeit bei Beschwerden und Krankheiten bekannt.

Wunden

Ob Schürf-, Schnitt-, Stich- oder Bisswunden und andere leichte Verletzungen, die man sich schnell mal zuziehen kann: Die Volksheilkunde hält ein Mittel parat. Und wie groß hier die Auswahl an bewährten Hausrezepten ist, davon können Sie sich gleich überzeugen.

Kräutermittel

Ringelblumen Eines der wirksamsten Wundkräuter überhaupt: Am einfachsten ist das Auflegen von frischen Ringelblumen. Bei schlecht heilenden Wunden empfiehlt es sich, die Pflanzenteile zuvor in etwas Sonnenblumen- oder Erdnussöl zu dämpfen.
Auch die Tinktur (aus der Apotheke oder selbst hergestellt, Seite 261f.) können Sie mit etwas kaltem Wasser verdünnt als Umschlag verwenden. Zur Unterstützung der Wundheilung eignet sich die Tinktur auch innerlich – mehrmals täglich 20–30 Tropfen mit etwas Wasser verdünnt. Die gleiche Wirkung hat der Tee aus diesem Heilkraut: 1 EL getrocknete oder frische Ringelblumenblüten mit 1 Tasse kochendem Wasser überbrühen, einige Minuten ziehen lassen, abseihen und dann so heiß wie möglich trinken.

Kamillenbäder Die Kamille zählt ebenfalls zu den besonders bewährten Heilpflanzen zur Wundheilung. Bereiten Sie einen Kamillentee zu (1 EL Blüten mit 1 Tasse heißem – nicht kochendem! Wasser übergießen), geben Sie ihn in eine Schüssel, und baden Sie den verletzten Körperteil darin. Diese Bäder wiederholen Sie mehrmals täglich und tragen jeweils im Anschluss daran eine heilende Salbe, etwa Ringelblumensalbe (Seite 259), auf.

Arnikatinktur Die dritte im Bunde der pflanzlichen Wundmittel ist die Arnika: Geben Sie 2–3 TL Arnikatinktur in ½ l warmes Wasser, tränken Sie damit ein Handtuch, und legen Sie es auf die verletzte Stelle. Sobald sich der Verband warm anfühlt, sollten Sie

Homöopathische Hausmittel
Arnica D3 Tropfen
Calendula D2 – bei Schürfwunden

Hypericum D6 – bei Verletzung nervenreichen Gewebes

Silicea D6 – zum Austreiben von Splittern

Die Ringelblumensalbe (Seite 259) eignet sich besonders gut für offene und schlecht heilende Wunden. Streichen Sie die Salbe messerrückendick auf ein Leinentuch und binden dieses auf die verletzte Stelle.

ihn erneuern. Arnikatinktur wirkt schmerzlindernd, entzündungshemmend und bringt Blutergüsse rasch zum Verschwinden.

Huflattichblätter Ein gutes Mittel sind auch frische Huflattichblätter, die Sie zerquetschen, auf die Wunde auflegen und erneuern, sobald sie ausgetrocknet sind. Auch Spitzwegerich- sowie Brennnesselblätter sind hierzu geeignet.

Eichenrindenabsud 1 EL getrocknete und zerkleinerte Eichenrinde mit 1 Tasse kochendem Wasser übergießen und damit lauwarme Umschläge machen. Eichenrinde enthält viel Gerbsäure, die dafür sorgt, dass sich schnell schützender Schorf auf der Wundoberfläche bildet.

Melissengeist Für eine Auflage verdünnen Sie 1 EL Melissengeist mit ½ Liter warmem Wasser, tränken ein Tuch damit und legen es auf die betroffene Stelle.

Schafgarbe Schon seit alters bekannt ist die heilungsfördernde und blutungsstillende Wirkung der Schafgarbe: 1 TL des Krauts mit heißem Wasser übergießen und mit dem Absud die Wunde vorsichtig auswaschen oder ein Tuch damit tränken und auf die Verletzung legen. Diesen Umschlag sollten Sie immer wieder erneuern oder frisch befeuchten.

Salbei Ebenso wie mit der Schafgarbe verfahren Sie mit dem Salbei. Dieses Heilkraut wirkt besonders entzündungshemmend.

Schöllkrauttee Für diesen Tee übergießen Sie 1 TL klein geschnittenes Kraut (mit oder ohne Blüten) mit ¼ l kochendem Wasser und lassen es einige Minuten ziehen. Davon trinken Sie jeweils vor den Mahlzeiten 1 Tasse.

Ulmenrinde Ulmenrinde, gekocht und lauwarm auf (nichtblutende!) Wunden aufgetragen, wirkt wie ein Pflaster, unter dem die Wunde luftdurchlässig geschützt ausheilen kann.

Tausendgüldenkrauttee Zum Auswaschen schlecht heilender Wunden: 2 TL Tausendgüldenkraut mit ⅛ l kochendem Wasser übergießen.

Zinnkrauttee Auch Zinnkraut eignet sich hierfür vorzüglich, denn es beschleunigt die Heilungsvorgänge und stillt die Blutung – 1 TL getrocknetes und zerkleinertes Kraut mit ⅛ l kochendem Wasser übergießen.

Goldrutenblätter Eitrige Wunden, die mit zerquetschten Goldrutenblättern belegt werden, heilen schneller ab.

Mittel aus der Küche

Rohe Kartoffeln Besonders bei schlecht heilenden Wunden rät die Volksheilkunde zur Kartoffelauflage: 2–3 rohe Kartoffeln zu einem Brei zerdrücken und diesen auflegen. Mit etwas frischer Milch vermengt soll er sogar noch besser helfen …

Honig Schon die alten Griechen wussten um die große Heilkraft des Honigs; auch zur Wundversorgung ist er hervorragend geeignet. Streichen Sie guten Bienenhonig fingerdick auf eine Mullbinde und legen diese auf die Wunde auf. Dieser Verband sollte täglich erneuert werden.

Frische Zwiebeln Um mühelos Splitter aus einer Wunde zu entfernen, legt man eine frisch geschnittene Zwiebelscheibe auf die betroffene Stelle und bindet sie mit einer Mullbinde fest. Nach 2–3 Stunden können Sie den Splitter dann ohne Probleme aus der Wunde entfernen.

Weißkohlauflagen Auch dieses Gemüse gehört aufgrund seiner vielfältigen Heilwirkungen in die Reihe der beliebtesten Hausmittel: 2–3 frische Kohlblätter waschen, mit einem Nudelholz platt walzen, auf die betroffene Stelle legen und mit einer Mullbinde festbinden.

Gegen das Wundliegen bei Kranken und gebrechlichen alten Menschen wandten unsere Großmütter Waschungen mit warmem oder kaltem Wasser an, dem etwas Arnikatinktur oder Franzbranntwein beigemengt wurde.

Altbewährtes Heilwissen

Vom Armbad bis zum Zwiebelwickel

In diesem Kapitel ist genau beschrieben, wie Sie die Anwendungen – vom Armbad bis zum Zwiebelwickel – durchführen und was Sie dabei beachten müssen. Alle Anleitungen sind Schritt für Schritt erklärt und der besseren Übersichtlichkeit halber in alphabetischer Reihenfolge aufgeführt. Einige dieser Maßnahmen mögen Ihnen bereits bekannt sein, von anderen hingegen haben Sie vielleicht schon mal gehört, aber bislang noch nicht so genau gewusst, wie man sie anwendet. Die folgenden Seiten können Ihnen neben konkreter Hilfestellung im akuten Fall auch eine interessante Lektüre bieten und Ihr Wissen um die heilkräftigen Methoden, welche unsere Volksmedizin bereithält, erweitern.

Hausmittel praktisch angewandt

Die Anwendungen schöpfen alle aus dem umfassenden Heilpotential der Natur – aus Licht, Luft, Wärme, Wasser und natürlich Heilkräutern und Pflanzen. Sie erfordern jedoch trotz ihrer Einfachheit eine sorgfältige Einhaltung der Anleitungsvorschriften und gewisser Regeln.

Übrigens: Die nachfolgenden Anwendungen divergieren manchmal in Zubereitungsweise und Dauer der Anwendung von den im Behandlungsteil (Seite 40ff.) beschriebenen. Dies liegt daran, dass für bestimmte Beschwerden längere oder kürzere Behandlungen bzw. mehr oder weniger von der einen oder anderen Zutat erforderlich sind. Darüber hinaus finden Sie in diesem Kapitel auch einige Anwendungen, die nicht bei der Abhandlung der Beschwerden erwähnt sind.

Kneippsche Anwendungen

Als Sebastian Kneipp (Seite 33) vor exakt 100 Jahren starb, waren seine Lehren bereits zu einer Art Volksbewegung geworden. In seinem Todesjahr 1897 wurde der Kneipp-Bund gegründet, der u. a. mit dazu beigetragen hat, dass die Therapien des Pfarrers sich mittlerweile zu einem anerkannten Heilverfahren entwickelt haben, das sich sowohl in der ärztlichen Praxis als auch im Alltagsleben vielfach bewährt hat. In diesem Kapitel werden viele Kneippsche Anwendungen vorgestellt, die Sie problemlos zu Hause durchführen können.

Die Hilfsmittel für Kneippsche Anwendungen wie Fuß- oder Armbadewannen, Lattenroste, Massagebürsten oder Gießhandstücke erhalten Sie in medizinischen Fachgeschäften.

Armbad

Armbäder führt man in der Regel im Sitzen oder Stehen, im Waschbecken oder in einer Armbadewanne durch. Wenn Sie sich

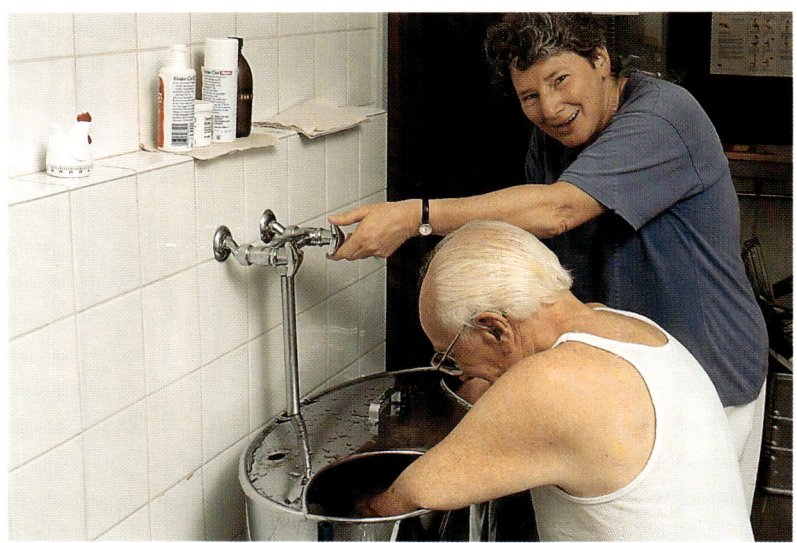

Ideal ist beim ansteigenden Armbad die Hilfe einer anderen Person, die langsam warmes Wasser zulaufen lässt.

keine spezielle Wanne besorgen wollen, nehmen Sie stattdessen einen länglichen Putzeimer aus Metall oder Hartplastik, in dem Ihr Arm von den Fingerspitzen bis zum Ellenbogen Platz findet.

Ansteigendes Armbad

Diese spezielle Form des Armbads fördert die Durchblutung und kurbelt den Kreislauf an.

> **Beim ansteigenden Armbad wird langsam die Temperatur von etwa 30 °C auf 40 °C erhöht.**

> ## Ein ansteigendes Armbad ist angezeigt bei:
> - Kreislaufstörungen
> - Leichtem Bluthochdruck
> - Herzschwäche
> - Gefäßbedingten Kopfschmerzen
> - Asthma und Bronchitis
> - Ohrenschmerzen
> - Allen Erkältungskrankheiten im Kopfbereich
> - Durchblutungsstörungen der Beine
> - Nichtentzündlichen, rheumatischen Beschwerden

> **Legen Sie sich nach dem Armbad eine halbe Stunde gut zugedeckt ins Bett.**

Nicht anwenden sollten Sie ein ansteigendes Armbad bei Venenleiden, Lymphödemen oder Lähmungen in den Armen.
Anwendungsdauer 20 Minuten

Das brauchen Sie
➤ Waschbecken oder Armbadewanne
➤ Heißes Wasser zum Zugießen
➤ 1 Badehandtuch
➤ Badethermometer
➤ Zusätze (Kräuterauszüge, Tees etc.) je nach Rezept

■ **So geht's** Entkleiden Sie nur die Arme, setzen Sie sich vor ein Waschbecken oder eine Armbadewanne, und lassen Sie warmes Wasser (etwa 30 °C) einlaufen. Dann legen Sie beide Arme ins Wasser, so dass die Ellenbogen noch mit Wasser bedeckt sind.

Lassen Sie nun langsam heißeres Wasser nachlaufen, und steigern Sie so in ca. 20 Minuten die Wassertemperatur auf 40 °C (mit dem Badethermometer überprüfen).

Nehmen Sie anschließend die Arme aus dem Wasser, und trocknen Sie sie mit dem Handtuch ab.

Kaltes Armbad

Ein kaltes Armbad stellt eine gute Alternative zum zeitaufwändigeren kalten Armguss (Seite 184f.) dar. Wie dieser bringt auch das Armbad den Kreislauf wieder in Schwung und die Durchblutung, besonders von Herz und Gehirn, wird harmonisiert und angeregt.

> **Ein kaltes Armbad eignet sich ideal für unterwegs, z. B. fürs Büro, wenn Sie sich vor oder während einer ermüdenden Konferenz wieder fit machen wollen.**

Ein kaltes Armbad ist angezeigt bei:

- Durchblutungsstörungen
- Schwachem Kreislauf
- Niedrigem Blutdruck
- Müdigkeit
- Körperlicher und geistiger Erschöpfung

Bei Angina pectoris, organischen Herzleiden sowie Gefäßkrämpfen dürfen Sie das kalte Armbad nicht anwenden. Sollten Herzschmerzen auftreten, brechen Sie sofort ab.

Anwendungsdauer 10 Sekunden

Das brauchen Sie
➤ Waschbecken oder Armbadewanne

■ **So geht's** Legen Sie beide Arme in die mit kaltem Wasser gefüllte Badewanne.

Nach spätestens 10 Sekunden nehmen Sie die Arme wieder heraus und streifen das Wasser von der Haut ab.

Durch kräftiges Schütteln oder Kreisen der Arme erwärmen Sie diese wieder. Falls zur Hand, bürsten Sie die Arme mit einem Massagehandschuh trocken.

Warmes Armbad

Dieses Bad macht den ganzen Körper im Nu wohlig warm, entspannt und fördert bei Atemwegserkrankungen den Auswurf und lindert den Hustenreiz.

Ein warmes Armbad ist angezeigt bei:

- Arthritis
- Rheumatischen, jedoch nichtentzündlichen Erkrankungen
- Atemwegserkrankungen, u. a. Asthma und Bronchitis

Kneippsche Anwendungen sollten Sie möglichst nicht kurz vor oder nach einer Mahlzeit oder körperlichen Anstrengung durchführen. Alkohol, Nikotin oder Kaffee vor oder nach der Anwendung sind zu vermeiden.

Nicht anwenden sollten Sie warme Armbäder bei Bluthochdruck, Herzleiden und Lymphödemen in den Armen.
Anwendungsdauer 15–20 Minuten

Das brauchen Sie

➤ Waschbecken oder Armbadewanne
➤ 1 Badehandtuch
➤ Eventuell Kräuterzusätze (je nach Rezept)

■ **So geht's** Legen Sie beide Arme in die mit 35–38 °C warmem Wasser gefüllte Badewanne.
Nach 15–20 Minuten nehmen Sie die Arme wieder heraus und trocknen sie mit dem Handtuch ab. Danach legen Sie sich etwa ½ Stunde ins Bett.

Armguss

Vor allem an heißen Tagen entfaltet der kalte Armguss eine belebende Wirkung auf den Kreislauf und hilft, schnell wieder fit und leistungsfähig zu werden.
Wie auch alle anderen Güsse richtet sich der Armguss nicht nur gegen bestimmte Beschwerden, sondern der Kaltreiz wirkt auf das vegetative Nervensystem im Sinne einer Umstimmung und härtet den Körper gegen Infektionskrankheiten ab.

Ein Armguss ist angezeigt bei:

- Durchblutungsstörungen
- Niedrigem Blutdruck
- Müdigkeit
- Körperlicher und geistiger Erschöpfung
- Konzentrationsmangel

Bei Schwindelgefühlen oder Atemnot brechen Sie den kalten Armguss sofort ab und legen sich gut zugedeckt ins Bett.

Anwendungsdauer 30 – 60 Sekunden

Das brauchen Sie
➤ Duschschlauch, von dem der Brausekopf abgeschraubt ist

■ **So geht's** Beugen Sie sich über die Badewanne, und führen Sie den kalten Wasserstrahl vom rechten Handrücken langsam außen am Arm entlang bis zur Schulter und an der Innenseite des Arms wieder nach unten zur Hand.
Dies wiederholen Sie nochmals und verfahren dann mit dem linken Arm genauso.
Dann streifen Sie das Wasser mit den Händen von der Haut ab und legen sich etwa ½ Stunde gut zugedeckt ins Bett.

Der Raum, in dem Sie diese Anwendung durchführen, sollte warm sein. Trocknen Sie sich nach dem Armguss nicht ab, sondern streifen Sie das Wasser mit den Händen von der Haut, und ziehen Sie vorgewärmte Wäsche an.

Dieser Holzstich aus dem Jahr 1890 zeigt drei »Badediener« beim Blitzguss, Oberguss und Knieguss.

Augenspülung und -waschung

Mit Augenwaschungen oder -spülungen können Sie Fremdkörper aus dem Auge entfernen, überanstrengte Augen beruhigen oder Bindehautentzündungen lindern.

Eine Augenspülung oder -waschung ist angezeigt bei:

- Bindehautentzündungen
- Fremdkörpern im Auge
- Übermüdeten Augen
- Gerstenkorn
- Lidrandentzündungen

Anwendungsdauer 3–5 Minuten

Das brauchen Sie
➤ Augenbadewanne
➤ Tee und Wasser
➤ Filterpapier (Kaffeefilter)
➤ Wattebausch
➤ 1 Handtuch

Seihen Sie den Tee zuvor durch ein Filterpapier ab, um sicher zu gehen, dass er vollkommen klar ist.

■ **So geht's** Für eine Spülung füllen Sie die Augenbadewanne mit einer Mischung aus Tee (je nach Rezept) und Wasser im Verhältnis 1:1.

Legen Sie sich dann das Handtuch wie eine »Serviette« um, und drücken Sie das Wännchen bei gerade gehaltenem Kopf fest auf das zu behandelnde (noch geschlossene) Auge, so dass keine Flüssigkeit auslaufen kann.

Danach beugen Sie Ihren Kopf nach hinten, öffnen das Auge und bewegen die Pupille 3–5 Minuten hin und her.

Anschließend nehmen Sie die Augenbadewanne vom Gesicht und trocknen sich mit dem Handtuch ab.

Für Augenwaschungen tränken Sie einen Wattebausch mit dem im Rezept empfohlenen (unverdünnten) Tee und reinigen das Auge mit vorsichtigen Wischbewegungen von außen nach innen.

Beinguss

Diese Wasseranwendung erfrischt und belebt den ganzen Körper. Besonders angenehm ist sie nach langen Wanderungen oder Einkaufsbummeln in der Stadt sowie bei geschwollenen Beinen in der Schwangerschaft und bei Krampfadern.

Güsse sind eine ureigene Erfindung des »Wasserdoktors« Kneipp. Sie führen nur dann zum Erfolg, wenn die Anwendungsregeln genau beachtet werden.

Ein Beinguss ist angezeigt bei:

- Kopfschmerzen und Migräne
- Krampfadern
- Geschwollenen Beinen
- Müden und schmerzenden Füßen
- Darmträgheit und Verstopfung

Bei Unterleibsbeschwerden und Blasenenleiden sollten Sie den kalten Beinguss nicht anwenden.

Anwendungsdauer 30–60 Sekunden

Das brauchen Sie
➤ Duschschlauch, von dem der Brausekopf abgeschraubt ist

■ **So geht's** Steigen Sie in die Badewanne, und halten Sie den Duschschlauch zuerst an die rechte Ferse und führen ihn langsam über die Wade und Kniekehle nach oben bis zur Hüfte.
Über Oberschenkel, Knie und Schienbein führen Sie den Wasserstrahl wieder hinunter zu den Zehen und zur Fußsohle.
Danach verfahren Sie mit dem linken Bein ebenso.
Streifen Sie das Wasser von der Haut ab, ziehen Sie sich warme Wollsocken oder Strümpfe an, und legen Sie sich etwa für ½ Stunde ins Bett.

Brustwickel

Neben den nachfolgenden Heiß- oder Kaltvarianten kann man diesen Wickel auch mit Essig, Quark (Seite 218f.), Kartoffeln oder Zwiebeln durchführen (Seite 243). Je nach Beschwerde und erwünschter Wirkung werden kalte oder heiße Brustwickel angelegt: Der heiße Brustwickel wirkt schleimlösend und entkrampfend auf die Bronchien; der kalte hingegen fördert die Durchblutung im Brustraum, senkt Fieber und lindert Schmerzen.

Brustwickel sollten Sie, wie alle anderen Wickel auch, in einem warmen Raum ohne Zugluft anlegen.

Ein heißer Brustwickel ist angezeigt bei:

- Bronchitis
- Keuchhusten
- Asthma

Ein kalter Brustwickel ist angezeigt bei:

- Fieberhaften Erkältungskrankheiten
- Lungen- und Rippenfellentzündungen
- Hals- und Kehlkopfentzündungen

Bei hohem Fieber dürfen Sie keine heißen Brustwickel anwenden. Wenn Sie frösteln oder frieren, sollten Sie Abstand von kalten Brustwickeln nehmen.

Anwendungsdauer Beim heißen Brustwickel so lange, wie Sie ihn warm empfinden, etwa 30 Minuten; beim kalten bis eine gute Erwärmung eingetreten ist, etwa 45–60 Minuten. Bei unruhigen Kindern oder Säuglingen sollten beide Wickel, heißer wie kalter, nur 10–15 Minuten angelegt bleiben.

Das brauchen Sie

- ➤ Schüssel mit Wasser (etwa 15 bzw. 45 °C)
- ➤ 1 Leinentuch 40 x 190 cm
- ➤ 1 Baumwolltuch 50 x 190 cm
- ➤ 1 Wolltuch 45 x 190 cm

➤ Zusätze wie Eukalyptusöl, Japanisches Minzöl oder Tees (je nach Rezept)

➤ 2 Handtücher

➤ Sicherheitsnadeln

■ **So geht's** Tränken Sie das Leinentuch mit kaltem oder heißem Wasser (eventuell mit Zusätzen oder Tees), wringen Sie es aus, wickeln Sie es dann faltenlos und straff um die Brust, und befestigen Sie es vorsichtig mit Sicherheitsnadeln.

Darüber wickeln Sie zuerst das trockene Baumwolltuch und dann das trockene Wolltuch und befestigen diese ebenfalls mit Sicherheitsnadeln.

Der Brustwickel sollte vom untersten Rippenbogen bis zu den Achselhöhlen reichen und fest, jedoch nicht zu stramm sitzen, damit Sie sich nicht in der Atmung behindert fühlen.

Nach ungefähr 30 – 60 Minuten nehmen Sie den Brustwickel wieder ab.

Legen Sie sich nach einem Brustwickel warm zugedeckt ins Bett, und trinken Sie noch eine Tasse Kamillen- oder Lindenblütentee.

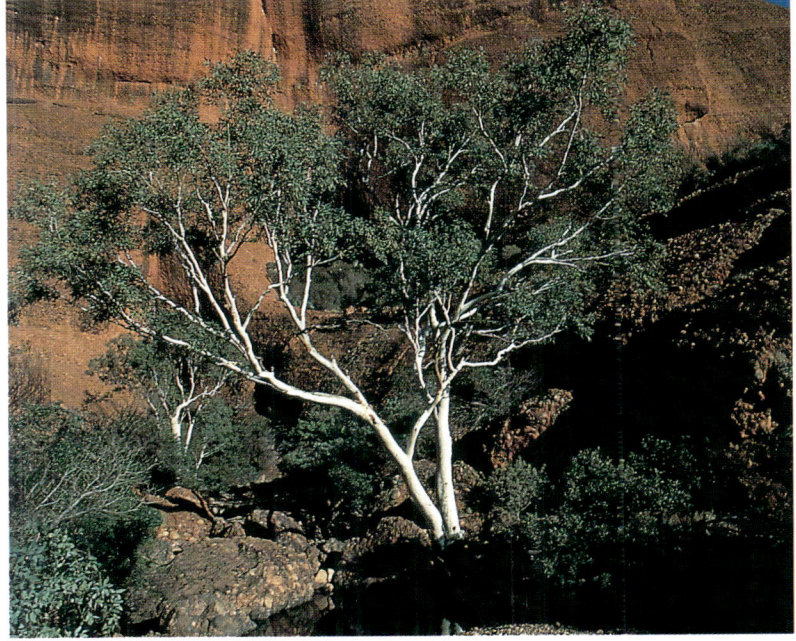

Das Öl aus den Blättern des Eukalyptusbaums entfaltet vor allem im heißen Brustwickel Dämpfe, die die Atemwege befreien.

Einlauf

Klistiere, wie Einläufe auch heißen, gehörten in früheren Zeiten zum Standardrepertoire jedes Hausarztes. Bei allen Unpässlichkeiten im Magen-Darm-Bereich, bei fieberhaften Erkältungen, sogar bei Kopfschmerzen griffen unsere Großmütter mit Vorliebe zu Klistierspritze und Schlauch. In den letzten Jahrzehnten ist diese Darmbehandlung jedoch vermehrt in den Hintergrund geraten. Zu Unrecht, denn durch einen Einlauf wird der Dickdarm gründlich entleert und gesäubert und auf diese Weise der gesamte Körper rasch und sanft entgiftet.

Bei Fieber eignet sich ein kühler Einlauf oder eine Einlaufserie mit bis zu drei Einläufen am Tag. Diese wiederholte Anwendung empfiehlt sich auch bei hartnäckiger Verstopfung.

Ein Einlauf ist angezeigt bei:

- Darmreinigung und -sanierung
- Verstopfung
- Fieber
- Entgiftung bei allen fieberhaften und chronischen Beschwerden
- Magen-Darm-Störungen
- Überfülltem Magen
- Darminfektionen
- Nahrungsmittelallergien
- Kopfschmerzen

Bei starken Beschwerden sollten Sie zuvor mit Ihrem Arzt abklären, ob Sie einen Einlauf machen dürfen.

Anwendungsdauer mit Vorbereitung etwa 30 Minuten

Das brauchen Sie

➤ Einlaufgerät: 20 cm langes Einlaufrohr, Spülgefäß (Irrigator), Klysopompspritze oder für Kinder eine Klistierspritze
➤ Spülflüssigkeit: entweder lauwarmes, abgekochtes Wasser oder Kamillentee

➤ 1–2 EL Sonnenblumenöl (nur für Einlaufserien zum Schutz der Darmschleimhaut)
➤ Vaseline oder eine andere fettende Creme

■ **So geht's** Füllen Sie das Spülgefäß mit 1 l lauwarmen Wasser, und lassen Sie die Luft zur Probe aus dem Schlauch ins Waschbecken entweichen.

Stecken Sie das Darmrohr an das harte Ansatzstück des Irrigatorschlauches, und fetten Sie das Ende des Rohrs mit der Fettcreme ein. Gehen Sie nun in Hockstellung, stützen Sie den Oberkörper mit den Ellenbogen ab, und führen Sie das Darmrohrende langsam in den After ein.

Lassen Sie dann das Wasser gleichmäßig in den Darm laufen und schieben Sie dabei das Rohr nach und nach weiter in den Darm hinein. Atmen Sie dabei ruhig und gleichmäßig.

Halten Sie das Wasser so lange im Darm, bis Sie einen Entleerungsdrang spüren (nach etwa 2–5 Minuten).

Die Temperatur der Spülflüssigkeit sollte etwa 38 °C, bei hohem Fieber nur 25 °C betragen. Wenn Sie frieren oder Schüttelfrost haben, muss die Flüssigkeit so warm sein, wie Sie es vertragen.

Entschlacken

Um den Körper von Stoffwechselschlacken und anderen Giftstoffen zu befreien, kennt die Volksheilkunde verschiedene Methoden. Zu den bewährtesten gehören die Frühjahrskuren, die man nach den kalten Wintermonaten durchführt, um den Sommer unbeschwert und frei von belastenden Giftstoffen zu beginnen. Einige dieser Kuren sowie andere Entschlackungsmaßnahmen werden im Anschluss vorgestellt.

Sehr wichtig beim Entschlacken ist, dass Sie den Gebrauch von Kochsalz drastisch einschränken. Andernfalls wird das Wasser im Körper gebunden und die Schlacken können nicht ausgeschwemmt werden.

Möglichkeiten zum Entschlacken

■ Heilpflanzentees
■ Säfte aus Heilpflanzen
■ Saft- oder Obsttage
■ Reistage
■ Frühjahrskuren

Löwenzahnkur Die Paradepflanze zum Entschlacken und Entwässern, die Sie besonders im Frühling kurmäßig zu sich nehmen sollten. Für den Salat ernten Sie die zarten, jungen Blätter, waschen diese gründlich und servieren sie zerkleinert und nach Belieben angemacht. Wenn Sie der Salatmarinade etwas Joghurt oder süße Sahne beigeben, verliert der Löwenzahn seinen leicht bitteren Geschmack. Alternativ oder zusätzlich nehmen Sie 2–4 Wochen lang täglich vor dem Essen 1 EL Löwenzahnsaft aus den Blättern und den Wurzeln (einfacherweise aus der Apotheke oder dem Reformhaus) ein.

Brennnesselkur Die Zweite im Bunde der entschlackenden Heilpflanzen ist die Brennnessel. Ein Tee aus dieser beliebten Pflanze regt die Nierenfunktionen an, erhöht damit die Harnausscheidung und entstaut. Überbrühen Sie 1 TL frische oder getrocknete Blätter mit 1 Tasse kochendem Wasser, lassen Sie dies einige Minuten ziehen, und trinken Sie 2–3 Wochen lang 3–4 Tassen täglich. Danach sollten Sie eine Pause einlegen, denn sonst lässt die entschlackende Wirkung langsam nach, weil sich der Körper daran gewöhnt.

Spitzwegerichsaft Wenngleich nicht ganz so wirksam, so gilt auch der Spitzwegerich als gutes Mittel zum Entschlacken. Sammeln Sie frühmorgens 3–4 Handvoll Spitzwegerichblätter, und geben Sie sie in einen Entsafter. Von dem frisch gepressten Blättersaft nehmen Sie 2 Wochen lang 3-mal täglich 1 TL ein.

Petersilienkur Die Petersilie fördert die Ausscheidung der Gift- und Schlackenstoffe über die Nieren auf sanfte Art, ohne dass dabei dem Körper zu viele Mineralstoffe entzogen werden. Zur Kur sollten Sie täglich einige Stängel frische Petersilie essen (am besten aus eigenem Anbau am Küchenfenster oder im Garten) und parallel dazu 4–5 Tassen Petersilientee trinken (Seite 193). Nach 3–4 Wochen machen Sie eine Pause von 6–8 Wochen. Dabei verzichten Sie vollkommen auf die Petersilie – sowohl als Tee als auch als Gewürz zu Salaten oder anderen Gerichten.

Spargelkur Man mag sie gar nicht als »Enschlackungskur« bezeichnen, denn Spargel gehört mit zu den erlesensten Gaumenfreuden. Spargel ist kalorienarm und hochgesund, weil er mineralstoff- und vitaminreich ist, und wirkt darüberhinaus auch noch entwässernd. Unsere Großmütter nahmen zum Entschlacken das Wasser, das beim Spargelkochen im Topf blieb und tranken es entweder pur oder bereiteten daraus eine Spargelsuppe, indem sie das Wasser mit zerstampften Kartoffeln und saurer Sahne eindickten. Für eine Spargelkur sollten Sie jedoch nicht nur das Spargelwasser trinken, sondern 10–14 Tage lang täglich mindestens 500 Gramm frischen Spargel essen, zubereitet nach Ihren geschmacklichen Vorlieben.

Entschlackungstees Daneben eignen sich zur Entschlackung und Entwässerung auch bestimmte andere Heilpflanzen, die Sie in Form von Tees bedenkenlos über einen längeren Zeitraum anwenden können. In Frage kommen hier besonders: Brennnessel, Löwenzahn, Zinnkraut (Schachtelhalm), Petersilie und Bärentraubenblätter.
Überbrühen Sie jeweils 1 EL der Heilpflanzen mit 1 Tasse kochendem Wasser, lassen dies 10 Minuten ziehen, seihen den Tee ab und trinken 3–4 Wochen lang mehrmals täglich 1 Tasse.

Frische Säfte Statt Tees können Sie genauso gut Säfte aus Ananas, Petersilie und Wacholder (aus der Apotheke oder dem Reformhaus) zum Entschlacken verwenden, von denen Sie zwischen den Mahlzeiten 2–3 EL täglich über einige Wochen hinweg einnehmen.

Entschlackungstage Um das Verdauungssystem zu entlasten und den Körper von Schlackenstoffen zu befreien, essen Sie 2–3 Tage im Monat nur Reis und Obst, und trinken Sie nichts außer Mineralwasser, Obst- und Gemüsesäften. Zugleich sollten Sie an diesen Tagen auf Genussmittel wie Kaffee, schwarzen Tee und natürlich Alkohol und Nikotin verzichten, denn dies würde die Entschlackung vermindern.

Ideal zum Entschlacken und Entwässern eignet sich frische Ananas, am besten pur gegessen. Sie enthält ein Enzym, das die Eiweißverdauung anregt und dazu führt, dass Sie neben Stoffwechselschlacken und überschüssigem Wasser auch überflüssige Pfunde verlieren!

Während einer Fastenkur ist es unbedingt notwendig, dem Körper genügend Flüssigkeit zuzuführen. Am besten tut man dies in der Form von Obstsäften, Mineralwasser oder Kräuter- und Früchtetees.

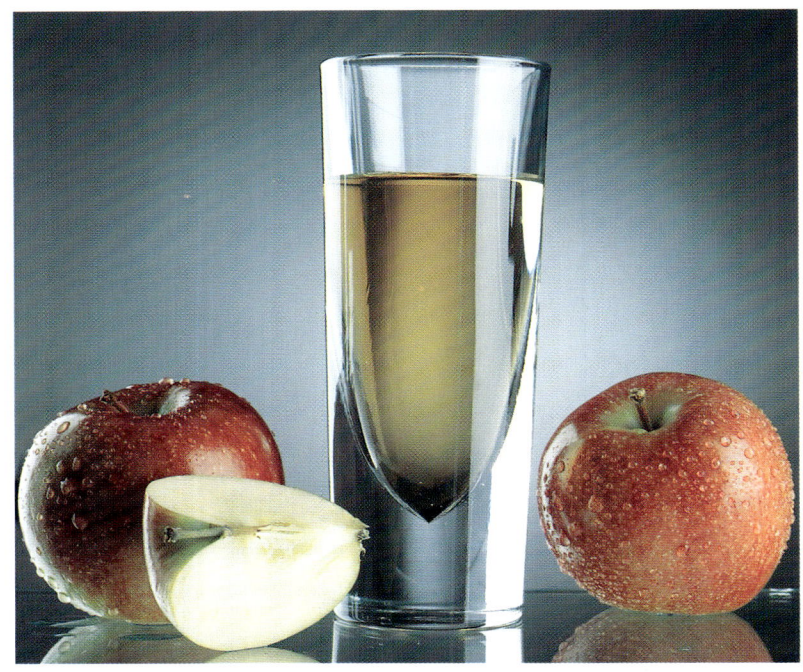

Fasten

Fasten kann jeder, der gesund ist, sich leistungsfähig fühlt und der den Willen aufbringen möchte, einige Tage ohne feste Nahrung auszukommen.

Der zeitweise Verzicht auf die Nahrungsaufnahme hat eine lange und vor allem Kultur übergreifende Tradition – ob zu Heilzwecken, zur gedanklichen Einkehr oder als religiöses Ritual zur Opferbringung und Reinigung des Körpers. Unser Körper kann problemlos einige Tage ohne Nahrung auskommen – im Gegenteil, eine mehrtägige Fastenkur ist neben dem Einlauf das stärkste Heilmittel bei akuten Erkrankungen. Sie entlastet den gesamten Organismus, insbesondere Magen und Darm, entgiftet und bietet die Möglichkeit, etwaige ungesunde Ernährungsgewohnheiten umzustellen.

Und auch die Seele wird »entrümpelt«, denn neben körperlichen Schlackenstoffen sammelt sich ebenso psychischer Ballast an, den Sie während der Kur gleich mit »über Bord« werfen können.

Kurzum: Nach dem Fasten fühlt man sich wie neugeboren, sowohl in körperlicher als auch in seelischer Hinsicht.

Fasten ist nicht empfehlenswert:

- Bei depressiven Verstimmungen
- Bei starker Nervosität
- Bei Untergewicht
- In Phasen großer beruflicher oder privater Belastung
- Bei körperlicher und geistiger Erschöpfung
- Nach überstandenen Krankheiten oder nach Unfällen und Operationen
- Bei Schilddrüsenüberfunktion
- Bei Magengeschwüren und Gastritis
- Während der Schwangerschaft oder Stillzeit
- Bei Magersucht, Bulimie und anderen Essstörungen

Über das Fasten lassen sich ganze Bücher schreiben; an dieser Stelle werden nur die wichtigsten Grundprinzpien dieser Heilmethode beschrieben. Wer sich eingehender mit dem Thema »Fasten« beschäftigen möchte, sei auf die Literaturempfehlungen im Anhang (Seite 330) verwiesen.

Anwendungsdauer Empfohlen werden 3–5 Tage; wer sich fit fühlt, kann die Kur auch auf 10 Tage ausdehnen.

Das brauchen Sie

- ➤ Wärmflasche
- ➤ Einlaufgerät
- ➤ 30 g Bitter- oder Glaubersalz
- ➤ Massagebürste
- ➤ Hautöl
- ➤ 250 g geschroteten Leinsamen
- ➤ 2 Zitronen, frisches Obst
- ➤ Mineralwässer, Obstsäfte, Heilkräutertees, Gemüsebrühe, eventuell Buttermilch

■ **So geht's** Einen Tag vor dem eigentlichen Fastenbeginn versuchen Sie auszuspannen und sich auf die folgende nahrungsfreie

Während des Fastens sind außer dünnem, schwarzem Tee alle anderen Genussmittel tabu. Für Raucher bietet sich in dieser Zeit auch die willkommene Gelegenheit, ihrer Gewohnheit zu entsagen, denn beim Fasten wird der Körper von Giftstoffen befreit.

Stehen Sie morgens nicht zu schnell auf, sondern setzen Sie sich zunächst an den Bettrand, bis sich Ihr Kreislauf stabilisiert hat.

Zeit einzustellen. Auch der Körper sollte eingestimmt werden, indem Sie ausschließlich frisches Obst zu sich nehmen.

Den ersten Fastentag starten Sie mit einer gründlichen Darmreinigung. Lösen Sie das Bitter- oder Glaubersalz in ½ l Wasser auf, geben Sie einige Spritzer Zitronensaft dazu, und trinken Sie dies. Die Stuhlentleerung erfolgt dann sehr spontan und mehrmals hintereinander. Für manche Menschen ist ein Einlauf (Seite 190f.) besser geeignet, denn er reinigt den Darm auf sanftere Weise als das Glaubersalz. Vermeiden Sie an diesem Tag übermäßige Anstrengungen, warme Vollbäder oder Saunabesuche, denn dies strengt den Kreislauf zu sehr an.

Treten am zweiten Tag der Kur Hungergefühle auf, trinken Sie ein Glas Mineralwasser oder einige Schlucke Buttermilch. Wenn das nicht hilft, führen Sie nochmal mit einem Einlauf ab. Bei leichtem Schwindel, einer völlig normalen Erscheinung beim Fasten, gehen Sie an der frischen Luft spazieren, legen Sie sich hin, oder erfrischen Sie sich mit kaltem Wasser. Ihr Körper befindet sich jetzt in der Umstellungsphase, er greift seine eigenen Reserven an, auch der Blutdruck sinkt.

Am dritten Fastentag hat sich Ihr Körper umgestellt; Hungergefühle oder Kreislaufbeschwerden treten in der Regel nicht mehr auf. Ab jetzt können Sie auch wieder wie gewohnt Sport treiben. Allerdings nicht übertrieben, sondern nur soweit es Ihnen Freude macht und bekommt. Die weiteren Fastentage verlaufen meist problemlos.

Trinken Sie mindestens 2–2,5 l täglich, vor allem Mineralwasser, Obstsäfte, Kräuter- und Früchtetees und Gemüsebrühe.

Gegen den fahlen Geschmack im Mund hilft das Gurgeln mit Heilerde (für den innerlichen Gebrauch) oder das Kauen von Petersilie oder Schnittlauch.

Fußbad

Eine der »Lieblingsanwendungen« von Pfarrer Kneipp: Fußbädern in jeder Form kommt in der von ihm entwickelten Heilform große Bedeutung zu. Ob kalt, warm oder ansteigend – Fußbäder regen den Kreislauf an, fördern die Durchblutung und regulieren den Wärmehaushalt. Zudem wirken sie entspannend und ausgleichend auf die Psyche.

Ansteigendes Fußbad

Dieses Bad verleiht ein wohliges Wärmegefühl, das den gesamten Körper durchzieht. Es fördert die Durchblutung, besonders die der Nasenschleimhäute, und stärkt die körpereigenen Abwehrkräfte.

Ein ansteigendes Fußbad ist angezeigt bei:

- Erkältungen
- Nasennebenhöhlenentzündungen
- Bronchitis
- Durchnässten und kalten Füßen
- Schüttelfrost
- Ausbleibender Periode

Wenn Sie einen schwachen Kreislauf oder Venenleiden haben, sollten Sie Fußbäder nur nach vorheriger Absprache mit Ihrem Arzt durchführen.

Anwendungsdauer 15–20 Minuten

Das brauchen Sie

- ➤ Fußbadewanne, großen Plastikeimer oder Badewanne
- ➤ Zusätze (z. B. Thymiantee oder je nach Rezept)
- ➤ 1 Badehandtuch
- ➤ Badethermometer
- ➤ Warme Wollsocken

So geht's Stellen Sie die Fußbadewanne oder den Plastikeimer in die Badewanne, und gießen Sie 1 l des Zusatzes hinein. Füllen Sie mit so viel kaltem Wasser auf, bis eine Temperatur von etwa 33 °C erreicht ist.

Stellen Sie dann beide Füße in die Wanne, und erhöhen Sie im Lauf von 15–20 Minuten durch schrittweises Zugießen von heißem Wasser die Temperatur; so heiß, wie Sie es vertragen (nicht mehr als 42 °C).

Danach nehmen Sie die Füße aus dem Wasser, trocknen sie mit dem Handtuch gut ab, ziehen Wollsocken an und legen sich 15 Minuten hin.

Kaltes Fußbad

Ein kaltes Fußbad wirkt erfrischend, wenn man sich gleich danach bewegt. Geht man anschließend ins Bett, hat es einen beruhigenden Effekt.

Ein kaltes Fußbad ist angezeigt bei:

- Kopfschmerzen und Migräne
- Müden und geschwollenen Beinen
- Überanstrengten Beinen (nach langen Wanderungen)
- Nasenbluten
- Krampfadern
- Zerrungen und Prellungen (nur als Sofortbehandlung)
- Einschlafstörungen

Sowohl mit dem warmen als auch dem ansteigenden Fußbad lassen sich Erkältungskrankheiten bereits im Vorfeld bekämpfen.

Bei akuten Harnwegsinfektionen wie beispielsweise Blasenentzündungen, anderen Unterleibsbeschwerden, arteriellen Durchblutungsstörungen sowie Wadenkrämpfen dürfen Sie das kalte Fußbad nicht anwenden.

Anwendungsdauer 15–30 Sekunden

Das brauchen Sie

➤ Fußbadewanne oder Badewanne
➤ Warme Wollsocken

■ **So geht's** Füllen Sie Fußbadewanne oder Badewanne mit kaltem Wasser (etwa 15 °C), und stellen Sie die Füße hinein. Nach 15–30 Sekunden nehmen Sie die Füße wieder heraus und streifen das Wasser von der Haut. Sie sollten sie nicht abtrocknen, sondern trockene Wollsocken anziehen und sich etwas ausruhen.

Warmes Fußbad

Diese Anwendung empfiehlt sich besonders bei Unterleibsbeschwerden, denn sie fördert die Durchblutung und entspannt die Organe in diesem Bereich.

Ein warmes Fußbad ist angezeigt bei:

- Ischiasschmerzen
- Kreislaufstörungen
- Kalten Füßen
- Schlafstörungen
- Infekten von Nieren und Blase
- Nervosität
- Schluckauf

Bei erhöhtem Blutdruck sollten Sie das warme Fußbad nicht durchführen; das gilt auch für Venenleiden oder Krampfadern.

Anwendungsdauer 10–15 Minuten

Das brauchen Sie

➤ Fußbadewanne
➤ Warme Wollsocken
➤ Zusätze (je nach Rezept oder persönlicher Vorliebe)

Bei kalten Füßen an Wintertagen oder bei Regenwetter gibt es nichts Schöneres als ein warmes Fußbad und danach eine Tasse heißen Tee.

Auch die moderne Forschung besinnt sich wieder auf die Kräfte natürlicher Heilkräuter und Essenzen.

■ **So geht's** Gehen Sie wie beim kalten Fußbad vor, verwenden Sie jedoch Wasser mit einer Temperatur von 35–40 °C.

Nach 10–15 Minuten beenden Sie das Fußbad mit einem kurzen, kalten Guss vom rechten Fuß bis zum Knie (mit dem Duschschlauch), danach am linken Fuß.

Streifen Sie das Wasser wiederum nur von der Haut ab, und ziehen Sie sich trockene Wollsocken an.

Gesichtsguss

Wollen Sie abends nach der Arbeit noch schnell Ihren Teint auffrischen und die Spuren, die der Tag auf der Haut hinterlassen hat, wieder glätten, dann ist der kalte Gesichtsguss genau das Richtige.

Diese Anwendung dient vor allem der Schönheitspflege, denn sie erfrischt die Gesichtshaut und regt ihre Durchblutung an. Ein Gesichtsguss ist deshalb ideal bei müder, blasser und unreiner Haut. Er lindert aber auch gerötete und überanstrengte Augen, Kopf- und Zahnschmerzen.

Ein Gesichtsguss ist angezeigt bei:

- Blasser, schlecht durchbluteter Haut
- Hautunreinheiten
- Geröteten Augen
- Kopf- und Zahnschmerzen
- Müdigkeit
- Hör- und Sehstörungen

Anwendungsdauer 1–2 Minuten

Das brauchen Sie
➤ Badewanne und Duschschlauch mit abgeschraubtem Kopf
➤ 1 Handtuch

■ **So geht's** Legen Sie sich das Handtuch um den Hals, und beugen Sie sich über die Badewanne.

Führen Sie den kalten Wasserstrahl (schwach einstellen) von der rechten Schläfe zum Kinn und zur linken Schläfe, dann mehrmals quer über die Stirn und einige Male längs über das Gesicht. Zum Abschluss begießen Sie das Gesicht noch einmal in Querrichtung und im Kreis.

Anschließend trocknen Sie sich leicht ab und tragen eine pflegende Creme auf das Gesicht auf.

Gurgelspülung

Bei der Gurgel- oder Mundspülung werden Mund und Rachenraum mit unverdünntem Tee oder einer Tinktur intensiv gespült, wodurch sich die heilenden Wirkstoffe der Gurgelzusätze voll entfalten können. Man kann natürlich auch mit Wasser und Tee gemischt oder auch mit Salz gurgeln – je nach Beschwerde und persönlicher Vorliebe.

Gurgeln ist angezeigt bei:

- Halsschmerzen
- Mandelentzündungen
- Mundschleimhautentzündungen
- Zahnschmerzen und Zahnfleischentzündungen
- Mundgeruch

Die Mandelentzündung ist eine der häufigsten Formen einer fieberhaften Infektion. Erste Anzeichen sind Hals- und Schluckschmerzen.

Anwendungsdauer Mehrmals täglich 1–2 Minuten

Das brauchen Sie
➤ Gurgellösung, Heilpflanzentee oder -tinktur, je nach Rezept

■ **So geht's** Stellen Sie die Gurgellösung wie beschrieben her, und nehmen Sie einen kräftigen Schluck in den Mund.

Dann gurgeln Sie 1–2 Minuten lang und lassen die Lösung dabei auch etwas in den Hals hinunterlaufen – schlucken sie aber nicht hinunter.

Zum Abschluss »ziehen« Sie die Gurgelflüssigkeit noch kurz zwischen den Zähnen hin und her und spucken sie wieder aus.

Halswickel

Bei allen Erkältungen und Entzündungen im Mund- und Rachenraum war ein Halswickel das Allheilmittel unserer Großmütter. Halswickel werden meist kalt, selten warm angewendet. Neben dem einfachen Wickel gibt es, je nach Beschwerde und gewünschter Wirkung, noch eine Reihe von Varianten mit Lehm (Heilerde), Kartoffeln, Quark oder Senf. Quark- und Senfwickel werden gesondert erläutert, da sie einen besonderen Stellenwert in der Volksheilkunde haben (Seite 218ff. und 233ff.). Wie auch der normale Halswickel können diese beiden Standards der Volksheilkunde neben dem Hals auch an Füßen, Armen, an der Brust und an den Waden eingesetzt werden.

Ein kalter Halswickel ist angezeigt bei:

- Nasennebenhöhlen- und Mandelentzündungen
- Mundhöhlen- und Kehlkopfentzündungen
- Schnupfen

Ein warmer Halswickel ist angezeigt bei:

- Halsschmerzen
- Generell zur Schmerzlinderung bei Entzündungen im Mund- und Rachenbereich

Anwendungsdauer 30–60 Minuten

Das brauchen Sie
- ➤ 3 Wickeltücher (möglichst in den genannten Formaten)
- ➤ Kaltes oder warmes Wasser
- ➤ Je nach Bedarf Salben, Heilkräutertees, Heilerde oder Ähnliches

■ **So geht's** Befeuchten Sie ein Leinentuch mit kaltem oder warmem Wasser, legen Sie es schmal zusammen, und wickeln Sie es um den Hals.

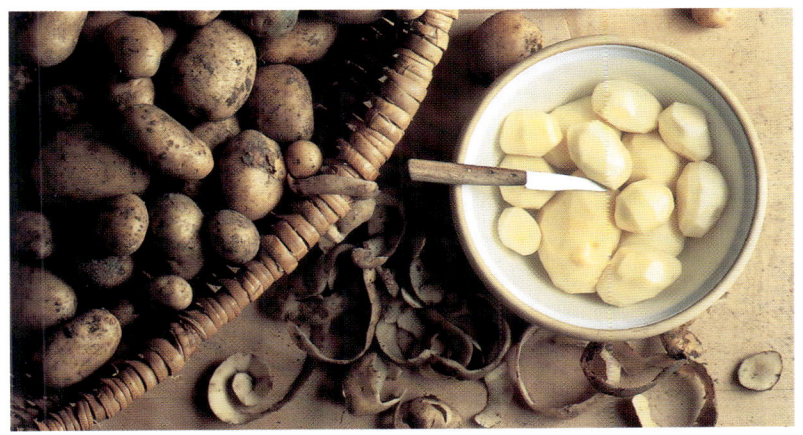

Neben dem hohen ernährungsphysio-logischen Wert der Kartoffel ist sie als Wickel ein alterprob-tes Hausmittel gegen Halsschmerzen.

Darüber kommt ein trockenes Leinentuch, zum Abschluss ein tockenes Wolltuch.

Der Halswickel sollte nach 30–60 Minuten, spätestens sobald er sich erwärmt hat, erneuert werden; nachts kann man ihn natürlich bis zum Aufwachen angelegt lassen.

Kartoffelwickel

Dieser Wickel entfaltet durch seine Wärme eine herausragende schmerzstillende Wirkung; vor allem wenn er über Nacht angelassen wird.

Anwendungsdauer Über Nacht oder nur so lange bis der Wickel abgekühlt ist

Das brauchen Sie
➤ 1–2 große Kartoffeln (wenn Sie den Wickel an anderen Körperstellen, etwa am Rücken, anlegen möchten, entsprechend mehr)
➤ 3 Wickeltücher

■ **So geht's** Kochen Sie die Kartoffeln weich, zerstampfen Sie sie zu Brei, und schlagen Sie diesen noch heiß in ein Leinentuch ein. Dann legen Sie das Tuch so um den Hals, dass dieser ganz umschlossen ist.

Prüfen Sie vor dem Anlegen die Temperatur, besonders bei Kindern. Der Wickel sollte zwar heiß, jedoch nicht unangenehm sein.

Darüber kommen ein trockenes Leinen- und ein schmaleres, trockenes Wolltuch.

Bleiben Sie nach Entfernen des Wickels noch ½ Stunde warm zugedeckt liegen.

Lehmwickel

Heilerde, die für diesen Wickel verwendet wird, hat seit Jahrhunderten einen festen Platz in der Volksheilkunde. Die erstaunliche Wirkung bei vielen Beschwerden hat das bräunliche, neutral schmeckende Pulver seinem hohen Gehalt an Eisen, Kalk, Aluminium, Magnesium und Natrium zu verdanken.

Anwendungsdauer 30–60 Minuten

Das brauchen Sie
➤ 3–4 EL Heilerde für den äußerlichen Gebrauch
➤ Etwas Wasser
➤ 3 Wickeltücher

■ **So geht's** Verrühren Sie die Heilerde mit Wasser zu einem festen Brei, und stellen Sie ihn 10 Minuten in den Kühlschrank.
Dann streichen Sie den Heilerdebrei messerrückendick auf ein feuchtes Leinentuch und legen es mit der bestrichenen Seite um den Hals.
Darüber kommen wieder ein trockenes Leinen- und ein Wolltuch.
Nach 30–60 Minuten, sobald der Wickel trocken ist, nehmen Sie ihn ab und reinigen die Haut mit etwas Wasser.

Heilerde ist innerlich angezeigt bei:
■ Durchfall
■ Blähungen
■ Verstopfung
■ Magenschmerzen, -geschwüren und Gastritis
■ Zahnfleischbluten
■ Mandel-, Mund- und Rachenentzündungen

Heilerde ist äußerlich angezeigt bei:

- Eiterungen
- Hautentzündungen und -ausschlägen
- Wundsein

Heublumenbad

Dieser Klassiker der Volksmedizin fördert die Durchblutung, entspannt und vermag Schmerzen, gleich welcher Art, schnell und nachhaltig zu lindern. Das Heublumenbad ist eine Wohltat für den ganzen Körper – nicht nur während der Krankheit.

Heublumen, ein Potpourri verschiedener getrockneter Wiesenblumen, haben eine schmerzlindernde und beruhigende Wirkung.

Ein Heublumenbad ist angezeigt bei:

- Rheuma (nur bei nichtentzündlichem)
- Hexenschuss und Ischiasbeschwerden
- Gicht
- Rückenschmerzen
- Muskelkrämpfen
- Durchblutungsstörungen
- Schuppenflechte

Diese Anwendung ist sehr intensiv und kann den Kreislauf belasten; deshalb ist sie nicht für Menschen mit Herz-Kreislauf-Beschwerden und Blutdruckstörungen geeignet. Bei Schwindelgefühlen, Kreislaufstörungen und Herzrasen brechen Sie das Heublumenbad sofort ab.

Anwendungsdauer 20–30 Minuten

Wenn Sie eine Allergie gegen Heublumen (Heuschnupfen) haben, dürfen Sie keine Anwendungen mit diesen Heilkräutern durchführen.

Das brauchen Sie

- ➤ 500 g Heublumen (aus Apotheke oder Reformhaus)
- ➤ 1 großer Topf
- ➤ 1 großes Badehandtuch

■ **So geht's** Bedecken Sie die Heublumen in einem Topf mit Wasser, und lassen Sie sie 15 Minuten ziehen. Dann gießen Sie die Heublumen ab, bedecken sie nochmals mit Wasser, bringen dies zum Kochen und gießen die Blumen nach 10 Minuten erneut ab. In der Zwischenzeit lassen Sie warmes Wasser (38–40 °C) in die Badewanne einlaufen und geben den Heublumenabsud hinein. Baden Sie 20–30 Minuten, trocknen Sie sich danach gut ab, und legen Sie sich warm zugedeckt zum Nachruhen ins Bett.

Heublumensack

Unsere Großmütter schätzten ihn zur Beruhigung und Schmerzlinderung, aber auch seiner entkrampfenden und durchblutungsfördernden Wirkung wegen.

Sie können den Heusack erst anlegen, wenn er eine körperfreundliche Temperatur hat. Bei unvorsichtiger Handhabung kann es sogar zu Verbrennungen kommen.

Ein Heublumensack ist angezeigt bei:

- Blähungen
- Verstopfung
- Bronchitis
- Mittelohrentzündung
- Blasen- und Nierenentzündungen
- Nierensteinen
- Magen- und Darmkrämpfen
- Gastritis und Magenschmerzen
- Ausbleibender und schmerzhafter Periode
- Muskelverspannungen
- Rheumatischen und arthritischen Beschwerden (wenn diese nicht entzündlich sind)
- Rückenschmerzen und Hexenschuss

Bei akuten Ischiasnerventzündungen, Krampfadern, Kreislaufproblemen und Hautentzündungen sollten Sie von der Anwendung des Heusacks absehen.

Anwendungsdauer 20 Minuten

Das brauchen Sie

➤ 250–500 g Heublumen (je nach Größe des Säckchens)
➤ Leinen- oder Baumwollsäckchen (etwa 3 x 50 cm, je nach zu behandelndem Körperteil)
➤ 1 großen Topf
➤ 2 Kochlöffel
➤ 1 Baumwolltuch
➤ 1 Wolltuch

■ **So geht's** Füllen Sie das Säckchen zu zwei Dritteln mit Heublumen, und binden Sie es mit einer Schnur fest zu.
Bringen Sie in einem Topf Wasser zum Kochen, legen Sie 2 Kochlöffel überkreuzt auf den Rand und darauf den Heusack. Erwärmen Sie den Sack 30–60 Minuten in dem aufsteigendem Wasserdampf. Sobald er sich auf 45–50 °C erwärmt hat, nehmen Sie ihn vom Topf und legen ihn auf die zu behandelnde Stelle.
Damit der Sack nicht verrutscht, befestigen Sie ihn mit einem Baumwolltuch und binden ein Wolltuch darüber.
Nach 20 Minuten nehmen Sie den Heublumensack wieder ab, trocknen sich ab und legen sich mindestens 30 Minuten gut zugedeckt ins Bett.

In der Apotheke oder in Reformhäusern gibt es übrigens fertige Heublumensäckchen zu kaufen.

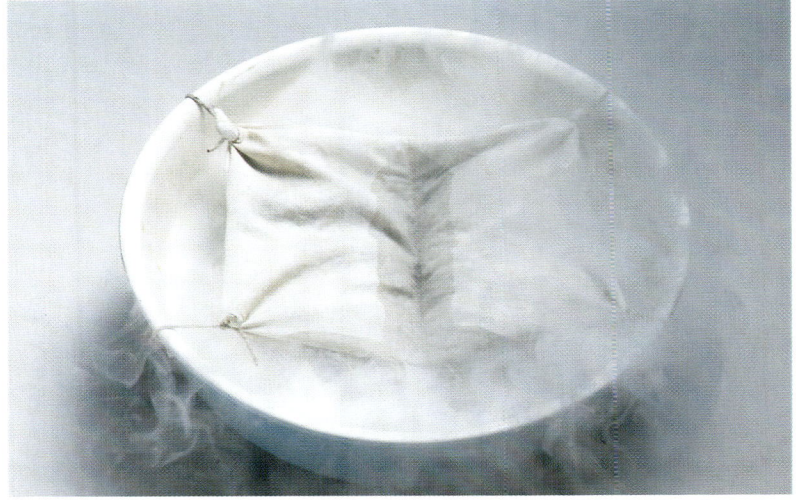

Die Heublumen – getrocknetes Kraut von Steinkraut und Quendel – wurden von Sebastian Kneipp in die Naturheilkunde eingeführt.

Kartoffelsack

Diese Anwendung hat eine lange Tradition in der Volksheilkunde. Sie wird immer dann angewendet, wenn eine starke Erwärmung und Entkrampfung erwünscht ist.

Ein Kartoffelsack ist angezeigt bei:

- Husten
- Hexenschuss, Ischias- und Rückenbeschwerden
- Rheumatischen und arthritischen Beschwerden (nur bei nichtentzündlichen)
- Muskelverspannungen und -krämpfen
- Blähungen
- Blasenentzündung, Menstruationsbeschwerden

Der Kartoffelsack sollte nicht auf Krampfadern aufgelegt werden; auch bei Venenentzündungen ist abzuraten.

Anwendungsdauer 45–60 Minuten

Das brauchen Sie
- 500 g Kartoffeln
- 1 Leinensäckchen
- 1 Badehandtuch
- 1 Wolldecke

Bei Rücken- und Ischiasbeschwerden oder Hexenschuss legen Sie sich im Bett auf den Kartoffelsack. Achtung! Ein Hexenschuss mit ausstrahlenden Schmerzen in die Beine weist auf eine Bandscheibenbeteiligung hin.

■ **So geht's** Kochen Sie die Kartoffeln (mit Schale) weich, füllen Sie sie in das Säckchen, und zerdrücken Sie sie.

Dann binden Sie das Säckchen fest zu und legen es so heiß wie Sie es vertragen auf die zu behandelnde Körperstelle auf.

Mit dem Badehandtuch binden Sie den Kartoffelsack fest und wickeln darüber eine Wolldecke, damit die Wärme länger erhalten bleibt.

Nach 1 Stunde, spätestens jedoch, wenn der Sack erkaltet ist, nehmen Sie ihn ab und ruhen sich eine weitere Stunde aus.

Klimakur

Ein Klimawechsel kann den Heilungsprozess bei vielen Beschwerden sehr günstig beeinflussen – unzählige Luftkurorte zeugen davon. Besonders bei allergisch bedingten Krankheiten sowie bei Atemwegsbeschwerden bewirkt die Luftumstellung eine raschere Genesung.

Auch die Seele, die gerade bei Allergien eine tragende Rolle im Krankheitsgeschehen spielt, profitiert enorm von einem »Tapetenwechsel«. Denn die ungewohnte Umgebung hilft, ungesunden Verhaltensweisen zu entsagen, und die vielen neuen Eindrücke verleihen wieder Motivation und Lebenskraft. Die Wahl des Ferienorts wird unter Berücksichtigung verschiedener Faktoren und der jeweiligen Beschwerden getroffen. Auch das Alter und die allgemeine Konstitution spielen mit hinein. Grundsätzlich gilt, dass für sensible und eher nervöse Menschen das raue Klima an der Küste oder im Hochgebirge weniger geeignet ist. Sie fühlen sich wahrscheinlich von Wäldern und sanften Hügeln umgeben, beispielsweise im Schwarzwald oder in der Toskana, wesentlich wohler.

Per definitionem versteht man unter einer Klimakur die Ausnützung der Reizwirkung klimatischer Verhältnisse auf den Organismus zur Besserung oder Verhütung von Krankheiten.

Klimakuren werden empfohlen bei:

- Allergien allgemein: Küste, Gebirge
- Asthma: Atlantik, Nordsee, Gebirge (auf geologisch altem Gestein: z. B. Engadin, Graubünden oder Wallis/Schweiz)
- Chronischen Atemwegsbeschwerden: Hochgebirge, Küste
- Herz-Kreislauf-Beschwerden: Mittelgebirge, Waldregion
- Juckflechte: Nordsee, Hochgebirge (über 1500 m)
- Keuchhusten: Mittel- oder Hochgebirge
- Neurodermitis: Hochgebirge (über 1500 m)
- Schuppenflechte: Totes Meer, Nordsee

Eine Vertiefung des Kurerfolges bringen wiederholte Aufenthalte nach ein bis zwei Jahren.

Knieguss

Ein kalter Knieguss beruhigt, kurbelt den Kreislauf an, stärkt die Venen und entstaut. Darüber hinaus kann er trotz seiner durchblutungsfördernden Wirkung den Blutdruck leicht senken. Auch auf das Nervensystem, besonders auf das Schlafzentrum, wirkt er beruhigend und ausgleichend.

Ein Knieguss ist angezeigt bei:

- Kopfschmerzen
- Kreislaufstörungen
- Krampfadern
- Abwehrschwäche
- Schlafstörungen

Der Knie- wird ähnlich durchgeführt wie der Beinguss (Seite 187), allerdings führen Sie den Wasserstrahl nur bis zur Kniekehle und nicht bis zum Po hinauf.

Wenn Sie frieren, aber auch bei Blasenentzündung, während der Menstruation und bei Ischiasbeschwerden, sollten Sie den kalten Knieguss nicht anwenden. Wird Ihnen schwindelig, legen Sie sich sofort hin, und ruhen Sie sich aus.

Anwendungsdauer 2–3 Minuten

Das brauchen sie

➤ Badewanne
➤ Duschschlauch, von dem der Kopf abgeschraubt ist
➤ Warme Wollsocken

■ **So geht's** Steigen Sie in die Badewanne, und führen Sie den kalten Wasserstrahl beginnend vom rechten Fußrücken langsam außen am Bein hinauf bis über das Knie und an der Innenseite des Beins wieder zum Fuß.
Verfahren Sie ebenso am linken Bein.
Zum Abschluss gießen Sie kurz beide Fußsohlen ab, steigen aus der Badewanne und streifen das Wasser von der Haut ab. Danach ziehen Sie Wollsocken an und ruhen sich etwas aus.

Kopfdampfbad (Inhalation)

Ob mit Kamillentee, Eukalyptusöl oder Apfelessig: Inhalationen wirken heilend bei einer Vielzahl von Beschwerden. Besonders empfehlenswert sind sie bei Erkrankungen der Atemwege, denn sie reinigen die Schleimhäute in diesem Bereich und steigern deren Durchblutung. Man kann wieder besser durchatmen und hartnäckigen Schleim in Nase und Bronchien leichter ausschnäuzen bzw. abhusten.

In der Volksmedizin werden Kopfdampfbäder auch zur Hautpflege angewendet, denn durch den heißen Dampf öffnen sich die Poren und werden gereinigt. Grundsätzlich zeigen sie eine angenehm erwärmende Wirkung.

Ein Kopfdampfbad ist angezeigt bei:

- Nasennebenhöhlenentzündungen
- Heiserkeit
- Schnupfen
- Asthma und Bronchitis
- Husten
- Mittelohrentzündung
- Ohrenschmerzen
- Hautunreinheiten und Akne

Bei entzündlichen Hauterkrankungen, Augenleiden, sehr niedrigem Blutdruck und anderen Kreislaufstörungen sollten Sie vom Kopfdampfbad absehen. Bei Schwäche und Schwindelgefühlen brechen Sie die Inhalation sofort ab, und legen Sie sich hin.
Anwendungsdauer 10–15 Minuten

Das brauchen Sie
- ➤ 1 großen Topf oder Schüssel
- ➤ Kräuterzusätze (Tee, Absud oder Tinktur, je nach Rezept)
- ➤ 2 Badehandtücher

■ **So geht's** Stellen Sie den Topf auf einen Tisch, füllen Sie das Gefäß bis knapp unter den Rand mit kochend heißem Wasser, und geben Sie die Inhalationszusätze hinein.

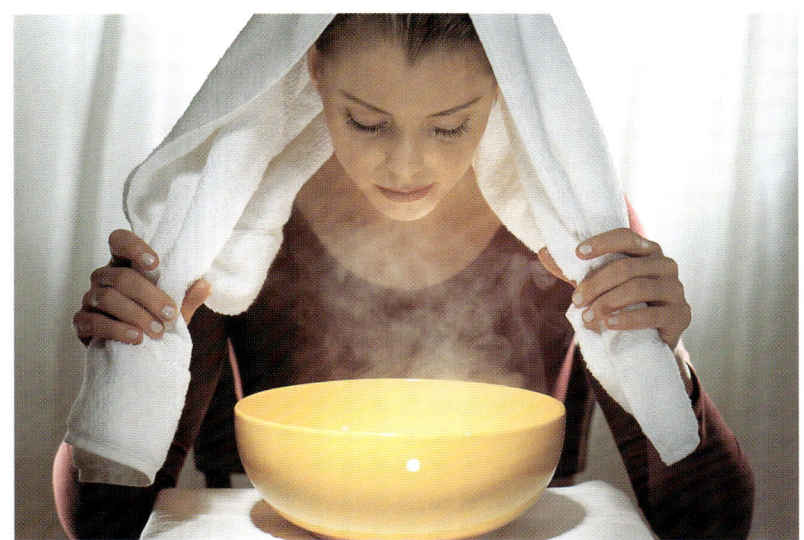

Wenn Sie das Dampfbad gezielt für die Atemwege anwenden möchten, so leistet ein Inhalator, den Sie im Sanitärhandel erhalten können, gute Dienste.

Dann legen Sie sich eines der Handtücher über den Kopf, beugen sich über den Topf (nicht zu tief, mit einem »Sicherheitsabstand« von 2 Handbreit, damit Sie sich nicht verbrennen) und breiten das andere Handtuch so darüber, dass kein Dampf entweichen kann. Inhalieren Sie die aufsteigenden Dämpfe mit tiefen Atemzügen. Nach 10–20 Minuten nehmen Sie das Handtuch vom Kopf und waschen Ihr Gesicht mit lauwarmem Wasser ab. Nach dem Inhalieren sollten Sie nicht ins Freie gehen und sich auch keiner Zugluft aussetzen. Am besten legen Sie sich für eine Weile gut zugedeckt ins Bett und schwitzen noch etwas nach.

Lehmwasserhemd

Die erstaunlichen Heilerfolge des Lehms sind besonders auf seinen hohen Gehalt an Kieselsäure zurückzuführen.

Die heilkräftigen Wirkungen von Lehm in Verbindung mit Kaltwasseranwendungen und einer vollwertigen, gesunden Ernährung werden in vielen Kurbädern schon seit langem erfolgreich eingesetzt. Da sterilisierter Lehm heute in jeder Apotheke erhältlich ist, sind Sie nicht auf einen Kuraufenthalt angewiesen, um in diesen heilsamen Genuss zu kommen – ein Lehmhemd lässt sich ohne viel Aufwand auch zu Hause durchführen.

212

Ein Lehmhemd ist angezeigt bei:

- Kreislaufstörungen
- Mandelentzündung
- Blutdruckbeschwerden
- Stoffwechselstörungen
- Chronischen Ekzemen
- Venenentzündungen, Krampfadern
- Arthritischen und rheumatischen Beschwerden
- Körperlicher und geistiger Erschöpfung

Das Lehmwasserhemd wird vorzugsweise kalt, allenfalls temperiert angelegt.

Anwendungsdauer 1 Stunde

Das brauchen Sie
- ➤ 2–3 kg pulverisierten und sterilisierten Lehm
- ➤ 3–5 l kaltes Wasser
- ➤ 1 Baumwoll- oder Leinenhemd mit langen Ärmeln
- ➤ 1 Wolldecke

■ **So geht's** Verrühren Sie den Lehm mit dem Wasser zu einer dickflüssigen Masse, und tauchen Sie das Hemd hinein.
Ziehen Sie das Hemd an – es sollte gut anliegen –, wickeln Sie sich in die Wolldecke, und legen Sie sich so ins Bett.
Nach etwa 1 Stunde ziehen Sie das Lehmhemd aus und reinigen sich mit lauwarmem Wasser.

Ein kalter Leibwickel hat sich auch bei Schlafstörungen bewährt.

Leibwickel

Eine reine Wohltat nicht nur im Krankheitsfall ist der Leibwickel. Er wird kalt und warm angewendet: kalt bei Erkältungen der Gallenblase, warm bei allen Störungen im Bereich der Bauchhöhle. Die Bauchorgane werden besser durchblutet, dadurch stärker mit Sauerstoff versorgt, und zudem wird die Entgiftung des Körpers gefördert. In der Regel reicht der Leibwickel von den Brustwarzen bis zum Oberschenkelansatz.

Ein Leibwickel ist angezeigt bei:

- Bauchweh und Übelkeit
- Blähungen
- Hartnäckiger Verstopfung
- Nierensteinen
- Magenschmerzen
- Magen- und Darmkrämpfen
- Blinddarmreizung

Für einen Leibwickel benötigen Sie einen Helfer beim Wickeln. Alleine durchgeführt ist diese Anwendung sehr schwierig.

Nicht anwenden sollten Sie den Leibwickel bei Magen- und Darmgeschwüren.
Anwendungsdauer 45–60 Minuten

Das brauchen Sie

➤ 3 Wickeltücher: 1 schmales langes und 2 breitere lange, die Sie alle einmal um Ihren Körper wickeln können; es eignen sich auch große Badehandtücher
➤ Eventuell Heilkräuterzusätze (Kamillen- oder Fencheltee oder je nach Rezept)
➤ 2 Wärmflaschen

■ **So geht's** Legen Sie die breiteren Umschlagtücher auf ein Bett, und setzen Sie sich mit entblößtem Oberkörper darauf.
Tränken Sie das schmale Tuch mit heißem Wasser oder Kräuterzusatz, winden Sie es aus, und wickeln Sie es fest um den Körper. Das Tuch sollte vom Oberschenkelansatz bis hinauf zu den Brustwarzen reichen.
Dann legen Sie sich hin, legen eine Wärmflasche auf den Leibwickel und wickeln die beiden Umschlagtücher fest um den Körper, der ganz bedeckt sein sollte.
Die andere Wärmflasche kommt unter die Füße. Bleiben Sie gut zugedeckt 1 knappe Stunde so liegen.
Nach Entfernen des Leibwickels ruhen Sie noch ½ Stunde warm zugedeckt.

Lendenwickel

Diese Abwandlung des Leibwickels ist bei allen Beschwerden im Darmbereich und Unterleib sehr hilfreich, vor allem bei Blasen- und Nierenentzündungen. Der Lendenwickel wird genauso angelegt wie der Leibwickel, nur etwas tiefer; also etwa vom Bauchnabel bis zu den Oberschenkeln.

Moorbad

Bereits Paracelsus, der große Heilkundige der Renaissance, verwies in seinen Schriften auf die heilkräftige Wirkung von Moorwasser. Die Entstehung von Moor geht auf geologische Prozesse zurück: Torf in Kombination mit Wasser, ständiger Feuchtigkeit und entsprechenden klimatischen Einflüssen bildet sich zu Moor. Der frisch gestochene Torf wird gereinigt, zu Pulver zermahlen, mit heißem Meer- oder Quellwasser verdünnt und durch Wasserdampf auf etwa 40 °C erhitzt. So aufbereitet kann Moor für heilsame Bäder und Packungen verwendet werden. Die getrockneten Moorextrakte kann man in jeder Apotheke, Drogerie oder im Reformhaus kaufen, um ihre heilkräftigen Wirkungen auch zu Hause zu nutzen.

Der Torf ist ein Gemisch von Pflanzenteilen, die durch Ausschluss von Sauerstoff über Jahrtausende »verlandet« sind.

Moorbäder sind angezeigt bei:

- Arthritischen und rheumatischen Beschwerden
- Muskelverspannungen und -krämpfen
- Hautentzündungen
- Menstruations- und Wechseljahrebeschwerden

Keine Angst vor schwarzen Rändern in der Badewanne – die Moorspuren lassen sich durch klares Wasser mühelos beseitigen.

Wenn Sie einen schwachen Kreislauf haben oder unter Herzbeschwerden leiden, sollten Sie vom Moorbad absehen.

Anwendungsdauer 10–12 Minuten

Das brauchen Sie
➤ Moorextrakt (aus Apotheke oder Reformhaus)

■ **So geht's** Lassen Sie warmes Wasser (36–38 °C) in die Wanne einlaufen, geben Sie das Moorextrakt hinein, und verrühren Sie es gut. Nachdem der Moorbrei aufgequollen ist, legen Sie sich etwa für 10 Minuten ins »Schwarzwasser« – keinesfalls recht viel länger, denn diese Anwendung ist sehr kreislaufintensiv.

Nach dem Bad duschen Sie sich mit lauwarmem Wasser ab, trocknen sich ab und legen sich 1 Stunde gut zugedeckt ins Bett.

Nackenguss

Dieser warme Guss löst eine angenehme Entspannung im Kopf- und Nackenbereich aus. Er wirkt daher oft wahre Wunder bei Kopfschmerzen, die auf verspannte Nacken- und Schultermuskeln zurückgehen. Die wohlige Erwärmung lindert auch Nervosität und hilft bei Abgespanntheit schnell wieder auf die Beine.

Bei Bluthochdruck und Schilddrüsenüberfunktion sollten Sie den Nackenguss nicht anwenden.

Ein Nackenguss ist angezeigt bei:

- Kopfschmerzen und Migräne
- Nacken- und Schulterverspannungen
- Durchblutungsstörungen in Armen und Händen

Anwendungsdauer 3–5 Minuten

Das brauchen Sie
➤ Badewanne
➤ Duschschlauch, von dem der Kopf abgeschraubt ist

■ **So geht's** Beugen Sie sich über die Wanne, und führen Sie den heißen Wasserstrahl (38–40 °C) von der rechten Hand langsam nach oben zur Schulter und am Nacken mehrmals hin und her.
Über die linke Schulter führen Sie den Wasserstrahl wieder über den Arm hinab zur Hand.
Danach streifen Sie das Wasser von der Haut, ziehen sich etwas Bequemes an und legen sich 15 Minuten hin.

Nasenspülung

Mit einer gespülten Nase, das wussten schon unsere Vorfahren, atmet es sich leichter, die Schleimhäute sind nicht mehr trocken, und der Kopf wird klarer.

Anfangs löst die Nasenspülung oft noch Husten- oder Niesreiz aus; mit etwas Geduld und Übung legt sich dies jedoch bald.

Eine Nasenspülung ist angezeigt bei:

- Schnupfen
- Nasennebenhöhlenentzündungen

Anwendungsdauer 1–2 Minuten

Das brauchen Sie
- 1 Glas lauwarmes Wasser
- 1 Messerspitze Salz bzw. je nach Rezept

So geht's Lösen Sie das Salz oder einen anderen Zusatz im Wasser auf.
Halten Sie sich ein Nasenloch zu, und ziehen Sie die Salzlösung aus dem Glas kräftig in das andere Nasenloch hinauf.
Auf die gleiche Weise spülen Sie dann das andere Nasenloch.

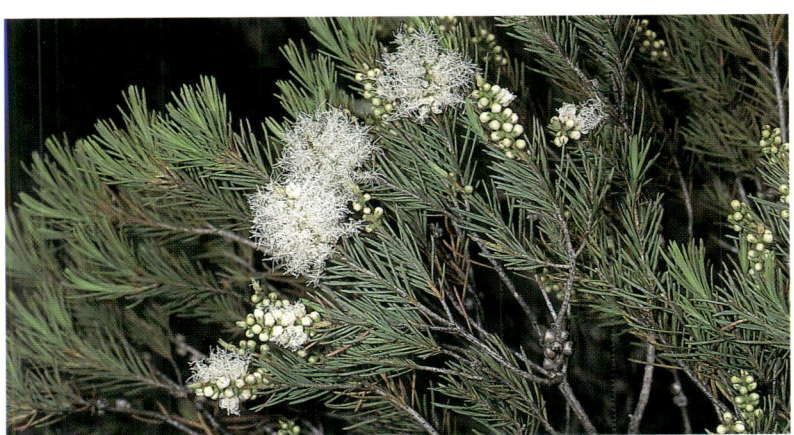

Nach der Nasenspülung können Sie durch Inhalieren mit australischem Teebaumöl die Genesung noch beschleunigen.

Quarkwickel

Diese auch »Topfenwickel« genannte Anwendung ist eines der beliebtesten und wirksamsten Hausmittel. Es wird häufig in Form eines Halswickels (Seite 202f.) eingesetzt, kann aber auch an jedem anderen Körperteil seine Heilwirkung entfalten. Darüber hinaus dient ein Quarkwickel der Hautpflege, da er Fett und wertvolle Mineralstoffe zuführt.

Quark gilt als »Antibiotika« der Naturmedizin, denn er besitzt eine stark entzündungshemmende Wirkung, senkt Fieber und stillt innerhalb kürzester Zeit jegliche Schmerzen.

Ein Quarkwickel ist angezeigt bei:

- Fieber
- Mandel- und Nasennebenhöhlenentzündungen
- Allen entzündlichen Prozessen
- Reizungen und Schwellungen
- Arthritis und rheumatischen Erkrankungen
- Prellungen und Verstauchungen
- Verbrennungen

Sie können den Quarkwickel wiederholen, indem Sie den trockenen, gipsartigen Quark mit kaltem Wasser wieder cremig rühren und ihn auf dem Tuch erneut auf die erkrankte Stelle geben.

Anwendungsdauer Bis der Quark trocken ist, also etwa 1 Stunde. Sie können ihn aber auch bedenkenlos über Nacht angelegt lassen.

Das brauchen Sie
➤ 100–200 g gekühlten Speisequark (je nach Größe des zu behandelnden Körperteils)
➤ 1 schmales Leinentuch
➤ 1 Baumwolltuch
➤ 1 Wolltuch oder -schal
(Die Größe der Wickeltücher richtet sich ebenfalls nach der Größe des zu behandelnden Körperteils)

■ **So geht's** Streichen Sie den Quark messerrückendick auf das Leinentuch, und wickeln Sie dieses mit der bestrichenen Seite um das zu behandelnde Körperteil.

Darüber kommt ein trockenes Baumwolltuch und zum Abschluss ein Wolltuch.

Sobald der Quark durch die entzogene Wärme trocken geworden ist, nehmen Sie den Wickel ab und reinigen die Haut mit etwas klarem Wasser.

Rückenguss

Diese Kaltwasseranwendung steigert die Durchblutung und stärkt damit die blutbildenden Organe, das Herz und schließlich auch die Atmung.

Ein Rückenguss ist angezeigt bei:

- Rückenschmerzen
- Atemwegserkrankungen
- Atembeschwerden
- Durchblutungsstörungen

Übernervöse und herzkranke Personen sollten den Rückenguss zuvor mit dem Arzt abklären.

Anwendungsdauer 30 – 60 Sekunden

Das brauchen Sie
➤ Badewanne
➤ Duschschlauch, von dem der Kopf abgeschraubt ist

■ **So geht's** Stellen Sie sich in die Badewanne und führen den kalten Wasserstrahl von der rechten Hand über den Arm, die Schulter und die rechte Rückenseite bis hinunter zum Po.

Wechseln Sie nun zur linken Hand über, und verfahren Sie genauso. Kopf und Haare sollten beim Rückenguss trocken bleiben.

Dann steigen Sie aus der Badewanne, streifen das Wasser mit den Händen von der Haut ab, ziehen sich etwas Bequemes an und legen sich ½ Stunde gut zugedeckt ins Bett.

Sie können den Rückenguss zwar selbst durchführen, ein Helfer erleichtert jedoch die Anwendung.

Sauna

»Nie ist eine Frau schöner als nach der Sauna« heißt es in einem alten finnischen Sprichwort. Zu Recht, denn die Erhöhung der Körpertemperatur beschleunigt sämtliche Stoffwechselvorgänge im Körper, und die vermehrte Schweißausscheidung befreit den Organismus von Stoffwechselschlacken. Darüber hinaus trainiert ein Saunagang durch den extremen Temperaturwechsel die Blutgefäße und reguliert den Blutdruck. Auch die Seele erfährt eine positive Umstimmung: Ängste und Aggressionen werden abgebaut, Nervosität und Unruhe gelindert. Gerade bei Stress und depressiven Verstimmungen ist ein Saunabesuch ideal zur Entspannung. Im Unterschied zu anderen Heißluftbädern ist die Luft in der Sauna extrem trocken; daher kann man die Temperatur von 80–90 °C nicht nur ertagen, sondern empfindet sie eher als angenehm. Zudem beruht die Wirkung dieser Anwendung auf der Kombination von Heiß- und Kaltreizen.

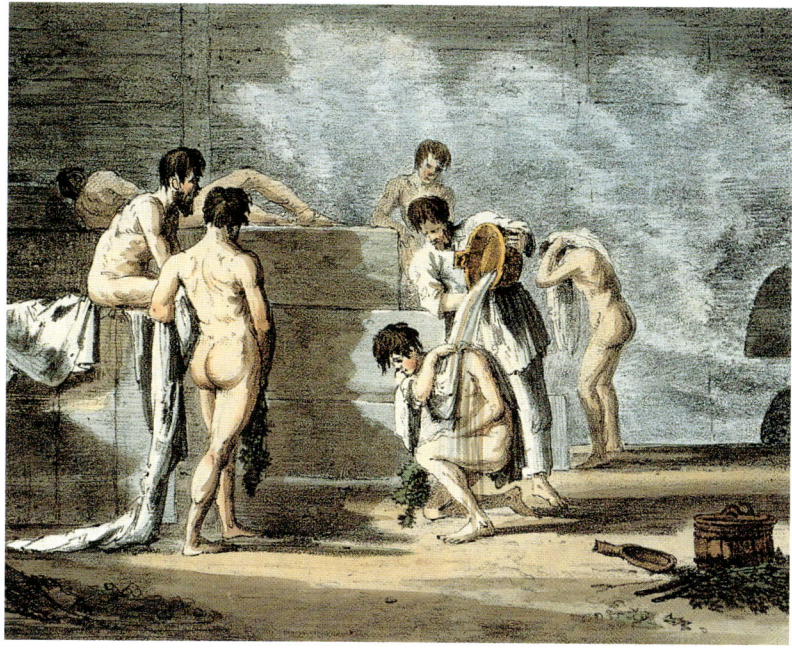

Der Saunagang ist nicht nur in Finnland ein gesundes Vergnügen: Russische Sauna in einer kolorierten Lithographie von Armand Gustave Houbigant.

Einige Saunaregeln

■ Nehmen Sie sich genügend Zeit (mindestens 2 Stunden).
■ Gehen Sie nicht hungrig (Kollapsgefahr), aber auch nie mit vollem Magen in die Sauna.
■ Duschen Sie vorher gründlich, und trocknen Sie sich gut ab – eine trockene Haut schwitzt schneller.
■ In öffentlichen Saunen sollten Sie sich immer auf ein Handtuch und nie nackt auf die blanken Holzdielen setzen, da sonst die Gefahr von Scheidenentzündungen durch Bakterien besteht.
■ Legen Sie sich zuerst hin, und setzen Sie sich die letzten 5 Minuten aufrecht hin.
■ Bleiben Sie nicht zu lange in der Sauna; 12 Minuten gelten als gute Richtzeit, viel mehr ist nicht gesund.
■ Gehen Sie zum Auskühlen der Atemwege zunächst in die frische Luft. Erst danach kühlen Sie sich mit Kaltwasser durch Güsse (bitte herzfern beginnen) oder durch die Schwallbrause ab. Nachdem der Schweiß abgespült ist, können Sie sich auch kurz ins Tauchbecken wagen. Nicht aber bei Bluthochdruck!
■ Ein knöchelhohes, warmes Fußbad nach dem Kaltwasser erweitert die Blutgefäße der Haut und härtet ab.
■ Wenn Sie völlig abgekühlt sind (nicht bis zum Frösteln), legen Sie einen 2. Gang ein; mehr als 3 Gänge sollten es aber nicht sein.
■ Trinken Sie zwischen den einzelnen Saunagängen nichts, da die Entschlackung des Organismus dadurch gestört wird.
■ Erst nach der Sauna sollten Sie ausreichend Flüssigkeit zu sich nehmen, um Ihren Mineralstoffhaushalt wieder auszugleichen; idealerweise Mineralwässer oder ungesüßte Säfte. Alkohol oder Kaffee sollten Sie die ersten beiden Stunden nach der Sauna strikt meiden, ebenso schwere und fette Speisen, denn der Körper ist jetzt noch sehr angestrengt. Wenn Sie Hunger haben, greifen Sie zu Suppen oder Obst.

Wenn Sie einen akuten, fiebrigen Infekt auskurieren oder an einer Leber- oder Nierenstörung, Angina pectoris oder Epilepsie leiden, sind Saunabesuche nicht erlaubt. Bei Venenerkrankungen, Herzleiden oder Kreislaufstörungen fragen Sie vorher Ihren Arzt.

Schenkelguss

Pfarrer Kneipp empfahl ihn besonders zur Abhärtung, bei Venen-leiden und bei verschiedenen Hauterkrankungen. Der Schenkel-guss gilt als sehr intensive Kaltwasserbehandlung, bei der durch den Kaltreiz das Blut aus dem Kopf in die Beine abgeleitet und da-mit der Blutdruck leicht gesenkt wird. Dadurch erklärt sich auch die beruhigende und Schlaf fördernde Wirkung. Zudem erhöht diese Anwendung die Durchblutung am gesamten Körper und kräftigt und entstaut die Venen.

> **Ein Schenkelguss ist angezeigt bei:**
> - Krampfadern und anderen Venenleiden
> - Durchblutungsstörungen, besonders der Beine
> - Ohrenschmerzen
> - Einschlafschwierigkeiten
> - Nervosität und Reizbarkeit
> - Körperlicher und geistiger Erschöpfung
> - Niedergeschlagenheit
> - Leichtem Bluthochdruck

Wird der Knieguss bis zum Gesäß erweitert, spricht man von einem Schenkelguss. Dafür müssen Sie den Unterkörper bis zur Hüfthöhe frei machen.

Sollten sich die Beine blau verfärben und Sie zu frieren beginnen, brechen Sie den Schenkelguss sofort ab, und legen Sie sich warm zugedeckt ins Bett. Vorsicht ist auch bei extrem niedrigem Blut-druck geboten.

Anwendungsdauer 1–2 Minuten

Das brauchen Sie
➤ Badewanne
➤ Duschschlauch, von dem der Kopf abgeschraubt ist
➤ Lattenrost für die Badewanne

■ **So geht's** Stellen Sie sich in die Badewanne auf den Latten-rost, setzen Sie den Kaltwasserstrahl am rechten Fuß an, und führen Sie ihn über die Außenseite des Beins hoch bis zum Po. Nach einigen Sekunden führen Sie den Strahl an der Innenseite des Beins wieder zurück zum Fuß und wechseln pausenlos zum linken Fuß. Am linken Bein verfahren Sie ebenso und gehen dann, wieder ohne Pause, zur Vorderseite Ihres Körpers über.

Hier beginnen Sie wieder am rechten Bein, gehen an dessen Vorderseite hinauf zur Leistengegend, verweilen dort kurz und führen den Strahl an der Innenseite des rechten Beins zurück zum Fuß, wo Sie gleich auf den linken Fuß überwechseln.

Mit dem linken Bein verfahren Sie genauso und gießen zum Abschluss beide Fußsohlen kurz mit kaltem Wasser ab.

Dann streifen Sie das Wasser von der Haut ab.

Ziehen Sie sich nach dem Schenkelguss etwas Warmes an, und legen Sie sich eine halbe Stunde gut zugedeckt ins Bett.

Senfwickel

Ebenfalls ein »Klassiker« ist der Senfwickel, dessen heilkräftige Wirkungen bei einer Vielzahl von Beschwerden zur Entfaltung kommen. Er kann als Halswickel (Seite 202f.), aber auch an allen anderen Bereichen des Körpers angewendet werden: an Waden, Brust, Füßen und Händen.

Die durchblutungsfördernde und antibakterielle Wirkung des Senfwickels beruht auf den Senfölen und deren Inhaltsstoffen.

Ein Senfwickel ist angezeigt bei:

- Husten, Bronchitis und Asthma
- Nasennebenhöhlenentzündungen
- Brustfellentzündungen
- Nieren- und Blasenentzündungen
- Nierensteinen

Bei Venenleiden und bei empfindlicher Haut sollten Sie vom Senfwickel absehen, denn die im Senf enthaltenen Öle reizen die Haut und können dadurch bisweilen ein unangenehmes Brennen verursachen.

Anwendungsdauer 10–15 Minuten, bei Kindern jedoch nur 5–10 Minuten

Das brauchen Sie

➤ 3–4 EL Senfmehl (aus Apotheke oder Reformhaus)
➤ 1 Leinentuch
➤ Einige kleine Mull- oder Leinenläppchen

■ **So geht's** Verdünnen Sie das Senfmehl mit 1 l warmen Wasser und tränken das Leinentuch mit dem Senfwasser. (Brustwarzen und Achselhöhlen schützen Sie mit Mull- oder Leinenläppchen.)
Wringen Sie das Leinentuch aus, und legen Sie es auf den kranken Körperteil.
Nach 10–15 Minuten nehmen Sie den Wickel ab, waschen die Senfreste mit lauwarmem Wasser ab und reiben die behandelte Körperstelle mit Hautöl oder einer fetthaltigen Pflegecreme ein.
Danach legen Sie sich eine Weile hin und ruhen sich aus.

Sitzbad

Die Wirkung von Sitzbädern ist unumstritten. Zu häufig angewandt schlägt die Heilkraft jedoch ins Gegenteil um. Zwei bis drei Bäder wöchentlich sind genug.

Dieses Bad dient der gezielten Behandlung der Bauch- und Geschlechtsorgane. Es wirkt entzündungshemmend und durchblutungsfördernd und macht darüber hinaus den ganzen Körper angenehm warm.

Ein Sitzbad ist angezeigt bei:

■ Hämorrhoiden
■ Ausbleibender, zu schwacher und schmerzhafter Periode
■ Ohrenschmerzen
■ Nierenbeschwerden, vor allem Koliken
■ Blasen- und Nierenentzündungen
■ Blasenschwäche
■ Prostatabeschwerden
■ Analfissuren und Afterjucken

Anwendungsdauer 10–20 Minuten

Das brauchen Sie

➤ Sitzbadewanne bzw. Badewanne und wasserfesten Hocker
➤ Heilkräuterzusätze (Tees oder Tinkturen, je nach Rezept)
➤ 1 Badehandtuch

■ **So geht's** Setzen Sie sich in die Sitzbadewanne, oder stellen Sie den Hocker in die normale Badewanne.

Bei einer Sitzbadewanne lassen Sie so viel warmes Wasser (36–38 °C) einlaufen, dass es Ihnen knapp unter den Bauchnabel reicht, und geben den Heilkräuterzusatz ins Wasser.

Andernfalls setzen Sie sich in die Badewanne und lagern Ihre Beine auf dem Hocker. Erst dann lassen Sie das Wasser einlaufen und geben den Heilkräuterzusatz hinein.

Nach 10–15 Minuten lassen Sie das Wasser wieder ablaufen, steigen aus der Wanne, trocknen sich ab und legen sich anschließend 1 Stunde warm zugedeckt ins Bett.

Sitzbäder werden häufig mit Zusätzen (Seite 242) genommen. Bei Blasen- und Nierenstörungen eignet sich z. B. Zinnkraut.

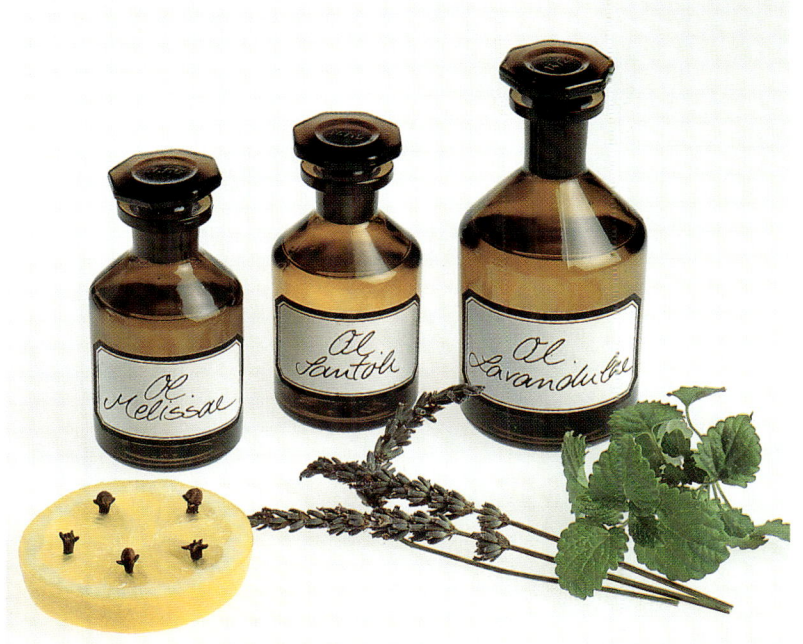

Auch der Duft eines Öls – z. B. Melissenöl – im Badewasser trägt zum Wohlbefinden bei.

Sonnenbad

Da unsere launische Wetterlage kontinuierliche Sonnenbadekuren häufig vermasselt, sollten Sie möglichst jeden Sonnentag nutzen. Zwar nicht so schön, aber bezüglich der UV-Strahlung vergleichbar, sind Solarien.

Ohne die wärmenden Strahlen der Sonne gäbe es kein Leben auf der Erde. Da nimmt es nicht Wunder, dass das Licht des Lebens, freilich in Maßen genossen, auch als bedeutender Faktor für Gesundheit und Wohlbefinden gilt. Denn die ultravioletten Strahlen üben eine starke Reizwirkung auf den Körper aus. Oft sinkt bereits nach einigen trüben, nebelverhangenen Tagen die Stimmung, man fühlt sich müde und antriebslos, ist gereizt und wenig belastbar. Im Grunde logisch, denn Stoffwechsel und Kreislauf funktionieren nicht wie gewohnt und alles geht schwerfällig von der Hand. Versteckt sich die Sonne gar über Wochen hinter den Wolken, ist das Stimmungstief nahezu schon vorprogrammiert.

Pfarrer Kneipp war es, der vor 100 Jahren als einer der Ersten die Sonne und damit das Sonnenbad als natürliche Heilmethode betrachtete. Licht und Sonne müssen als natürliche Heilfaktoren die Haut berühren, so seine Erkenntnis, und der Körper muss von einengender Kleidung und Schuhwerk befreit werden. Damals eine kleine Revolution...

Maßvolle Sonnenbäder zeigen vielfältige Wirkungen: Sie fördern die Durchblutung, hellen die Stimmung auf und können Kummer und Traurigkeit vertreiben. Bei einigen Hautbeschwerden wie z. B. Schuppenflechte wirken sie regelrecht heilend.

Sonnenbäder werden empfohlen bei:

- Körperlicher und geistiger Schwäche
- Blutarmut
- Rheumatischen Erkrankungen und Gicht
- Menstruations- und Wechseljahrebeschwerden
- Schuppenflechte und Ekzemen
- Ischiasbeschwerden

Auch beim Sonnenbaden ist jedoch nur ein gewisses Quantum, unter Berücksichtigung einiger Regeln, zuträglich.

Empfehlungen für Sonnenanbeter

■ Kein Sonnenbad ohne entsprechenden Sonnenschutz: Cremen oder ölen Sie sich deswegen, am besten schon bevor Sie das Haus verlassen, mit Sonnenschutzmitteln ein. Achten Sie dabei darauf, dass der Lichtschutzfaktor für Ihren Hauttyp ausreicht.

■ Wenn Ihre Haut noch nicht an die Sonne gewöhnt ist, steigern Sie die Dauer des Sonnenbades minutenweise. Setzen Sie sich anfangs keinesfalls mehrere Stunden der Sonne aus.

■ Je nach Hauttyp unterscheidet sich die Verträglichkeit von ultravioletter Strahlung: Richten Sie die Dauer Ihres Sonnengenusses stets nach Ihrem speziellen Hauttyp.

■ Im Hochgebirge sollten Sie zunächst nur Beine und Arme, danach erst Gesicht und Nacken der Sonne aussetzen.

■ Vermeiden Sie unbedingt, in der Sonne zu schlafen; das Risiko für einen Sonnenbrand oder gar einen Hitzschlag ist enorm erhöht.

■ Nach den Mahlzeiten oder während der Mittagszeit sollten Sie generell den Schatten suchen. Für Sonnenbäder eignet sich der Vormittag.

■ Tragen Sie beim Sonnen Kopfbedeckung und Sonnenbrille – Ersteres schützt vor übermäßiger Überhitzung des Körpers, Zweiteres bewahrt die empfindlichen Augen vor zu starker UV-Einstrahlung und beugt unschönen »Blinzelfältchen« vor.

■ Bewegen Sie sich beim Sonnenbaden: Gehen Sie spazieren, machen Sie etwas Gymnastik, oder spielen Sie Federball… Das ist gut für Ihren Kreislauf. Wenn die Sonne doch etwas zu anstrengend war, wirken kalte Waschungen (Seite 234) belebend.

■ Hautrötungen, Schwindelgefühle und Kopfschmerzen sind die ersten Alarmzeichen – gehen Sie sofort in den Schatten.

Sonne hat nicht nur die Eigenschaft, der Haut durch Bräunung den Anschein von jugendlicher Frische und Gesundheit zu verleihen, vielmehr stimuliert sie auch die blutbildenden Organe und die Abwehrkräfte; aber: wohldosiert!

Tautreten und Schneegehen

Regelmäßiges Tautreten und Schneegehen stärkt das Immunsystem enorm, das Barfußlaufen auf natürlichem Untergrund stabilisiert und massiert zudem die Fußmuskeln.

Sommerliches Tautreten und Schneegehen im Winter gehörten früher zu den Standards der Volksheilkunde. Heute ist diese »Behandlung« in den Hintergrund getreten. Das ist schade, denn wenn man mit warmen Füßen (sie sind Voraussetzung) morgens in taufrisches Gras oder Schnee tritt, kommt es nach ganz kurzer Zeit zu einer enormen Steigerung der Durchblutung; zunächst in den Füßen und Beinen, dann im gesamten Körper. Nach Hause zurückgekehrt, die Füße kurz abgespült und noch nass in warme Wollsocken gesteckt, beginnt nach einigen Minuten ein Kribbeln, das den ganzen Körper durchzieht und ein wohliges Gefühl verbreitet. Kreislauf und Stoffwechsel werden angekurbelt, die arterielle Durchblutung verbessert, und man fühlt sich fit und munter für den bevorstehenden Tag. Und nicht zu vergessen – das Naturerlebnis! Es muss ja nicht immer gleich morgens sein, auch beim Spazierengehen und Wandern bietet sich die Gelegenheit, so oft wie möglich barfuß zu laufen.

Das Gehen in frisch gefallenem Schnee hat eine noch größere Wirkung. Jedoch eignet sich nur pulvriger, frischer Schnee.

Tautreten ist angezeigt bei:

- Kreislaufstörungen
- Niedrigem Blutdruck
- Migräne
- Krampfadern und anderen Venenleiden
- Schweißfüßen
- Schwacher Abwehrkraft
- Niedergeschlagenheit

Teekuren

Über Zubereitung und Durchführung einer kurmäßigen Anwendung von Heilkräutertees informieren Sie sich bitte auf Seite 191f.

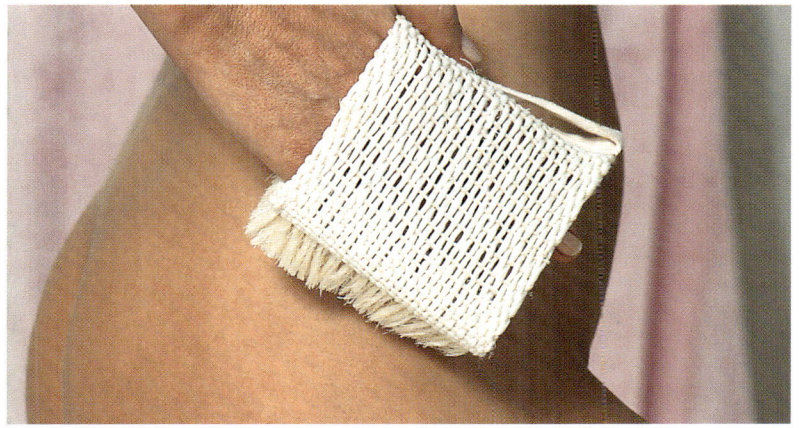

Wenig Aufwand – große Wirkung: Mit einer Massagebürste aus Naturfasern sind Sie bestens ausgerüstet.

Trockenbürsten

Wer morgens Anlaufschwierigkeiten hat und schwer in die Gänge kommt, für den gibt es fast nichts Besseres: Nach einer morgendlichen Trockenbürstenmassage fühlen Sie sich körperlich wie seelisch erfrischt und bereit für den Tag. Trockenbürsten sollte deshalb zum festen Bestandteil Ihrer täglichen Körperpflege gehören. Das Bürsten der Haut regt die Durchblutung und den Hautstoffwechsel an, verbessert den Kreislauf und entschlackt. Giftstoffe werden abtransportiert, und die Haut wird von überflüssigen Hornschüppchen befreit. Das Gewebe strafft sich, und die Haut wird aufnahmefähig für pflegende Cremes und Öle.

Der »Clou« am Trockenbürsten ist die ausgleichende Wirkung: Bei Müdigkeit wirkt es anregend, bei Nervosität beruhigend. Zu niedriger Blutdruck wird aktiviert, erhöhter dagegen leicht gesenkt.

Trockenbürsten ist angezeigt bei:

- Morgendlicher Müdigkeit
- Niedrigem Blutdruck
- Kreislauf- und Durchblutungsstörungen
- Nervosität und Stress
- Depressiven Verstimmungen
- Schlafstörungen
- Muskelverspannungen

Bei Hautverletzungen- und entzündungen, Schuppenflechte, Akne, Schilddrüsenüberfunktion und bei entzündeten Krampfadern sollten Sie Trockenbürstenmassagen meiden.
Anwendungsdauer 5–10 Minuten

Das brauchen Sie
➤ Massagebürste aus Naturfasern mit Schlaufe oder Griff oder ein Sisalhandschuh (gibt es in Apotheken und Reformhäusern)

■ **So geht's** Beginnen Sie am rechten Fußrücken, bürsten Sie über die Fußsohle und anschließend kreisförmig hoch über den Oberschenkel bis zum Po.
Mit dem linken Bein verfahren Sie genauso.
Am Oberkörper beginnen Sie ebenfalls am rechten Handrücken, bürsten dann die Außen- und danach die Innenseite des Arms jeweils in Längsrichtung. Am linken Arm verfahren Sie anschließend ebenso.
Dann bürsten Sie die Brust in Richtung Brustbein, den Bauch im Uhrzeigersinn, den Nacken zu den Schultern hin und zum Abschluss den Rücken.

Urinbehandlung

Pandit Nehru, der ehemalige Premierminister Indiens, schwörte auf sein morgendliches Gläschen Urin und empfahl es zur allgemeinen Gesunderhaltung und zum Kurieren vieler Leiden.

Behandlungen mit diesem »edlen Saft« sind in allen Kulturkreisen seit Jahrtausenden bekannt. Die aufkommenden Hygienebestrebungen der letzten Jahrhunderte haben Eigenurin als Hausmittel in unseren Breiten jedoch sehr in den Hintergrund gedrängt. Andernorts waren diese Hemmungen geringer: In Bombay gibt es z. B. ein von anerkannten Medizinern geleitetes »Urinklinikum«, in dem die Patienten fast ausschließlich mit ihrem eigenen Urin behandelt werden; innerlich wie äußerlich.
Weniger als »Heilgetränk«, denn zur äußeren Anwendung empfiehlt ihn die hiesige Volksmedizin. Urin als Heilmittel sollten Sie jedoch stets nur als Zusatzbehandlung einsetzen, die weitere Therapiebestrebungen in ihrer Wirkung jedoch deutlich verbessern kann.

Vollbad

Über die wohl tuenden Wirkungen eines angenehm temperierten Vollbades muss nicht viel gesagt werden: Für jeden, der sich nach einem anstrengenden Arbeitstag entspannen, neue Energien auftanken und den Stress einfach »abspülen« oder aber sich an kalten Wintertagen wohlig durchwärmen möchte, gibt es nichts Schöneres. Auch die Volksmedizin weiß die Vorzüge eines Vollbades zu schätzen und empfiehlt es entsprechend häufig zu Heilzwecken.
Beachten Sie jedoch: Das heiße Vollbad darf nur auf ärztliche Anordnung vorgenommen werden.

Falls Ihnen schwindelig wird oder Sie Schweißausbrüche bekommen, brechen Sie das Bad sofort ab. Für Menschen mit Kreislaufproblemen ist es nicht geeignet.

Ein Vollbad ist angezeigt bei:

- Frieren und Frösteln
- Erkältungskrankheiten
- Grippalen Infekten
- Verschiedenen Hauterkrankungen
- Nervosität und Reizbarkeit
- Niedergeschlagenheit
- Schlafstörungen
- Muskelverspannungen und Krämpfen
- Nierenschmerzen, vor allem Koliken
- Rheumatischen und arthritischen Beschwerden (nur bei nichtentzündlichen)
- Menstruationsschmerzen und -krämpfen
- Ausbleibender und zu schwacher Periode

Bei Herz-Kreislauf-Störungen, extrem niedrigem Blutdruck sowie bei Krampfadern und anderen Venenleiden dürfen Sie kein Vollbad nehmen. Nach dem Essen sollten Sie die Badefreuden ein bis zwei Stunden hinauszögern.
Anwendungsdauer 10–20 Minuten; keinesfalls länger, denn das belastet den Kreislauf zu stark.

Vollbäder, auch Ganzbäder genannt, erfordern – wie der Name besagt – das Eintauchen des ganzen Körpers bis zum Hals in das Wasser.

Das brauchen Sie
➤ Badewanne
➤ Badezusätze: Heilkräutertees, -öle, -tinkturen oder Meersalz (je nach Rezept)
➤ 1 Badehandtuch

■ **So geht's** Lassen Sie lauwarmes Wasser (35–38 °C) in die Wanne laufen, und legen Sie sich hinein. Sehr angenehm sind kleine Kissen zum Anlehnen des Kopfes.

Nach 10–20 Minuten stehen Sie langsam auf und brausen sich mit kaltem Wasser kurz ab; beginnend am rechten Bein, dann am linken, weiter am rechten und linken Arm und zum Abschluss am Bauch und Rücken.

Trocknen Sie sich gut ab, und verwöhnen Sie Ihre Haut mit pflegenden Ölen oder Cremes, denn durch das Baden wird ihr Feuchtigkeit entzogen. Legen Sie sich danach ½ Stunde gut zugedeckt ins Bett – das verstärkt die Wirkung des Bades enorm.

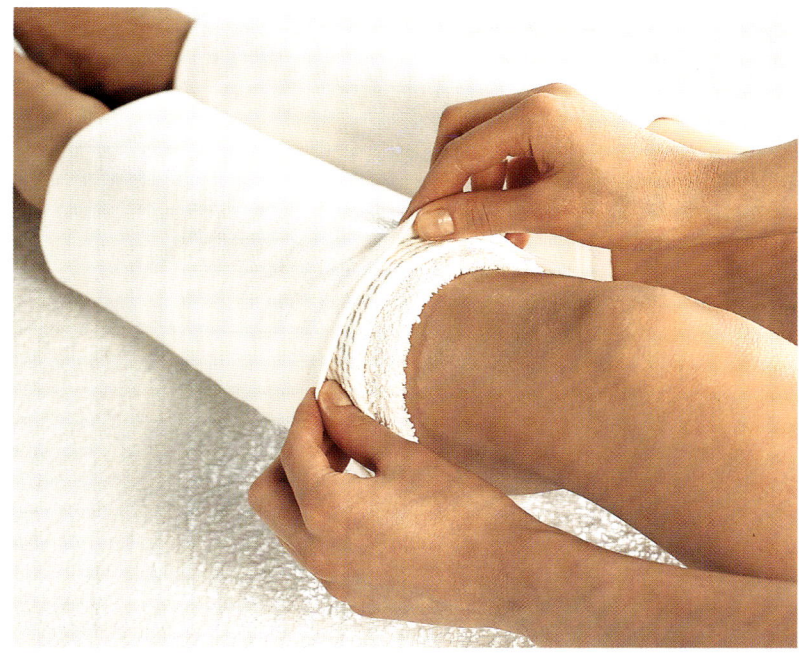

Von der Wade bis zum Knöchel reicht der Wadenwickel nach Kneipp. Bei kalten Füßen sollte er nicht angewendet werden.

Wadenwickel

Sie sind eines der ältesten und beliebtesten Hausmittel, gerade bei fieberhaften Erkrankungen. Neben dem normalen Wadenwickel, der mit kaltem Wasser durchgeführt wird, gibt es noch weitere Varianten mit Quark (Seite 218f.), Kartoffeln (Seite 203f.), Heilerde (Seite 204f.) oder mit Essig. Wie alle Kaltanwendungen regt auch der Wadenwickel Durchblutung und Stoffwechsel an und beruhigt und verschafft nach einigen Minuten ein wohliges Wärmegefühl am ganzen Körper.

Ein Wadenwickel ist angezeigt bei:

- Fieber und fieberhaften Erkältungen
- Bronchitis
- Schlafstörungen
- Krampfadern
- Leicht erhöhtem Blutdruck
- Durchblutungsstörungen
- Kopfschmerzen
- Körperlicher und geistiger Schwäche
- Mittelohrentzündung
- Venenentzündungen

Wadenwickel werden in der Regel kalt angewendet. Bei Wadenkrämpfen empfiehlt man jedoch einen Wadenwickel mit heißem Wasser (36–40 °C).

Bei kalter Haut, Blasen- und anderen Harnwegsinfekten sowie bei Ischiasschmerzen dürfen Wadenwickel nicht angewendet werden.

Anwendungsdauer Zum Senken der Körpertemperatur 5 Minuten; um die beruhigende und entzündungshemmende Wirkung zu nutzen 20 Minuten.

Das brauchen Sie

- 1 Schüssel mit kaltem Wasser
- 2 Leinentücher (30 x 70 cm)
- 1 Wolltuch oder -schal
- Sicherheitsnadeln

233

■ **So geht's** Tauchen Sie ein Leinentuch in kaltes Wasser, wringen Sie es aus, und wickeln Sie es straff um den Unterschenkel. Der Wadenwickel sollte nicht zu locker sitzen, sonst entfaltet er seine Wirkung nicht so gut.

Darüber wickeln Sie ein trockenes Leinentuch und zum Abschluss ein Wolltuch.

Zur Fiebersenkung lassen Sie den Wickel 5 Minuten angelegt und wiederholen ihn gegebenenfalls noch 2-mal. In allen anderen Fällen kann er bis zu 20 Minuten angelegt bleiben.

Eine Variation des Wadenwickels mit gleicher Wirkung und gleichem Anwendungsgebiet ist die »Feuchte Socke«, für die Sie dicke Wollsocken in kaltes Wasser legen und anschließend über die warmen Füße ziehen.

Waschung

Waschungen sind nicht nur als Heilbehandlung gedacht, sondern auch zur täglichen Gesundheitspflege geeignet. Neben dem Wassertreten zählen sie zu den einfachsten äußeren Anwendungen. Sie werden in der Regel mit kaltem, seltener auch mit warmem Wasser durchgeführt, dem man je nach erwünschter Wirkung und Beschwerde auch Meersalz, Essig oder Heilkräutertees bzw. -tinkturen hinzufügen kann. Das Befeuchten der Haut übt einen milden Temperaturreiz aus, der die Durchblutung und den Kreislauf anregt. Man kann Waschungen am ganzen Körper oder nur Teilwaschungen bestimmter Regionen vornehmen.

Für Waschungen, gleich welcher Art, benötigen Sie nichts außer einem Waschlappen oder Waschhandschuh.

Waschungen sind angezeigt bei:

- Fieber
- Schnupfen
- Schwachem Immunsystem
- Kreislauf- und Durchblutungsstörungen
- Migräne
- Nervosität und Unausgeglichenheit
- Niedergeschlagenheit
- Kalten Händen und Füßen
- Schlafstörungen
- Rheumatischen und arthritischen Beschwerden

Ganzkörperwaschung

Diese Kombination aus Unter- und Oberkörperwaschung entfaltet eine anregende, stabilisierende Wirkung und stärkt zugleich die körpereigenen Abwehrkräfte.

Anwendungsdauer 5 Minuten

■ **So geht's** Tauchen Sie den Waschlappen in kaltes Wasser, drücken Sie ihn nur leicht aus, und fahren Sie, beginnend an der rechten Hand, so fest über die Haut, dass ein leichter Wasserfilm zurückbleibt.

Am rechten Arm entlang geht es hoch zu den Achselhöhlen und wieder zur Hand. Am linken Arm verfahren Sie genauso.

Dann waschen Sie Hals, Brust sowie Bauch und gehen zu den Beinen über, die Sie am rechten Fußrücken beginnend bis hinauf zum Gesäß waschen. Danach kommt das linke Bein an die Reihe. Zum Abschluss begießen Sie ihre Fußsohlen kurz mit kaltem Wasser und trocknen sich nicht ab, sondern ziehen sich sofort an.

Nach der Ganzkörperwaschung können Sie zum Erwärmen entweder etwas Gymnastik machen oder sich eine halbe Stunde gut zugedeckt ins Bett legen.

Oberkörperwaschung

Die Oberkörperwaschung hat die gleiche Wirkung und wird genauso durchgeführt wie die Ganzwaschung, mit dem Unterschied, dass Sie nur Arme, Brust, Bauch und Rücken abreiben.

Unterkörperwaschung

Diese Waschung eignet sich besonders bei Schlafstörungen. Darüber hinaus findet sie auch bei Krampfadern, Blähungen und Verstopfung Einsatz. Sie wird genauso durchgeführt wie die Ganzwaschung; Sie waschen jedoch nur Beine und Po.

Wassertreten

Ganz nach »Storchenart« durchs Wasser zu laufen zählt zu den bekanntesten und auch beliebtesten Verordnungen von Pfarrer Kneipp. Durch den Wechsel von kalt und warm werden die Durchblutung gefördert, der Wärmehaushalt des Körpers sowie der Blutdruck reguliert und die Nerven gestärkt. Wassertreten,

Bei Harnwegsinfekten, bei Frieren und Schüttelfrost sollten Sie die Unterkörperwaschung meiden.

Im Storchengang können Sie, außer in den speziellen Tretbecken der Kurbäder, auch in kleinen Bächen oder einfach zu Hause in der Badewanne treten.

das wussten schon unsere Großmütter, ist eine der besten Methoden zur Abhärtung, denn es stärkt die körpereigenen Abwehrkräfte ganz enorm.

Wassertreten ist angezeigt bei:

- Durchblutungs- und Kreislaufstörungen
- Nervosität und Reizbarkeit
- Depressiven Verstimmungen
- Schlafproblemen
- Seelischer und körperlicher Erschöpfung
- Stress
- Gefäßbedingten Kopfschmerzen und Migräne
- Wetterfühligkeit
- Schwacher Abwehrkraft

Anwendungsdauer 30–60 Sekunden

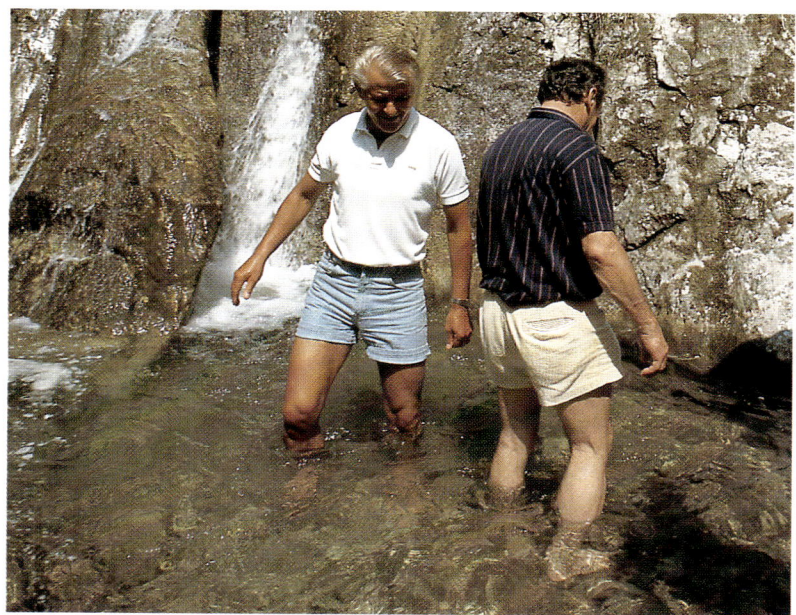

In der freien Natur macht das Wassertreten à la Kneipp natürlich am meisten Spaß.

■ **So geht's** Füllen Sie die Badewanne zu drei Viertel Ihrer Wadenhöhe mit kaltem Wasser und stapfen Sie wie ein Storch 30–60 Sekunden lang im Wasser herum. In der Praxis sieht das so aus, dass Sie sich auf der Stelle bewegen und bei jedem »Schritt« die Beine abwechselnd über den Wasserspiegel heben.

Anschließend trocknen Sie sich nicht ab, sondern streifen das Wasser mit den Händen von der Haut ab und ziehen sich warme Wollsocken an. Zum Erwärmen bewegen Sie sich etwas oder legen sich 15 Minuten zugedeckt ins Bett.

Wechselarmbad

Durch den Wechsel von kalt und warm werden sowohl der Kreislauf als auch die Durchblutung angekurbelt, und Sie fühlen sich belebt und angenehm erfrischt.

Ein Wechselarmbad ist angezeigt bei:

■ Durchblutungsstörungen der Hände und Arme
■ Niedrigem Blutdruck
■ Kreislaufproblemen
■ Gefäßbedingten Kopfschmerzen
■ Körperlicher und geistiger Erschöpfung
■ Niedergeschlagenheit

Bei Erkrankungen des Herzens, des Lymphsystems und bei Neigung zu Gefäßkrämpfen dürfen Sie das Wechselarmbad nicht anwenden. Falls Ihnen schwindelig oder schwarz vor Augen wird, müssen Sie das Bad sofort abbrechen und sich warm eingepackt ins Bett legen.

Anwendungsdauer Insgesamt 10–15 Minuten

Das brauchen Sie
➤ 2 Waschbecken nebeneinander oder 1 neben das Waschbecken gestellte Schüssel

Trocknen Sie sich nach dem Wechselarmbad nicht ab, sondern streifen Sie das Wasser nur von der Haut, und ziehen Sie zum Erwärmen einen Pullover über.

■ **So geht's** Füllen Sie ein Waschbecken mit warmem (36–38 °C) und ein Waschbecken (eventuell eine Schüssel) mit kaltem Wasser.

Legen Sie beide Arme in das Becken mit warmem Wasser (immer mit warm beginnen); das Wasser sollte bis zur Mitte des Oberarms reichen.

Nach 5–6 Minuten nehmen Sie die Arme aus dem Wasser und tauchen sie 10 Sekunden in das kalte Wasser.

Anschließend legen Sie Ihre Arme wieder in das warme Wasser und wiederholen die Anwendung.

Das Wechselhandbad ist milder und dient dem gleichen Zweck.

Wechselduschen

Wechselduschen sind ideal für »Morgenmuffel« mit niedrigem Blutdruck, die nach dem Aufstehen nur schlecht in die Gänge kommen.

Ähnliche Wirkung wie das Wechselarmbad, nur etwas intensiver, da der ganze Körper einbezogen ist, entfalten Wechselduschen. Neben ihrer Kreislauf anregenden und durchblutungssteigernden Wirkung hat diese Wasseranwendung einen stärkenden Effekt auf das Immunsystem.

Wechselduschen sind angezeigt bei:
- Durchblutungsstörungen
- Niedrigem Blutdruck
- Kreislaufproblemen
- Körperlicher und geistiger Erschöpfung
- Nervosität und innerer Unruhe
- Depressiven Verstimmungen und Abgeschlagenheit
- Schlafstörungen
- Geschwächtem Abwehrsystem

Bei sehr niedrigem Blutdruck sollten Sie nicht zu lange warm duschen und bei Schwindelgefühlen oder Schwarzwerden vor den Augen die Dusche sofort abbrechen und ins Bett gehen.

Anwendungsdauer Insgesamt etwa 10 Minuten

■ **So geht's** Duschen Sie zunächst 2–3 Minuten warm und dann kalt. Führen Sie den Duschstrahl vom rechten Fuß an aufwärts bis zum Po, wiederholen Sie dies am linken Bein, und fahren Sie dann mit dem rechten und anschließend dem linken Arm fort. Brust, Bauch und Rücken duschen Sie ebenfalls kurz kalt ab. Dann wiederholen Sie die Anwendung nochmal und beenden mit kaltem Wasser.

Trocknen Sie sich nur leicht ab, und ziehen Sie sich dann an.

Wechselfußbad

Es wirkt entspannend, härtet ab und ist mit Abstand das beste Mittel gegen chronisch kalte Füße.

> **Bei schweren arteriellen Durchblutungsstörungen und Venenentzündungen sollten Sie das Wechselfußbad auf keinen Fall anwenden.**

Ein Wechselfußbad ist angezeigt bei:

- Kalten Füßen
- Durchblutungsstörungen
- Niedrigem Blutdruck
- Kreislaufproblemen
- Chronischen Erkältungen, besonders Nasennebenhöhlenentzündungen
- Schlafstörungen
- Kopfschmerzen
- Erhöhter Infektanfälligkeit
- Schmerzhafter Periode
- Nervöser Erregbarkeit
- Wechseljahrebeschwerden

> **Das Wechselfußbad wird immer warm begonnen und kalt aufgehört.**

Anwendungsdauer Insgesamt 10–12 Minuten

Das brauchen Sie
➤ 2 Fußbadewannen oder große Plastikeimer
➤ 1 Handtuch
➤ Fußmatte

■ **So geht's** Stellen Sie die beiden Fußwannen in die Badewanne und einen Stuhl davor. Dann füllen Sie die eine Wanne mit kaltem, die andere mit warmem Wasser.

Ihre Füße sollten im Wasser hängen und nicht bis zum Boden der Wannen reichen. Tauchen Sie zuerst beide Füße in das warme Wasser, und wechseln Sie nach etwa 5 Minuten in das kalte.

Im kalten Wasser bleiben Sie etwa 30 Sekunden. Anschließend wiederholen Sie die Anwendung noch einmal.

Nehmen Sie die Füße aus den Wannen, streifen Sie das Wasser nur von der Haut ab, und ziehen Sie sich warme Wollsocken an.

Wechselgüsse erfrischen und beleben, helfen schnell wieder auf die Beine und aktivieren Kreislauf und Durchblutung.

Wechselgüsse

Wechselgüsse an Armen, Beinen, Knien oder Schenkeln werden im Prinzip genauso durchgeführt wie die Güsse bei konstanter Temperatur. Der Unterschied ist, dass Sie mehrmals hintereinander zwischen warmem und kaltem Wasser wechseln.

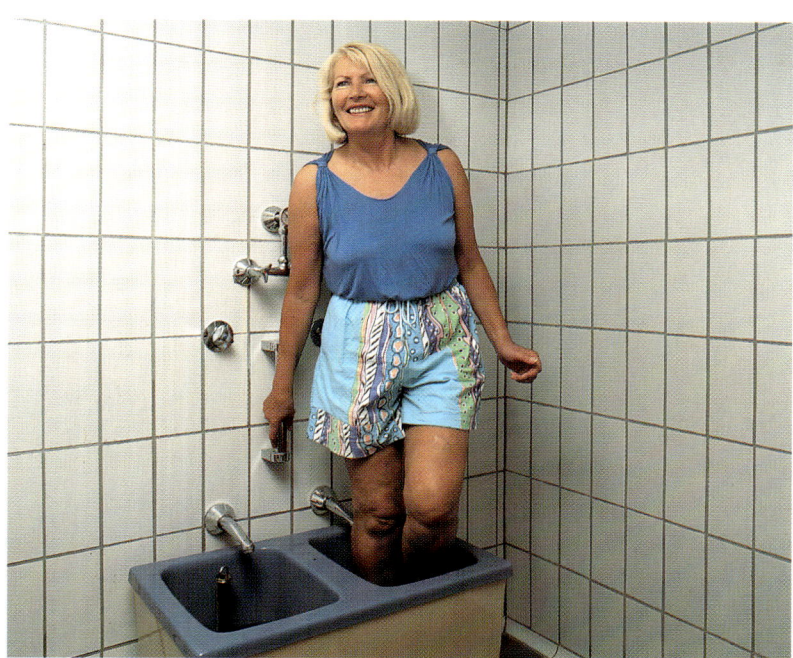

Den gleichen Effekt wie durch Wechselgüsse können Sie auch durch Wechselfußbäder erzielen.

Wechselgüsse sind angezeigt bei:

- Niedrigem Blutdruck
- Körperlicher und geistiger Erschöpfung
- Konzentrationsstörungen
- Muskelkrämpfen
- Kreislaufstörungen
- Nervosität
- Niedergeschlagenheit
- Gefäßbedingten Kopfschmerzen

Wechselarmgüsse sollten Sie nicht durchführen bei Herzrhythmusstörungen, schweren Durchblutungsstörungen und der Neigung zu Thrombosen. Wechselgüsse an Knien und Schenkeln sind bei Ischiasbeschwerden, Harnwegsinfekten, Krampfadern und extrem niedrigem Blutdruck ebenso zu meiden.

Anwendungsdauer Warmwasserguss 1–2 Minuten; Kaltwasserguss etwa 20 Sekunden

Das brauchen Sie

- ➤ Duschschlauch, von dem der Kopf abgeschraubt ist
- ➤ Bade- oder Duschwanne

So geht's Die Abfolge ist wie beim Arm-, Bein-, Knie- und Schenkelguss (Seite 184f., 187, 210 und 222f.).
Beginnen Sie stets mit warmem Wasser (36–38 °C), wechseln Sie dann zu kaltem über, und wiederholen Sie anschließend den Warmguss nochmals.
In dieser Reihenfolge wiederholen Sie den Wechselguss so lange, bis Sie das kalte Wasser als erfrischend und angenehm empfinden. Beenden Sie jedoch immer mit kaltem Wasser.
Abschließend trocknen Sie sich nicht ab, sondern streifen das Wasser mit den Händen von der Haut und ziehen sich etwas Warmes und Bequemes an.

In der Regel beträgt die Wassertemperatur des kalten Gusses 10–15 °C, in Ausnahmefällen – beim sogenannten temperierten Guss – jedoch bis zu 20 °C.

Zusätze für Bäder und Wickel

Sowohl Bädern als auch Wickeln wird zur Verstärkung ihrer Wirkung oft ein Zusatz beigegeben.

Badezusätze

Ein Thymianbad wirkt anregend und durchblutungsfördernd und wird vor allem bei Erkältungen eingesetzt.

Fichtennadel Wirkt beruhigend und Nerven stärkend.

Baldrian Wirkt beruhigend und Schlaf fördernd.

Heublumen Wirken allgemein kräftigend und werden gern bei Rheuma und Magen-Darm-Störungen eingesetzt.

Zinnkraut Wird bei Krampfadern, Hämorrhoiden und Unterleibsbeschwerden von Frauen eingesetzt.

Eichenrinde Wirkt durchblutungsfördernd und kräftigend auf die Haut und wird deshalb bei Hauterkrankungen und Hämorrhoiden verwendet.

Melisse Wirkt gleichzeitig Kreislauf anregend und beruhigend.

Kamille Findet bei allen Entzündungen, vor allem der Haut, Anwendung.

Zusätze für kalte Wickel

Für kalte Wickel werden weiterhin Heilerde und Lehmwasser gerne eingesetzt, für warme Wickel Heublumen, Haferstroh, Kamille und Zinnkraut.

Salz Erhöht die Reizwirkung des Wickels und entzieht Wasser.

Arnikatinktur Wird vor allem bei Verletzungen, Prellungen und Blutergüssen eingesetzt, lindert Schmerzen und bringt die Schwellung zum Abklingen.

Weinessig Verstärkt die Reizwirkung auf das Gefäßsystem. Essig wird bevorzugt den Wickeln an den Unterschenkeln und Beinen, aber auch dem Brustwickel beigegeben.

Zwiebelwickel

Das Allround-Mittel Zwiebel wirkt entzündungshemmend und desinfizierend, lindert Schmerzen und zieht Giftstoffe aus dem Körper – ob pur, in Milch eingelegt, zu Saft gepresst oder eben als Wickel. Kein Wunder, dass die Volksheilkunde sehr viel von der vielseitigen, scharfen Knolle hält.

Bei Ohrenschmerzen reicht ein kleines Zwiebelsäckchen: Hacken Sie eine Zwiebel klein, füllen Sie die Stückchen in ein Taschentuch, binden Sie dieses zu einem Säckchen, und legen Sie es in ruhiger Seitenlage auf das schmerzende Ohr.

Ein Zwiebelwickel ist angezeigt bei:

- Blasenentzündung
- Ohrenschmerzen
- Husten, Asthma
- Mittelohrentzündung
- Ischiasbeschwerden
- Magenbeschwerden
- Mandelentzündung
- Gicht und rheumatischen Beschwerden

Anwendungsdauer: 1–2 Stunden oder über Nacht

Das brauchen Sie
➤ 2–3 Zwiebeln (je nachdem, wie groß der zu behandelnde Körperteil ist)
➤ 1 Leinentuch (Größe gemäß dem zu behandelnden Körperteil)
➤ 1 Wolltuch
➤ Sicherheitsnadeln oder Leukoplast

So geht's Schneiden Sie die Zwiebeln in dünne Scheiben, füllen Sie sie in ein Säckchen aus dünnem Stoff, und binden Sie es oben zu. Dann füllen Sie eine Bratpfanne halb voll mit Wasser, legen einen Deckel darauf und erhitzen das Wasser.
Die Zwiebelsäckchen legen Sie auf den Deckel, erwärmen sie beidseitig und legen sie noch heiß auf. Darüber wickeln Sie ein Wolltuch und legen sich ins Bett, bis der Wickel erkaltet ist.

Die Naturapotheke

Heilsame Vielfalt aus dem Kräutergarten

Tiere wissen bei einem bestimmten Schmerz instinktiv, welche Pflanzen sie kauen müssen, um sich Linderung zu verschaffen. Dies inspirierte die ersten Kräuterforscher zur Nachahmung.

Die ersten Kräuterkundigen waren weniger Wissenschaftler als vielmehr aufmerksame und neugierige Naturbeobachter, die als Landbewohner genau mit den Rhythmen von Aussaat, Wachstum und Ernte vertraut waren und um die Wichtigkeit des richtigen Zeitpunkts wussten. In gewisser Weise gab es bereits während dieser Frühzeit der medizinischen Forschung den Tierversuch, der vor dem Selbstversuch stand, doch in ganz anderer Form, als heute üblich. Die Tiere zeigten den neugierigen Naturforschern, wann und in welchen Situationen sie bestimmte Kräuter, Blätter oder Rinden kauten und wie sie auf diese reagierten. Denn ihr Instinkt hilft ihnen schließlich, auf die bestmögliche Art in der Natur und mit Hilfe der Natur zu überleben und sich mit den zur Verfügung stehenden Pflanzen selbst zu heilen. So suchen beispielsweise Ziegen auf der Weide nach Thymianbüschen, wenn sie an Magen- oder Verdauungsstörungen leiden. Aufgrund derartiger Beobachtungen probierten jene Neugierigen den Thymian schließlich auch am eigenen Leibe aus. Und das aromatisch duftende Kraut wirkte in der Tat gegen schmerzhafte Magen- und Darmbeschwerden. Tatsächlich – so wissen wir heute durch chemische Analysen – besitzt Thymian entzündungshemmende und lindernde Wirkstoffe gegen bestimmte schädliche Darmbakterien.

»Tests« der oben beschriebenen Art waren also nicht gerade als systematisch zu bezeichnen und ihre Ergebnisse auch eher zufälliger Art. Trotzdem sollte man sie keineswegs unwissenschaftlich nennen, da sie auf ihre Weise auch empirische Forschungsmethoden darstellten, also eine Untersuchungsmethode, die auf Erfahrungswerten beruht.

Wirkstoffe in Heilpflanzen

■ *Vitamine, Mineralstoffe und Spurenelemente:* Sind wichtig für den Zellaufbau und alle lebenswichtigen Stoffwechsel-funktionen. Da sie der Körper nicht selbst bilden kann, sollten sie in der täglichen Nahrung enthalten sein.

■ *Gerbstoffe:* Wirken zusammenziehend und – innerlich eingenommen – bisweilen Magen reizend, da sie Bakterien, die sich auf Schleimhäuten oder verletzten Hautpartien angesiedelt haben, den Nährboden entziehen.

■ *Bitterstoffe:* Es gibt drei Sorten von Bitterstoffen. »Amara tonica« wirken stärkend und regen die Magensäfte und die Speichelbildung an. »Amara aromatica« regen die Verdauung an, wirken auf Leber und Galle, gegen Bakterien und Parasiten. »Amara acria« stärken den Kreislauf. Bitterstoffe können giftig sein!

■ *Ätherische Öle:* Ätherisch bedeutet hier, dass diese Wirk-stoffe leicht flüchtig sind und in Wasser schwer oder gar nicht löslich sind. Die stark riechenden Öle wirken entzündungshemmend oder -lindernd, schleimlösend, Bakterien tötend, desinfizierend, stärkend auf Magen-Darm-Trakt, Leber und Galle, harntreibend oder Krampf lösend.

■ *Glykoside:* Sind zuckerhaltige Stoffe mit starker Wirkung (oft giftig) und breitem Anwendungsspektrum.

■ *Kieselsäure:* Ist vor allem in Schachtelhalmgewächsen und Gräsern enthalten. Stärkt Haut, Haare und Nägel.

■ *Saponine:* Mit Wasser zusammen ergeben diese Wirkstof-fe eine schäumende Lösung. Sie wirken meist schleimlösend, harntreibend oder als Brechmittel.

■ *Schleimstoffe:* Schützen Schleimhäute und Wundober-flächen, wirken reizmildernd und abführend.

■ *Alkaloide:* Da es sich hier um heilende Gifte handelt, eignen sich Pflanzen mit diesen Wirkstoffen nicht zur Teekur. Sie unterstützen mit ihrem Vorkommen jedoch meist die anderen Heilstoffe in den jeweiligen Pflanzen.

Die Heilkraft der Pflanzen rührt von ihren Inhaltsstoffen her. Vergessen Sie dabei jedoch nicht: Pflanzen können heilen, aber auch – in falscher Dosierung – als Gift Schaden anrichten.

Würz- und Duftkräuter...

Durch ständiges Beobachten, Sammeln und Probieren hatte sich im Volke bald ein beachtliches Standardrepertoire an Hausmitteln gegen bestimmte Krankheiten zusammengefunden.

Kräuter bereicherten auch die ländliche Küche als Würz- und in manchen Fällen sogar als Nährmittel. Stellte man mit der Zeit fest, dass das eine oder andere Kraut eine besonders verdauungsfördernde oder entblähende Wirkung hatte, so verabreichte man es schließlich immer bei diesen Beschwerden. Nicht nur die Giftigkeit von Pflanzen wie der Tollkirsche oder der Einbeere, die im Übermaß genossen sogar tödlich wirken, wurden so im Selbstversuch festgestellt, sondern auch die passenden Gegenmittel. Auch das Verbrennen von bestimmten Kräutern in Räucherpfannen, um Duft zu erzeugen, heilsame Inhalationen sowie das Auflegen von Kräutermischungen oder Blättern zur Behandlung äußerer Leiden entdeckte man durch zahlreiche Versuche. Die gezielte Verabreichung dieser Urform der Medikamente, oder sagen wir besser Reinform, da es sich ja bei den Pflanzen um die natürlichste Form handelt, entstand also erst im Laufe der Zeit. Da gerade auf dem Land im frühen Mittelalter das Schriftgut ein Privileg der kirchlichen Gelehrten und bisweilen des Adels war, begnügten sich die Kräuterweiblein und Dorfweisen mit der mündlichen Überlieferung ihrer Rezepturen.

Heilkräuter aus unbelasteter Natur

»Gegen jedes Leiden ist ein Kraut gewachsen.« Paracelsus

Liest man die alten Quellentexte, so staunt man über die Vielfalt der Heilkräuter und über den reichen Erfahrungsschatz unserer Vorfahren. Und man begreift, wie viele Jahrhunderte menschlichen Forschens dahinter stecken. Doch auch ein Laie, der mit offenen Augen durch die Natur spaziert, findet die pflanzlichen Helfer als »Unkraut« auf ungespritzten Wiesen, am Feldrand oder am Ufer von Bächen und Flüssen. Wer sich ein wenig näher damit befasst, wird schnell feststellen, dass es sich bei der Welt der Kräuter um einen ganz eigenen und mächtigen Mikrokosmos handelt. Man mag fast nicht glauben, dass in einem unscheinbaren Kraut handfeste Wirkstoffe gegen sehr unangenehme Beschwerden stecken. Doch nicht jedes Heilkraut, das im Freien wächst, hat dieselben Kräfte und dieselbe Wirksamkeit bei Beschwerden. Hier gilt: Je unberührter und unbelasteter die Natur in Schutzgebieten und auch in vielen Berggegenden ist, desto wertvoller sind auch die Inhaltsstoffe der Kräuter, die sie uns schenkt. Ein Grund mehr für uns, diese Vielfalt, wo noch möglich, zu schützen und zu erhalten. Denn sie bietet den reinsten Grundstock für unser Wohlbefinden und unsere Gesundheit.

Kräuterernten – wann und wie

Seit Jahrtausenden beschäftigen sich Naturforscher mit dem Einfluss des Mondes auf das Leben auf der Erde. Ebbe und Flut, der monatliche Zyklus der Frau, das Wachstum und Gedeihen der Pflanzen sind nur wenige, aber bedeutende Aspekte, die in engem Zusammenhang zum Wechsel der einzelnen Mondphasen stehen. Uns interessiert nun vor allem, wie die Lebensvorgänge in den Heilpflanzen vom Mond gesteuert werden. Denn tatsächlich gibt es Phasen während eines Monats, in welchen sich die Kräfte einer Pflanze entweder in den Blättern, Blüten oder Samen, oder aber in den Wurzeln unter der Erde konzentrieren. Diese hängen davon ab, ob der Mond am Zu- oder am Abnehmen ist.

Allgemein gilt, dass die lebenserhaltenden Säfte einer Pflanze bei zunehmendem Mond aufwärts steigen und bei abnehmendem Mond nach unten sinken.

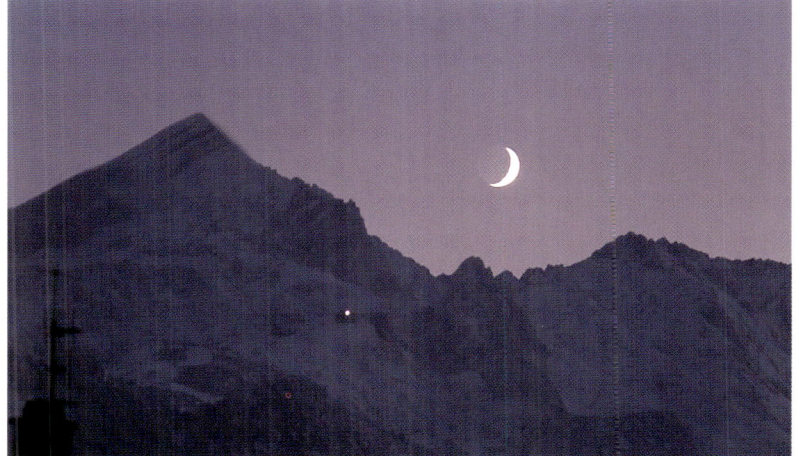

Fern und geheimnisvoll ist der Mond geblieben, und das, obwohl er bereits von Menschen betreten wurde.

Jedes Kraut hat seinen eigenen Lebensrhythmus, nach dem es wächst und reift. Die Zeit, in der es am heilkräftigsten ist, ist meist auf wenige Wochen im Jahr begrenzt. Das macht das Kräutersammeln zu einer hoch komplizierten Angelegenheit.

Die beste Mond- und Erntezeit

■ *Früchte und Samen:* Früchte sollten bei der Ernte ganz reif sein. Auch der Samen sollte aus vollreifen Früchten stammen, da sie in diesem Wachstumsstadium am leichtesten zu trocknen sind. Am besten sammelt man Früchte und Samen vor- oder nachmittags an einem trockenen Herbsttag bei abnehmendem Mond. Idealerweise sollte der Mond in den Sternzeichen Widder, Löwe oder Schütze stehen.

■ *Blüten:* Voll entfaltet sollten sie bei der Ernte sein, weshalb sich besonders die Stunden vor der Mittagszeit anbieten, da sich die Pflanzen um diese Zeit mit ganzer Kraft der Sonne zuwenden. Sammeln Sie Blüten bei zunehmendem Mond und am besten dann, wenn er in den Zeichen Zwillinge, Waage oder Wassermann steht.

■ *Blätter:* Auch beim Blättersammeln suchen Sie sich am besten einen trockenen Tag bei zunehmendem Mond aus. Die Pflanze, von der Sie die Blätter abnehmen, sollte nicht zu alt sein. Die Mondtage in Krebs, Skorpion oder Fische eignen sich am besten zum Blätterernten.

■ *Wurzeln:* Die beste Erntezeit für Wurzeln sind das zeitige Frühjahr, kurz nachdem die Pflanze zu treiben beginnt, oder der Herbst, wenn die Lebenssäfte nach der Blütezeit der Pflanze wieder in die Wurzel gesunken sind. Vor Sonnenaufgang und in den späten Abendstunden konzentrieren sich die Wirkstoffe in den Wurzelenden. Die Tage im abnehmenden Mond und im Vollmond in den Zeichen Steinbock und Jungfrau bieten sich zum Wurzelsammeln an.

Gezielt sammeln

Das Kräutersammeln ist, wie Sie sehen, eine ernsthafte Angelegenheit. Schließlich dreht es sich dabei auch um die Helfer auf dem Weg zu mehr Wohlbefinden und Gesundheit. Seit Generationen haben sich daher Leute mit der richtigen Art des Sammelns befasst. Sie stellten fest, dass bereits der Zeitpunkt, an dem wir die Pflanze aus ihrem natürlichen Umfeld entfernen, entscheidend ist, was ihre spätere Wirksamkeit anbelangt. Je gezielter Sie also bei Ihrer Ernte vorgehen, desto größer sind hinterher die Heilungserfolge.

Bevor Sie sich also in Wald, Feld und Flur zum Sammeln aufmachen, studieren Sie genau den Erntekalender auf Seite 316ff. Er zeigt ihnen die Zeiten, in denen die Kräuter besonders reich an Aroma- und Heilstoffen sind. Bedenken Sie darüber hinaus auch, dass die Kräuter bei einer herbstlichen Sammlung nach einem sonnenreichen Jahr reicher an ätherischen Ölen sind als nach einem verregneten Sommer.

Zwölf wertvolle Tips

■ Welche Pflanzen und vor allem welche Teile davon, also Wurzeln, Blätter oder Blüten, möchten Sie sammeln? Am besten beschränken Sie sich auf einige wenige Sorten, die Sie auch in Kürze verarbeiten möchten. So haben Sie am meisten von den Heilkräften der Pflanzen. Zügeln Sie sich bitte beim Wurzelsammeln in freier Natur, da Sie mit dem Ausgraben das Weiterbestehen der Pflanze beenden. Im eigenen Garten ist diese Vorsicht natürlich nicht geboten, denn Sie können ja jederzeit nachsäen. Lesen Sie hierzu auch die Empfehlungen zum eigenen Kräuterbeet auf Seite 253f.

■ Zu welcher Jahreszeit sind welche Pflanzen erntereif bzw. wann blühen sie?

■ Wo können Sie in ihrer Umgebung gesunde, kräftige Pflanzen auffinden? Die Heilpflanzen sollten nämlich idealerweise aus einer Gegend stammen, die möglichst noch unberührt von Umweltgiften und Dünger ist. Jede Art von künstlichem Zusatz beeinträchtigt den Heilwert der Pflanzen. Bestimmte Pflanzen findet man tatsächlich nur noch in der unberührten Bergwelt, in Naturparks oder Mooren.

■ Berücksichtigen Sie auch, in welcher natürlichen Umgebung die von Ihnen gesuchten Pflanzen heimisch sind, ob sie eher son-

Schlechte Luft schadet den Pflanzen genauso wie den Menschen. Nehmen Sie sich doch einmal die Zeit für eine Kräuterexkursion! Pflanzen, die unter Naturschutz stehen, sollten jedoch beim Sammeln gerade für Naturliebhaber tabu sein!

Grundsätzlich gilt: Holen Sie die Kräuter nur bei trockenem Wetter ein, wenn der Tau verschwunden ist.

nige oder mehr schattige Plätze bevorzugen. Dies können Sie bei den einzelnen Kräuterporträts ab Seite 265 nachlesen.

■ Verwenden Sie nur die Pflanzen, die Sie einwandfrei identifizieren können. Wenn Sie sich bei dem ein oder anderen Exemplar nicht sicher sind, fragen Sie in der Apotheke nach, ob es sich dabei auch wirklich um ein Heilkraut und nicht etwa um sein giftiges Gegenteil handelt. Außerdem erhalten Sie in der Apotheke auch alle Tee-, Heil- und Gewürzkräuter in hervorragender Qualität.

■ Die Pflanzen sollten nicht feucht von einem Regenguss oder vom Tau sein. Wenn sich an ihnen bereits Ungeziefer oder Schimmelpilze gütlich getan haben, sollten Sie die Pflanzen stehen lassen.

■ Ihr Sammelbehältnis sollte Luft an die Kräuter lassen. Ein geflochtener Korb oder ein Rupfensack sind am besten dafür geeignet, Plastiktüten überhaupt nicht.

■ Blüten, Blätter und Zweigspitzen ernten Sie am besten behutsam mit der Hand. Mit einem scharfen Messer oder einer Rosenschere können Sie härtere Stängel abschneiden. Achten Sie darauf, dass Sie dabei die Pflanze nicht anreißen oder verletzen. Hier dringen gerne Schädlinge und Bakterien ein.

■ Stechen Sie beim Wurzelernten nur so viele Wurzelstücke ab, wie die Pflanze ohne Schaden entbehren kann.

Beim Sammeln sollte man gesund und wohlauf sein, so besagt eine Regel, denn der Kranke setzt beim Sammeln die Heilkraft der Pflanzen herab.

■ Achten Sie beim Sammeln darauf, Ihre Kräuter nicht zusammen zu werfen. Heilpflanzen sind sehr empfindlich, und manche vertragen sich auch nicht untereinander. Nur Kräuter, die miteinander in derselben Umgebung wachsen, kann man getrost zusammentun. Andere bindet man zu Sträußchen und bewahrt sie in getrennten Behältern auf.

■ Die beste Erntezeit ist in den Vormittagsstunden. Während dieser Zeit ist die Kraft der Pflanzen am ausgeprägtesten. Der Tau der Nacht ist bereits eingetrocknet, und die Mittagshitze hat die empfindlichen Blätter noch nicht angegriffen. Bis mittags, wenn die Sonne am höchsten steht, sollte die Sammlung beendet sein. Denn ab jetzt bereiten sich die Pflanzen bereits wieder auf die Nachtruhe vor.

Heilkräuter richtig trocknen und aufbewahren

Nach der erfolgreichen Ernte sollten Sie Ihre Kräuter auseinander sortieren und zum Trocknen locker auf einem Holzbrett, Leinen- oder Baumwolltuch oder Haushaltskrepp auslegen. Legen Sie die Kräuter nicht ins pralle Sonnenlicht und nicht an einen zu warmen Ort, etwa auf die Heizung oder den Herd. Idealerweise trocknet man sie im Freien, an einem schattigen, trockenen und luftigen Platz. Denn Hitze ist ebenso schädlich wie stickige und feuchte Luft. Große, safthaltige Pflanzen wie etwa Beinwell können Sie vor dem Trocknen etwas auseinander zupfen. Ansonsten zerkleinern Sie die Kräuter erst nach dem abgeschlossenen Trocknungsvorgang.

Blüten und Blätter

Nachdem die Kräuter gut durchgetrocknet sind – das merken Sie daran, dass sie noch grün aber leicht zwischen den Fingern zu zerbröseln sind –, streifen Sie die Blätter und die Blüten von den Stängeln ab. Braun gewordene Kräuter haben zu viel Wärme abbekommen und sind nicht mehr besonders wirkungsvoll. Diese können sie aussondern.

Wurzeln

Wurzeln säubern Sie von anhaftender Erde, bürsten sie unter fließendem Wasser ab und reiben sie trocken. Große Wurzeln schneiden Sie der Länge nach durch in Scheiben, kleine verwenden Sie ganz. Mit Nadel und einem festen Zwirn fädeln Sie die Wurzelstücke auf und hängen sie zum Trocknen auf.

Samenkörner

Bei den Samenkörnern müssen Sie besonders auf den richtigen Erntezeitpunkt, der kurz vor der Samenreife liegt, achten. Die fast reifen Dolden hängen Sie kopfüber zum Trocknen auf und brei-

Binden Sie aus den Kräutern lockere Sträuße, und hängen Sie diese kopfüber an einer Leine an einem schattigen und luftigen Platz auf. Im Fachhandel gibt es auch Trockenapparate mit mehreren Sieben, in denen sie neben Obst und Gemüse auch Ihre Heilkräuter trocknen können.

Füllen Sie Ihre Heilpflanzen bei abnehmendem Mond ab. Zunehmender Mond kann die Schimmelbildung begünstigen! Behandeln Sie auch Küchenkräuter, die oft gleichzeitig Heilkräuter sind, genauso pfleglich wie ihre rein medizinisch wirkenden Schwestern.

ten darunter ein sauberes Baumwolltuch oder Küchenkrepp. Klopfen Sie die getrockneten Doldensträuße auf dieser Unterlage aus, und schütten Sie die Samen dann in ein feines Sieb, um Blättchen und Staub von ihnen zu entfernen. Rütteln Sie das Sieb ein bißchen, und pusten Sie die Spreu weg.

Anschließend bewahren Sie die getrockneten Heilpflanzen in sauberen Papiersäckchen, Schachteln, Dosen oder Gläsern auf, die nicht zu fest verschlossen sein sollten, und stellen sie an einen kühlen, trockenen, dunklen Ort. Lichteinwirkung beeinträchtigt die Haltbarkeit der Heilpflanzen. Ideal sind zur Aufbewahrung daher auch dunkle Gläser oder Keramikbehältnisse mit Schraubverschlüssen oder Korken, die dann auch an einem hellen Platz stehen können.

Stark riechende Substanzen sollten sich nicht in der Nähe Ihrer Kräuter befinden, da diese sehr schnell deren Aromen annehmen und damit in ihrer Heilkraft beeinträchtigt werden. Beschriften Sie die Behältnisse sorgfältig mit Name und Erntedatum, um Verwechslungen und Überlagerung zu vermeiden. Mit wenigen Ausnahmen sollten Kräuter nicht länger als ein Jahr gelagert werden.

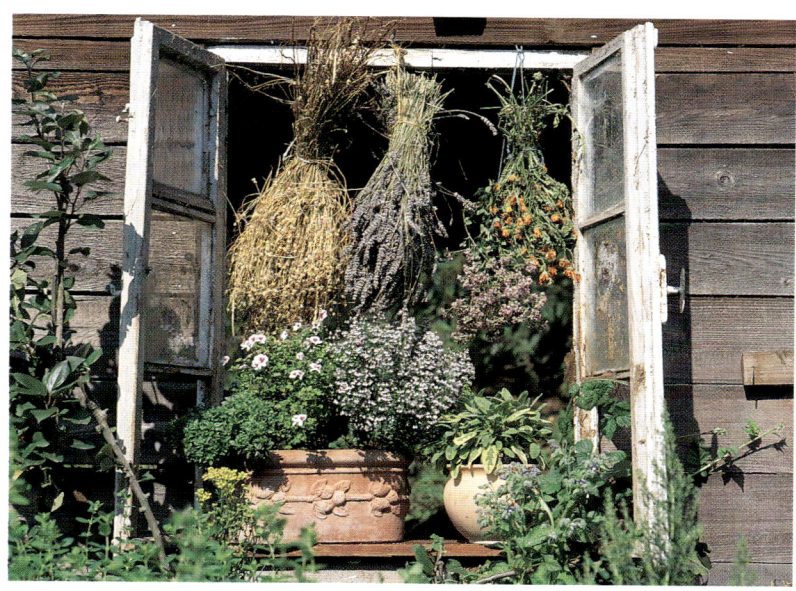

Trocken und luftig sind die gebündelten Heilkräuter hier aufgehängt. Achten Sie jedoch darauf, dass Sie Ihre Heilkräuter nicht einer zu intensiven Sonnenbestrahlung aussetzen.

Der eigene Kräutergarten

Auch wenn die Kräuterkultur eine wesentlich längere Geschichte hat, so stammt doch der Kräutergarten, wie wir ihn heute kennen, von den Benediktinermönchen. Um die barbarischen Franken und Germanen jenseits der Alpen zu bekehren, trugen sie neben der Bibel auch diverse Heilkräuter und -samen im Gepäck mit sich. Auf diesem Wege gelangten u. a. Thymian und Salbei, Rosmarin und Knoblauch in unsere Breiten.

Heute sind diese Kräuter und ihre vielen Geschwister sowohl in der »nouvelle cuisine« wie auch im alltäglichen Gebrauch als Arzneimittel so aktuell wie nie. Sowohl Gemüsegeschäfte als auch Supermärkte bieten ein reichhaltiges Angebot. Die Kräuter, die man im eigenen Garten oder direkt von der Fensterbank weg pflücken kann, sind jedoch aromatischer und oft intensiver in ihrer Heilwirkung als gekaufte Kräuter, von denen man weder den genauen Herkunftsort weiß, noch die Umweltbedingungen, unter denen sie groß geworden sind, kennt. Die Anlage eines Kräuterbeets im Garten oder am Fenster kostet nur wenig Mühe und lohnt sich in jedem Fall. Schon der Anblick der erblühten Kräuter ist der reinste Augenschmaus – vom Duft, der durch den Garten zieht, ganz zu schweigen.

Das Sammeln und Kultivieren von Heil- und Arzneipflanzen geht zurück bis zu den alten Hochkulturen der Sumerer, Chinesen und Babylonier. Später forschten Ärzte wie z. B. Hippokrates auf diesem Gebiet weiter und überlieferten ihr Wissen an die römische Welt.

Der richtige Platz

Die meisten der bei uns heimischen Gewürz- und Heilkräuter stammen aus wärmeren Gefilden. Sie haben sich zwar an unser raues Klima gewöhnt, benötigen jedoch zum idealen Wachstum immer Licht und Wärme. Der sonnigste und windgeschützteste Platz im Garten oder die Fensterbank, die tagsüber am meisten beschienen wird, sind ideal zum Kräuteranbau. Auf krümeligem, leicht sandigem Humusboden gedeihen die Pflänzchen am besten. Lehmboden sollte mit Sand und Kompost gelockert, ein magerer Sandboden hingegen mit etwas Tonmehl und Kompost angereichert werden.

> ## Der bevorzugte Standort
>
> - *Volle Sonne:* Alant, Anis, Basilikum, Beifuß, Beinwell, Bohnenkraut, Dill, Eibisch, Fenchel, Kamille, Kümmel, Lavendel, Melisse, Petersilie, Ringelblume, Rosmarin, Salbei, Schafgarbe, Thymian, Ysop
> - *Sonnig bis Halbschatten:* Frauenmantel, Pfefferminze
> - *Halbschatten:* Baldrian, Kerbel, Waldmeister

Wenn Sie Balkonkästen bepflanzen, sollten Sie auf einen guten Wasserabzug achten. Legen Sie über die Löcher einige Kieselsteine, damit sie nicht verstopfen. Als Saatboden mischen Sie eine Kräutererde zu je einem Drittel reifen Kompost, Torf und Sand.

Die Aussaat

Saatgut für viele einjährige, zweijährige und ältere Kräuter erhalten Sie im Fachhandel und über Versand. In Gärtnereien oder auf Bauernmärkten können Sie auch Jungpflanzen kaufen. Vor der Aussaat reichern Sie den Boden mit Kompost oder organischem Dünger (Hornspäne) an, lockern den Boden etwas auf und entfernen Unkraut samt Wurzeln sowie Steine und größere Erdklumpen. Anschließend harken Sie die Oberfläche glatt und teilen den einzelnen Pflanzen großzügig ihren Platz zu. Ziehen Sie dann mit dem Finger Rillen in den Boden, in denen sie locker die Samen verteilen. Stecken Sie zur Sicherheit das Samentütchen dazu, damit sie auch hinterher noch wissen, was sie wo eingesät haben. Die besten Aussaatzeiten und die Reihenabstände stehen auf den Samentüten. Hier lesen Sie auch, welche Kräuter nach dem Keimen ausgelichtet werden müssen und welche wie gewachsen stehen bleiben können.

Im Balkonkasten gehen Sie im Prinzip ähnlich vor, wenn auch auf kleinerem Raum. Hier können Sie auch Pflänzchen aus der Gärtnerei einpflanzen, wie etwa Basilikum, das im Kasten oft besser gedeiht als draußen.

Der Mond gibt an den Boden Impulse, die für das Wachstum aller Pflanzen von Bedeutung sind. In einem Mondkalender sind für das jeweilige Jahr die besten Tage für das jeweilige Kraut berechnet. Allgemein gilt: Samenernte und Aussaat sollte bei abnehmendem Mond erfolgen.

Heilkräuter für die Küche und die Gesundheit

Für Ihren Kräutergarten eignen sich vor allem diese Pflanzen: Alant, Anis, Baldrian, Basilikum, Beinwell, Beifuß, Bockshornklee, Bohnenkraut, Brennnessel, Brunnen- oder Gartenkresse, Dill, Fenchel, Johanniskraut, Knoblauch, Königskerze, Kümmel, Liebstöckel, Majoran, Malve, Melisse, Petersilie, Pfefferminze, Ringelblume, Rosmarin, Salbei, Stiefmütterchen, Stockrose, Thymian, Veilchen, Wermut, Ysop, Zwiebel

Die Herstellung der Kräutermittel

Ein wesentlicher Vorteil der Kräutermittel ist, dass man sie allesamt mit etwas Sorgfalt und dem richtigen Werkzeug in der Küche selbst herstellen kann. Trotzdem sollte man dabei nicht vergessen, dass unsere Vorfahren im Laufe der Zeit recht komplizierte und langwierige Prozeduren ersonnen hatten, um die höchste Wirksamkeit der Kräuterinhaltsstoffe in den einzelnen Mitteln zu erhalten. In der Zubereitung relativ einfach sind Kräuteröle, -tees, Tinkturen und Kräuterwein – der sogenannte Medizinalwein. Schwieriger wird es dagegen bei der Herstellung von ätherischen Ölen, Kräutergeistern, Pulvern oder Salben. Pulver enthalten die Pflanzenwirkstoffe in ihrer aufgeschlossensten, also wirksamsten Form. Pulverisierte Heilpflanzen werden häufig in warme Flüssigkeiten gemischt verabreicht, wie etwa in Wasser, Wein oder Kamillentee. Auch die Salbenherstellung ist gewissermaßen eine Kunst, die etwas Routine verlangt. Weiter unten finden sie trotzdem ein klassisches Salbenrezept, und auch bei den einzelnen Beschwerdebildern stehen diverse Salbenrezepturen zum Selbermachen.

Die Herstellung von Pulvern bedarf größter Genauigkeit und glückt oft erst nach einiger Übung. Daher raten wir, sie in Reformhaus oder Apotheke zu kaufen.

255

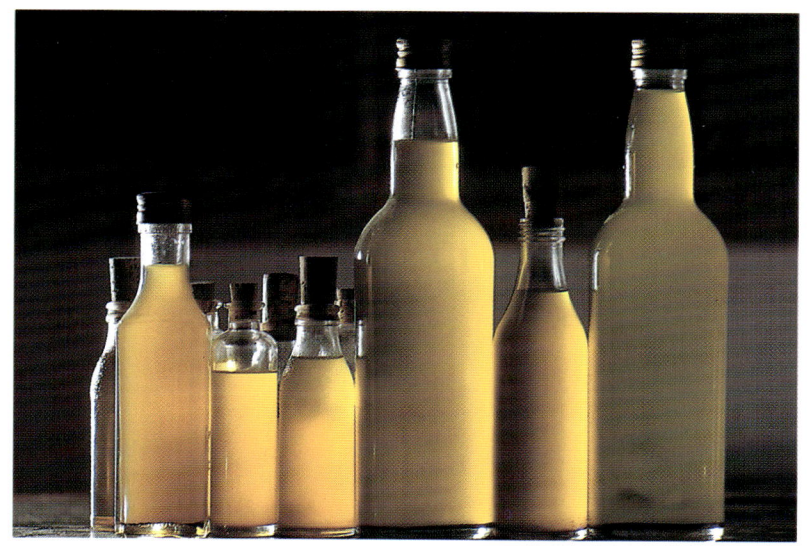

Aus den reifen, etwas getrockneten Früchten des Olivenbaums gewinnt man das hochwertige Öl, das sich sowohl als Speiseöl als auch als Massageöl verwenden lässt.

Heilkrautöl

Rezept »Königsöl«: 1 Handvoll frischer Königskerzenblüten in einer hellen Flasche mit 100 g Olivenöl übergießen und verschlossen 3–4 Wochen draußen ziehen lassen; 1-mal pro Tag durchschütteln. Danach durch ein feines Sieb abseihen.

Bei der Behandlung von Wunden, für Umschläge bei bestimmten Hauterkrankungen, Verbrennungen sowie Erfrierungen und für Massagen sind Heilkräuteröle ideal. Am beliebtesten und vielseitigsten ist dabei das Johanniskrautöl, das es fertig gemischt in der Apotheke gibt. Es hilft bei depressiven Verstimmungen ebenso wie bei Gallen- oder Leberbeschwerden, Gicht, bestimmten Hautleiden, Kopf- oder Magenschmerzen sowie Verrenkungen oder Verstauchungen. Sie können das Johanniskrautöl auch selbst zubereiten.

■ **So geht's** Auf 1 l gutes Speiseöl (Olivenöl) kommen etwa 3 Hände voll frisch gesammeltes und noch nicht getrocknetes Heilkraut. Diese Mischung in einem verschlossenen Gefäß 14 Tage lang an der Sonne stehen lassen, noch einmal 3 Handvoll frisches Kraut dazugeben und wiederum ein paar Tage an der Sonne stehen lassen. Wenn das Öl eine dunkelrote Farbe angenommen hat, seihen Sie es durch einen feinen Filter ab. Das Öl ist unbegrenzte Zeit haltbar.

Kräuteressig und Kräuteröl

Viele Gewürzkräuter gehören zu den Heilkräutern und sorgen als Beigabe zu unseren Speisen dafür, dass die Magen- und Darmfunktion harmonisiert oder angeregt wird. Das Einlegen in Essig oder Öl gehört bei diesen Kräutersorten zu den ältesten Konservierungsmethoden; die Heilstoffe gehen mit der Zeit in die Flüssigkeit über.

■ **So geht's** Die Pflanzenteile säubern, trocknen, locker nebeneinander in saubere, helle Flaschen legen und mit einem qualitativ guten Weinessig, kaltgepresstem Olivenöl oder auch Distelöl übergießen. Die Flaschen mit einem Korken fest verschließen und auf eine sonnige Fensterbank stellen; jeden Tag einmal gut durchschütteln.
Nach 2–3 Wochen können Sie den Essig verwenden, nach 3–6 Wochen die Kräuteröle. Vor Gebrauch den Flascheninhalt durch einen Trichter seihen, in den Sie ein sauberes Baumwolltuch als feinen Filter legen. Das Tuch auswringen und die wertvolle Flüssigkeit beigeben.

Öle und Essig werden in dunklen Flaschen und an einem kühlen Ort aufbewahrt.

Kräutergeist

In der Regel bestehen Geiste aus ätherischen Kräuterölen, versetzt mit hochprozentigem Weingeist. Am besten kaufen Sie den Kräutergeist Ihrer Wahl in der Apotheke oder im Reformhaus. Sie können jedoch einen Standardkräutergeist selbst ausprobieren. Er wird ähnlich wie eine Tinktur (Seite 261f.) hergestellt und kann innerlich oder äußerlich für Einreibungen, Auflagen oder Umschläge verwendet werden.
Ein altes Hausmittel bei Erkältungen und zu deren Vorbeugung, bei Herz- und Kreislaufbeschwerden, Magenschmerzen oder Übelkeit ist z. B. der Melissengeist.

■ **So geht's** 200 g frische Melissenblätter in 1 l 60-prozentigem Branntwein ansetzen. Gut verschlossen an einem Ort mit 25–

30 °C etwa 10 Tage lang ziehen lassen. Dann den Geist filtrieren und die Kräuter in einem Leintuch auspressen. Pro Tag sind zur innerlichen Anwendung 5-mal je 10–20 Tropfen empfohlen (Kinder höchstens die Hälfte).

Kräuterwein

Für Hildegard von Bingen galt der Wein als das Blut der Erde und heilte und erfreute den Menschen mit seiner Kraft und Wärme.

Stärkender, Nerven und Kreislauf anregender Kräuterwein wird im Prinzip wie die Tinktur (Seite 261f.) hergestellt. Anstatt des 70-prozentigen Alkohols wird allerdings ein guter und trockener Weißwein verwendet.

■ **So geht's** 100 g einer Kräutersorte oder eines Gemischs in 1 l Weißwein ansetzen und gut verschlossen 8 Tage ziehen lassen. Anschließend durch ein sauberes Tuch oder einen sehr feinen Filter abseihen.

Auch der fertige Kräuterwein wird kühl und dunkel aufbewahrt, ist jedoch aufgrund seines geringeren Alkoholgehaltes nicht unbegrenzt haltbar. Pro Tag werden zur Einnahme 3–4 Schnapsgläser (50 ml) empfohlen, für Kinder höchstens die Hälfte – Medizinalwein enthält nämlich genauso viel Alkohol wie ungemischter Wein.

Rezept Melissenwein: 1 Handvoll frische Melissenblätter mit 2 l gutem Weißwein übergießen, fest verschlossen bis zu 2 Tage ziehen lassen und dann abfiltern. Vor jeder Mahlzeit 1–2 Gläser trinken.

Kräutersäckchen

Warme Kräutersäckchen gehören zum Standardrepertoire der Volksmedizin. Sie wirken schmerzlindernd auf den behandelten Körperpartien und helfen, bestimmte hartnäckige Geschwüre aufzuweichen und zum Abheilen zu bringen.

■ **So geht's** Die für das jeweilige Leiden empfohlene Kräutermischung in einen Leinbeutel füllen und 10 Minuten auf dem Herd in einem Wassertopf durchkochen lassen. Abtropfen und eventuell etwas abkühlen lassen. Die Kräutersäckchen sollten allerdings so heiß, wie es der Patient verträgt, auf die erkrankten Stellen gelegt werden.

Kräutersalbe

Für Einreibungen und Auflagen sind Salben besonders gut geeignet, da sie recht schnell Schmerzen lindern können und entzündungshemmend wirken. Bei wunder Haut, bei Furunkeln und Karbunkeln, aber auch bei Gicht und rheumatischen Beschwerden wird häufig die Ringelblumensalbe eingesetzt. Ihre Zubereitung ist allerdings nicht ganz einfach.

■ **So geht's** Ringelblumenblüten samt Stängeln an 3 aufeinander folgenden sonnigen Tagen pflücken und auf ein helles, sauberes Tuch an einen sonnigen Platz legen. Am 3. Tag die Blütenblätter und die Stängel klein hacken. 250 g Schweineschmalz zum Sieden bringen und die Ringelblumen unter Rühren hinzufügen. Bei kleiner Hitze köcheln, bis der Wasseranteil in der Mischung völlig verdampft ist. Die Mischung vom Herd nehmen, gut abdecken und an einen warmen Ort stellen. 3 Tage stehen lassen und dann wieder langsam erwärmen, bis das Fett flüssig ist. Dieses durch ein sauberes Leinen- oder Baumwolltuch in ein Gefäß seihen, das Tuch auswringen und die Salbe in ein gut verschließbares Gläschen füllen.

Bewahren Sie die Ringelblumensalbe kühl und dunkel auf. Sie ist etwa vier Wochen lang haltbar.

Teeaufguss

Kräutertees sind bei fast jeder Beschwerde von Nutzen. Sie bieten sich auch für längere Kuren an. Bei den einzelnen Beschwerdebildern verweisen wir auf die für die jeweiligen Symptome passenden Tees. Blüten und Kräuter sollten mit brühendem Wasser übergossen werden und selber nicht kochen, um nicht wertvolle Inhaltsstoffe zu verlieren.

■ **So geht's** ¼ l Wasser zum Kochen bringen, über die getrockneten Kräuter, Stängel und Blüten Ihrer Wahl gießen und diese Mischung 10 Minuten lang ziehen lassen.
Ein Aufguss empfiehlt sich generell bei Pflanzen, die ätherische Öle enthalten.

Teeabkochung

Tees können auch äußerlich angewandt werden, z. B. als Mundspülung, zum Gurgeln, als Waschung, für Umschläge und Verbände sowie für Bäder und Inhalationen.

Eine Abkochung empfiehlt sich, wenn bei Ihrem Teegemisch Wurzeln oder Rinden dabei sind; diese werden im kalten Wasser angesetzt und dann zum Kochen gebracht.

■ **So geht's** Die festen Bestandteile der Pflanze in das kalte Wasser legen, zum Kochen bringen und die Teile bis zu 8 Minuten darin lassen. Den Tee von der Kochstelle nehmen und jetzt die Blüten und Blätter hinzufügen. Die Wurzeln nach weiteren 4–8 Minuten herausnehmen. Den Rest 10 Minuten lang ziehen lassen und die Mischung durch ein Sieb in eine große Tasse seihen. Trinken Sie diese über den Tag verteilt schluckweise. Der Tee kann bei Bedarf mit 1 TL Honig gesüßt werden. Diabetiker sollten Ihren Tee ungesüßt trinken.

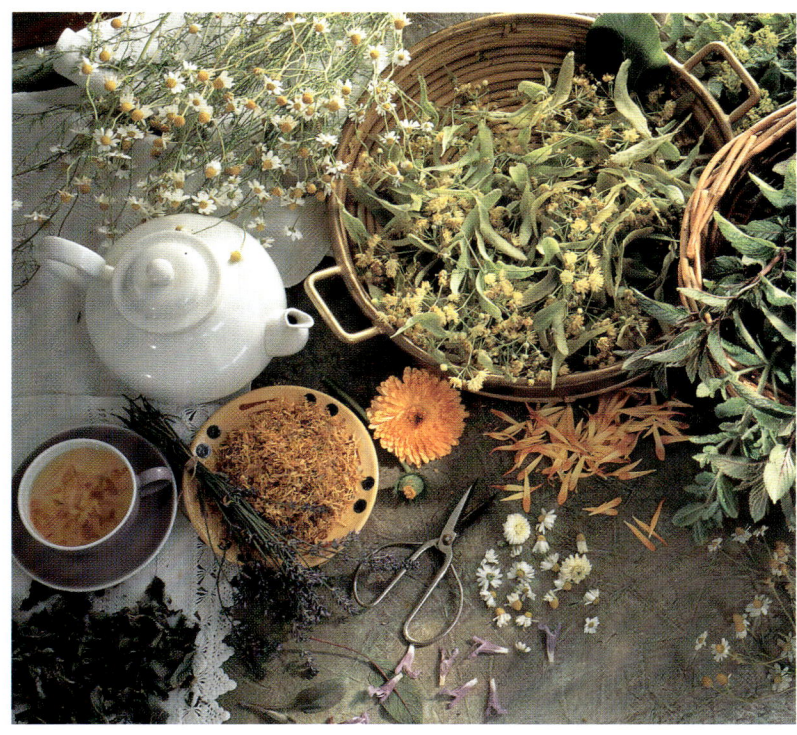

Ein Teeaufguss von den getrockneten Blütenköpfen der Kamille wirkt bei innerer Unruhe, Schlafstörungen oder Menstruationsbeschwerden besonders beruhigend und entspannend.

Kuren mit Tees

Während einer Kräuterkur mit Tees sollten Sie folgende Ernährungsregeln berücksichtigen, um den gewünschten Erfolg der Kur sicherzustellen:

■ Vermeiden Sie kalte Getränke, kalte Gerichte, Rohkost, blähende Gemüsesorten, Mehlspeisen, Obstschalen und -kerne sowie stark Gewürztes. Ergänzend zu Ihrem Heiltee können Sie über den Tag Hagebuttentee trinken, zum Mittag- oder Abendessen ein Glas guten Rotwein, der angenehm temperiert sein sollte.

■ Nehmen Sie folgende Gerichte in Ihren Speiseplan auf:
– Klare Gemüse- und Fleischsuppen (Letzteres nicht bei Bluthochdruck)
– Junge Gemüse: Karotten, Kartoffelbrei, Pilze (wenn möglich Zuchtpilze, da frische leider oft mit Schwermetallen belastet sind), Rosenkohl, Salatherzen mit etwas Zitrone (bei Magenleiden mit Öl), Salzkartoffeln, Spinat, Tomaten
– In Maßen, also höchstens zweimal pro Woche: Fluss- oder Seefisch und Meeresfrüchte; junges Fleisch vom Kalb, leicht gebraten oder gekocht; rotes Fleisch vom Rind oder Wild; roher oder gekochter, fettarmer Schinken und frische Weißwürste
– Geschältes und verarbeitetes Obst: Apfelmus, Gelee, Birnenkompott, frische Marmeladen (ohne Obstkerne!)
– Butter in kleinen Mengen, Buttermilch, Joghurt, Sauerrahm, Weichkäse, Edamer
– Weißes, etwas abgelagertes Brot, Grieß, Nudeln, Zwieback

Tees aus Heilkräutern wirken in der Regel eine halbe Stunde nach Einnahme. Am besten entfalten sie ihre Heilkräfte, wenn sie auf nüchternen Magen getrunken werden. Wechseln Sie auch ruhig einmal die Kräutermischung.

Tinktur

Wirksamer als eine Teeabkochung ist die Tinktur, da in ihr alle Inhaltsstoffe der Kräuter in ganz aufgeschlossener Form vorhanden sind. Daher wirken ihre Bestandteile auch schneller und nachhaltiger als die des Tees.

■ **So geht's** 200 g der frisch gepflückten und zerkleinerten Pflanzen in 1 l 70-prozentigen Alkohol (Weingeist, Weinbrand, Kornbrand) geben und in eine Flasche füllen. Gut verschlossen an einen kühlen, dunklen Platz stellen, keinesfalls dem Sonnenlicht aussetzen! Jeden Tag einmal die Flasche samt Inhalt gut durchschütteln; nach 6 Wochen ist die Tinktur fertig. Durch ein feines Sieb in ein anderes Gefäß abseihen. Den Saft der Kräuter anschließend in einem Leintuch auspressen und dazugeben. Die Tinktur jetzt gut verschlossen 3–5 Tage an einem kühlen, dunklen Platz stehen lassen, bis sie sich gut abgesetzt hat. Dann durch einen Papierfilter seihen. Erst in dieser Form ist die Tinktur verwendbar.

Bewahren Sie Tinkturen an einem kühlen, dunklen Ort auf. Sie sind unbegrenzt haltbar und werden nur tropfenweise eingenommen. In der Regel gilt: 3-mal täglich 15–20 Tropfen – für Kinder höchstens die Hälfte davon!

■ *Für Tees eignen sich:* Arnika, Baldrian, Bibernelle, Bockshornkleesamen, Blutwurz, Eibisch, Eichenrinde, Faulbaumrinde, Frauenmantel, Hagebutte, Heidelbeere, Holunderblüten, Huflattich, Kamille, Königskerze, Kalmuswurzel, Lavendel, Lindenblüten, Melisse, Pfefferminze, Salbei, Schachtelhalm, Schafgarbe, Tausengüldenkraut, Thymian, Veilchen, Wermut

■ *Für Tinkturen eignen sich:* Arnika, Baldrian, Berberitzenwurzelrinde, Blutwurz, Eisenkraut, Enzian, Frauenmantel, Goldrute, Huflattich, Johanniskraut, Kamille, Königskerze, Lungenkraut, Melisse, Minze, Mistel, Sumpfporst, Ringelblume, Rosmarin, Salbei, Schlüsselblume, Schöllkraut, Tausendgüldenkraut, Wacholder, Wermut

■ *Zum Ansetzen in Wein eignen sich:* Arnikablüten, Baldrian, Eisenkraut, Hopfenblüten, Johanniskraut, Kamille, Lavendelblüten, Melisse, Minze, Rosmarin, Waldmeister

■ *Für Kräuteressig eignen sich* (einzeln oder auch gemischt): Basilikum, Dill, Estragon, Kapuzinerkresse, Zitronenmelisse

■ *Für Kräuteröle eignen sich* (einzeln oder auch gemischt): Dill, Dost, Johanniskraut, Majoran, Thymian, Salbei, Rosmarin, Pfefferminze, Lavendel, Knoblauch

Der große Heilkräuter- und Pflanzenalmanach

Dass die Farbe Grün der Inbegriff von Lebenskraft ist, ist spätestens durch die berühmteste weibliche Heilkundige aus dem deutschsprachigen Raum, Hildegard von Bingen, bekannt geworden. Doch schon seit dem Altertum weiß man um die Energie und die Kräfte, die allem, was grünt und blüht, innewohnen. Dieses Grün zu erhalten, gehört daher auch zu unseren vordringlichsten Aufgaben.

Viele Heilpflanzen, die bei uns wild wachsen, können wir selbst auch in unserem nächsten Umkreis anbauen. Eine große Auswahl davon werden Sie bei der Lektüre des Heilpflanzenalmanachs finden. Dazu gehören auch viele Kräuter, die uns aus der Gewürzküche wohlbekannt sind. Auch einige Baumarten gehören zum festen Bestandteil der volksmedizinischen Rezepturen.

Gewürzkräuter erfüllen als Speisezutat immer zwei Zwecke: Sie sorgen dafür, dass uns das Essen besser schmeckt und machen es bekömmlicher für unseren Magen und das Verdauungssystem.

Vom Aussterben bedrohte Pflanzen

Wer einen Garten hat und diesen »heilkräftig« bereichern möchte, sollte sich überlegen, einen Holunderstrauch oder einen Weißdorn zu pflanzen. Der Grund dafür ist naheliegend und sehr dramatisch: Gerade unter den heilkräftigen Kräutern, Bäumen und anderen Pflanzengattungen stellte das BfN (Bundesamt für Naturschutz) in den letzten Jahren einen erschreckenden Artenschwund fest. So verschwanden beispielsweise der Fieberklee, eine wichtige Pflanze zur Behandlung von Magen-, Darm- sowie Leber- und Gallenbeschwerden, oder die Wundpflegepflanze schlechthin, die Arnika, völlig von der Bildfläche.

In dem Heilpflanzenalmanach dieses Buches haben wir keine der geschützten Pflanzen porträtiert, da von diesen theoretisch nur die oberirdisch wachsenden Pflanzenteile gesammelt werden dürften und die Wurzeln unantastbar sein sollten. Benötigen Sie geschützte Pflanzen, so wenden Sie sich bitte an Apotheker oder Kräuterhändler. Diese verkaufen neben einheimischen Gewächsen auch Importware oder Pflanzen aus speziellen Kulturen.

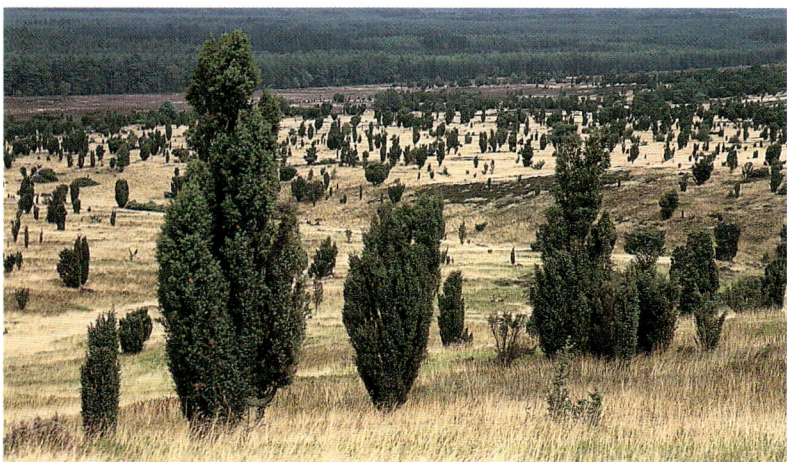

Aus der Familie der Zypressengewächse stammt der immergrüne Wacholderstrauch. Das ätherische Öl wird aus den Zapfen gewonnen und sollte bei innerer Anwendung nur sehr sparsam dosiert werden, da sonst Nierenschäden auftreten können.

Auch giftige Heilpflanzen, deren medizinischer Nutzen jedoch unumstritten ist, sind in den Pflanzenporträts nicht aufgeführt. Denn sie entfalten ihre heilsame Wirkung nur durch ganz bestimmte Herstellungsverfahren. Deshalb gehören diese Pflanzen nicht in Laienhände, da sie hier vielleicht mehr Schaden als Nutzen anrichten können. Hier ist ebenfalls der Gang in die Apotheke empfohlen. Trotz dieser Beschränkungen werden Sie eines festellen: Das Repertoire an lebenskräftigem und -kräftigendem Grün ist nach wie vor sehr groß. Und: Paracelsus' Satz »Gegen jedes Leiden ist ein Kraut gewachsen« ist immer noch gültig!

Geschützte wie auch fremdländische Heilpflanzen, die bei uns weder im Garten noch auf dem Balkon gedeihen können, sollten Sie sich im Fachhandel besorgen.

Geschützte einheimische Heilpflanzen

Arnika (Arnica montana L.)

Bärentraube

Fieberklee

Enzian

Sanddorn

Schlüsselblume

Tausendgüldenkraut

Wacholder

Alant

Helenenkraut, Edelwurz, Odinskopf, Brustalant. Inula helenium L. Diese gelb blühende Zier- und Heilpflanze ist bei uns kaum noch in freier Natur zu finden; dafür wächst sie umso mehr in Bauern- und Kleingärten. Verwendet wird in der Volksmedizin vor allem die heleninhaltige Wurzel, die schleimlösend, Husten dämpfend und harntreibend wirkt.

Geerntet werden die dreijährigen Wurzelstöcke. Zum Trocknen schneidet man sie in Scheiben oder einfach der Länge nach durch. Luftgetrocknete Alantblätter, die von jungen Pflanzen stammen sollten, heilen Wunden und erweichen Geschwüre und Geschwülste. Innerlich eingenommen sollte man eine Überdosierung vermeiden, da sie zu Magenschmerzen und Erbrechen führen kann. Auch allergische Reaktionen sind möglich.

➤ Bronchialkatarrh, Dauerhusten, Menstruationsverzögerung, Wunden

> Das in der Wurzel enthaltene Helenin verdankt seinen Namen der altgriechischen Bezeichnung »Helena lacrymae«, die Tränen der Helena. Der Sage nach wuchs der Alant an der Stelle, an der Helena den Tod des geliebten Kanopos betrauerte.

Anis

Süßer Fenchel, Süßer Kümmel, Brotsamen, Taubenanis. Pimpinella anisum L. Der ewige Zweite nach Kümmel (Seite 292) als ausgezeichnetes Blähungsmittel und Fenchel (Seite 280) als Hustenheiler ist der aromatisch Anis. Wenn er auch weniger wirksam ist, so hat er doch einen großen Vorzug: Er schmeckt von allen dreien am besten. In Deutschland gedeiht die aus dem Orient stammende, weiß blühende Pflanze vor allem im Gewürzgarten. Hippokrates setzte Anis z. B. nicht nur bei Gelbsucht, sondern auch als Schwangerschaftstest ein. Dazu nahm die Frau ein paar der pulverisierten Anisfrüchte ein und ging zu Bett. Juckte es anschließend um den Nabel herum, war mit großer Gewissheit Nachwuchs zu erwarten. Bei Heilzubereitungen für Kinder wirken die Anisfrüchte mit ihren wohlriechenden ätherischen Ölen oft Wunder, da sie den Kleinen gut schmecken.

➤ Appetitlosigkeit, Blähungen, Impotenz, Mundgeruch, schwacher Magen, Husten, Förderung der Milchsekretion, Weißfluss

> Nach dem Essen gekaut wirken die getrockneten Anisfrüchte entblähend und verleihen einen frischen Atem.

Arnika

Lungenkranke soll-
ten die Arnika-
tinktur keinesfalls
unverdünnt ein-
nehmen. Dies
könnte zu Lungen-
blutungen führen,
da die Inhalts-
stoffe der Arnika
sehr anregend auf
das Venensystem
wirken.

**Bergwohlferleih, Gemsblume, Ochsenwurz, Wolfsblume. Ar-
nica montana L. und Arnica chamissonis** Eine der vielseitigsten
Heilpflanzen überhaupt, deren Inhaltsstoffe bis heute noch nicht
gänzlich erforscht sind, ist die Arnika. Sie wirkt desinfizierend,
entzündungshemmend, blutdrucksenkend und günstig auf die
Herzfunktionen. Heimisch ist die Pflanze in den Bergen und in
der Heide. Mittlerweile steht sie unter Naturschutz, tasten Sie
also die Wurzeln beim Selbersammeln bitte nicht an! Sie können
jedoch den Arnikasamen der nordamerikanischen Verwandten
der »Arnica monatana«, die »Arnica chamissonis«, in Ihrem Garten aussäen. Sie zeigt ähnliche Heilqualitäten.

In früheren Zeiten galt die Arnika als ausgesprochene Heilpflanze
für Männer, heute würden wir eher sagen: Sie unterstützt Menschen mit einer grundsätzlich robusten Konstitution und einer
Neigung zu unregelmäßigem Lebenswandel beim Heilen ihrer
Beschwerden. Doch auch bei Wunden oder Muskelzerrungen
wirkt Arnika äußerlich verwendet schnell und schmerzlindernd.
In der Homöopathie ist die Pflanze das wichtigste Wundheilmittel überhaupt. Zur besten Verwertung ihrer Inhaltsstoffe darf sie
auf keinen Fall bei zu großer Hitze getrocknet werden.

➤ Herz- und Kreislaufschwäche, Muskelzerrungen und -faser-
risse, Nerven, Altersrheumatismus, Adernverkalkung, Schlaganfall, Wunden

Augentrost

**Augustinuskraut, Gibinix, Herbstblümle, Milchdieb, Weg-
leuchte. Euphrasia rostkoviana Hayne** Nomen est Omen. Das
beste Heilmittel auf pflanzlicher Basis für überanstrengte, müde
oder entzündete Augen ist der weiß oder blassviolett blühende
Augentrost. Zu dem Zweitnamen Milchdieb kam die auf schattigen Wiesen, Bergabhängen und Waldlichtungen gedeihende
Pflanze durch ihre Eigenschaft, benachbarten Gräsern durch ihre
Saugwurzeln die Nährlösung zu stehlen.

Von alters her wird der Augentrost mit seinem typischen gelben Fleck auf dem unteren Blütenblatt innerlich als Tee und äußerlich für Auflagen und Waschungen verwendet. Doch auch bei Magen- und Darmkatarrhen und zur kurmäßigen Umstimmung schwächlicher Kinder wird gerne Augentrost verabreicht.

Bei der Ernte werden nur Kraut, Blätter und Blüten verwendet. Zum Trocknen kann man den Augentrost auch als Sträußchen an einem schattigen, luftigen Ort aufhängen.

➤ Bindehautentzündung, Gerstenkorn, Lidrandentzündung, Lichtscheue, Hustenkatarrh, Magen- und Darmkatarrh, schwaches Immunsystem bei Kindern

Baldrian

Dreifuß, Katzenkraut, Mondwurzel, Stinkwurz. Valeriana officinalis L. Katzen lieben den Duft der getrockneten Baldrianwurzel, weshalb ihnen die Heilpflanze auch einen ihrer Beinamen verdankt. Der rötlich weiß blühende Baldrian wächst auf feuchten Wiesen, an Flussufern und auch an trockenen Dämmen und Halden – auf dem flachen Land ebenso wie in den Bergen.

Während der Duft des Baldrians keineswegs beruhigend wirkt, tun es seine Inhaltsstoffe bei entsprechend hoher Dosierung hingegen umso mehr. Dabei ermüdet er nicht, sondern erfrischt stattdessen das Nervensystem und gleicht es auf diese Weise aus. Der Baldrian gilt als pflanzlicher Vorläufer der chemischen Beruhigungsmittel, er wirkt besänftigend und hilft dabei, die Kräfte zu sammeln. Gerade für Prüflinge oder Menschen, die vor einer Situation stehen, die sie nervös macht, ist der Baldrian ein ausgezeichnetes Mittel.

Medizinisch verwendet werden die Wurzeln des zweijährigen Baldrians. Nach der Ernte waschen sie diese ordentlich und entfernen mit einem Kamm (kein Metall!) die feinen Wurzelfasern. Die restlichen Wurzeln hängen Sie zum Trocknen auf.

➤ Überreizte Nerven, seelische Beschwerden, Herzneurosen, Hysterie, nervöse Schlaflosigkeit, nervöse Magen- und Darmbeschwerden

In der Mythologie wird der Baldrian als Zauberkraut zur Abwehr von Gefahren aus der Unterwelt beschrieben, auch als Liebesmittel wurde er in alten Zeiten verwendet.

Bärlauch

Hexenzwiebel, Judenzwiebel, Waldknoblauch. Allium Ursinum L. Er gedeiht auf humusreichem Boden und hat es gerne schattig und feucht. Wenn man an den Blättern reibt, erinnert der Duft vage an eine andere Heil- und Gewürzpflanze, den Knoblauch (Seite 290f.). Und auch in medizinischer Hinsicht bestehen Ähnlichkeiten.

Geschmacklich unterscheiden sich die beiden allerdings etwas voneinander, denn Knoblauch ist aromatischer und in der Küche vielseitiger einsetzbar. Als scharfes Gewürz schmeckt der Bärlauch gut in Frühlingsgemüsen, -suppen und -salaten. Hier entfaltet er auch seine Heilwirkung auf die Magen- und Darmregion. Ebenso wird dabei das Blut gereinigt und der Blutdruck gesenkt.

Der sehr Vitamin-C-haltige Bärlauch wird stets frisch verwendet, getrocknet verliert er an Wirksamkeit. Konzentriert setzt ihn die Volksmedizin bei Magen- und Darmstörungen und Appetitlosigkeit ein, hierbei in erster Linie die Zwiebel, den Saft und das Kraut.

➤ Appetitlosigkeit, Magen- und Darmstörungen, Bluthochdruck, Adernverkalkung

Der Bärlauch ist in ganz Europa verbreitet.

Basilikum

Deutscher Pfeffer, Königskraut, Krampfkräutl, Bienenweide. Ocimum basilicum L. Eine der beliebtesten Gewürz- und Heilpflanzen aus dem Garten ist das ursprünglich aus Indien stammende Basilikum.

Seine Blätter verleihen in der Küche Salaten, Gemüsen und Suppen ein köstliches Aroma und unterstützen dabei auch noch die Verdauungsvorgänge im Körper. Die Volksheilkunde nimmt die Blätter des aromatisch duftenden Krauts daher mit Vorliebe als Magen- und Darmmittel, da das ätherische Öl und die Gerbstoffe des Krauts die Verdauungsprozesse günstig beeinflussen. Doch auch bei nervlich bedingten Beschwerden wie Schlaflosigkeit oder auch Appetitlosigkeit wirkt das Königskraut ausgleichend

Auch bei den alten Ägyptern waren die Heilkräfte des Basilienkrautes bekannt. Kränze daraus wurden in den Pyramiden als Grabbeigaben gefunden.

und beruhigend. Hildegard von Bingen setzte die duftenden Blätter sogar als linderndes Mittel bei Fieberleiden ein.

➤ Magen- und Darmbeschwerden, Blähungen, Verstopfung, Fieber, Bronchitis, Grippe

Beifuß

Sonnwendgürtel, Wilder Wermut, Jungfernkraut, Gänsekraut. Artemisia vulgaris L. Wild wächst der Beifuß als Unkraut an Straßenrändern, an Böschungen und Ufern sowie auf Ödland. Hildegard von Bingen kürte ihn zu einem ihrer wichtigsten Gewürz- und Heilkräuter.

Sein bitterer Geschmack macht ihn zur unentbehrlichen Zutat bei gebratener Ente oder Gans, und fette, schwere Speisen werden leichter bekömmlich, denn er regt die Säfte in Magen, Darm und Galle an. In der Volksheilkunde ist er trotzdem nur der »kleinere Bruder« des Wermut (Seite 313f.). Zudem verhindert der Beifuß Fäulnis- und Gärungsprozesse in Magen und Darm und Folgeerscheinungen wie schlechten Atem. Seine Körper reinigende Wir-

Im Mittelalter galt der Beifuß auch als Zauberkraut und durfte nur unter Einhaltung komplizierter Zeremonien ausgegraben werden.

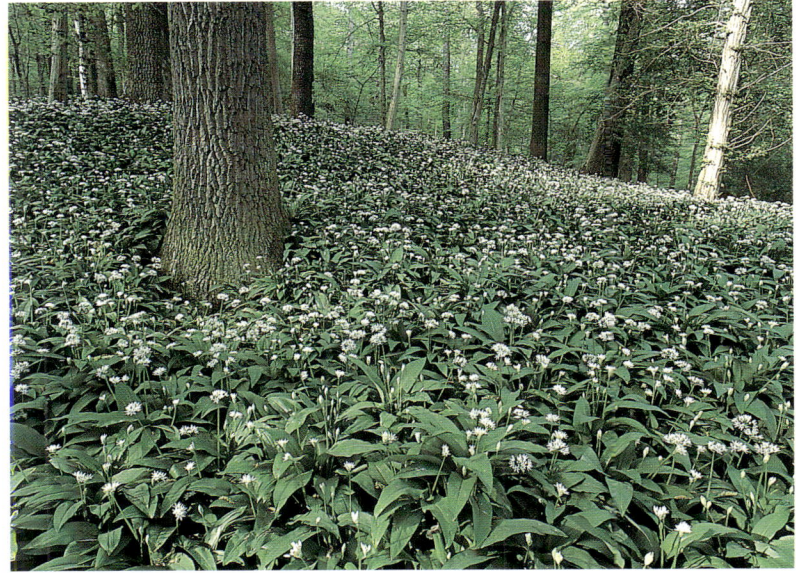

Sammeln Sie die Bärlauchpflanze am besten zu Beginn der Blütezeit, wenn Sie sie zur Verdauungsförderung einsetzen möchten.

kung entfaltet er am besten als Tee. Auch bei allgemeiner Schwäche und Kopfweh verabreicht man Beifuß.

Die frischen Beifußblättchen sammelt man kurz vor der Blüte, schneidet später die oberen Triebspitzen ab und hängt die Beifußsträußchen luftig zum Trocknen auf.

➤ Magen- und Darmbeschwerden, Ekzeme, Beingeschwüre, Hämorrhoiden, Mundgeruch, Stein- und Blasenleiden, Übelkeit

Berberitze

Sauerdorn, Kuckucksbrot, Bubenstrauch, Essigscharf. Berberis vulgaris L. In Hecken und Gebüschen wächst der Berberitzenstrauch mit seinen gelben Blüten. Aus den scharlachroten Beeren wussten kräuterkundige Hausfrauen einen köstlichen Essig und eine leicht säuerlich schmeckende Marmelade zuzubereiten.

Die Wirkstoffe in Blättern und Rinde beeinflussen alle Erkrankungen, die als Folge eines erhöhten Harnsäurespiegels entstehen. Bei schmerzhaften Nierenstein- und Gallensteinkoliken hilft Patienten mit einer robusteren und wenig schmerzempfindlichen Konstitution z. B. die Einnahme einer Berberitzentinktur zum Abgang von Steinen oder Sand. Von einer Selbstbehandlung bei derartigen Erkrankungen ist jedoch abzuraten, da die Wurzelrinde giftige Alkaloide enthält.

➤ Appetitlosigkeit bei Kindern, Schwangerschaftserbrechen, Gicht, Rheuma, Magen- und Darmkatarrhe, Nieren- und Gallensteinkoliken

Berberitzenmarmelade regt den Appetit von Kindern an, die schlecht essen, und ist ein probates Hausmittel bei Schwangerschaftserbrechen.

Bibernelle

Bockwurz, Pimpernell, Steinpeterlein, Pfefferwurz. Pimpinella maior (L.) Huds Wild kommen bei uns zwei Arten der weiß und rosa blühenden Bibernelle vor. Beide, der kleine wie der große Bockwurz, wie die streng riechende Pflanze auch genannt wird, gedeihen vornehmlich auf Wiesen, an Waldrainen und in gelichteten Wäldern. Die Wurzel mit ihrem leicht pfefferartigen Beigeschmack stand den anderen Volksnamen Pate.

Für Sebastian Kneipp und seine Zeitgenossen galt die Bibernelle innerlich eingenommen als eines der vielseitigsten Kräuter überhaupt. Mit der Wurzel kann man Beschwerden in den Atemwegen und Frauenleiden lindern, wie etwa eine unregelmäßige Monatsblutung, und den Milcheinschuss von stillenden Müttern fördern. Aufgrund ihres würzigen Geschmacks verwendet man die Bibernellwurzel auch klein gehackt zur Verfeinerung von Suppen, Soßen, Gemüsen und Salaten.

Die Wurzeln werden nach der Ernte gereinigt, der Länge nach durchgeschnitten, auf Schnüre aufgezogen und an einem schattigen Ort luftgetrocknet. Nach acht Tagen im Ofen auf kleiner Hitze kurz nachtrocknen.

➤ Bronchitis, Asthma, Halsentzündung, Verdauungsstörungen, Gicht, Nierenentzündung, Menstruationsstörungen, Milchsekretion, Wassersucht, Sodbrennen

Aufgrund ihres Bockgeruchs wurde die Bibernelle im Mittelalter auch gerne als Aphrodisiakum verwendet.

Birke

Frühlingsbaum, Maibaum, Moorbirke, Hängebirke. Betula pendula Roth In der Volksheilkunde wird der schlanke Baum mit seiner hellen Rinde, aus der man den heilkräftigen Birkenteer gewinnt, seit jeher als beliebte Grundlage für Hausmittel zur Linderung von Magenkoliken, Abszessen und auch zur Anregung der Harnausscheidung verwendet. Zur Selbstbehandlung seien jedoch lediglich die an der Luft getrockneten Birkenblätter empfohlen. Als Tee eignen sie sich gut zur Durchspülung der Harnwege und sind somit ideal bei Entzündungen in diesem Bereich, aber auch zum Entwässern und Kuren in Frühjahr oder Herbst. Eine Kur mit Birkenblättertee kann zudem erhöhten Harnsäurespiegel senken, was besonders für Gichtpatienten von Interesse ist.

Frisch verwendet schmecken die Birkenblätter gut in einem Frühlingssalat. Bei der äußerlichen Verwendung von Birkenteer, der zu Salben verarbeitet wird, sind allerdings Hautreizungen möglich, und auch der Birkensaft ist unverdünnt nicht zu empfehlen.

➤ Blasen- und Harnwegsentzündung, Harngrieß, erhöhter Harnsäurespiegel, Haarausfall

Das Birkenwasser ist wohl bekannt als Haarpflegemittel gegen übermäßige Schuppenbildung und Haarausfall.

Blutwurz

Tormentill, Dilledapp, Siebenfinger, Ruhrwurz. Potentilla erecta (L.) Räuschel Eine der am häufigsten vorkommenden Heilpflanzen ist der Blutwurz, den man sowohl auf Sand- als auch auf feuchtem Moorboden findet, bevorzugt an Abhängen, Triften oder auf Waldlichtungen. Denn die Pflanze mit den kleinen, gelben Blüten liebt die Sonne. Ihre Wurzel ist recht knotig und offenbart beim Aufschneiden eine blutrote Färbung. Sie ist sehr gerbstoffhaltig und höchstens ein Jahr lang haltbar. Nach der Reinigung kann man sie in der Sonne trocknen lassen.

Äußerlich setzt man den Tormentilltee für Sitzbäder, Umschläge, als Gurgelmittel und auch bei Blähungen oder Durchfall ein. Bei einer Überdosierung kann er bei empfindlichen Patienten allerdings zu Magenbeschwerden führen. Unübertroffen ist der Tee bei Halsentzündungen, die nach regelmäßigem Gurgeln schnell abklingen. Blutwurz oder auch Tormentill, das von der lateinischen Bezeichnung »tormentum« (= Schmerz) herrührt, wurde bereits in mittelalterlichen Arzneibüchern erwähnt. Ihm wurde eine stark schmerzstillende Wirkung zugeschrieben.

➤ Mund- und Rachenentzündung, Zahnfleischentzündung, Mandelentzündung, Magen- und Darmstörungen, starke Menstruation, Erfrierungen, Verbrennungen, schlecht heilende Wunden, Hämorrhoiden

Eine Volksweisheit, die anlässlich der Pest in Deutschland im 14. Jahrhundert aufkam, lautet: »Aesst Durmedill und Bibernell, sterbt nüt so schnell.«

Bockshornklee

Fenugräk, Gelblicher Schabziegerklee, Kuhhornklee, Stundenkraut. Trigonella foenum-graecum L. Die stark riechende Pflanze mit ihren gelben oder gelblich weißen Schmetterlingsblüten wächst in unseren Breiten vor allem als Futterpflanze und wird in so manchem Garten kultiviert, denn die getrockneten Samen des Fenugräk gelten als traditionelles Hausmittel. Pulverisiert wird es bei Geschwüren, Abszessen und bei Brustdrüsenentzündungen von stillenden Müttern aufgelegt, weil es aufgrund seines hohen Schleimgehalts eine schnelle Abheilung verspricht.

In alten Arzneibüchern werden die Samen des Bockshornklees auch als Mittel gegen Impotenz und zur Blutreinigung erwähnt.

Als Gewürz sollte Bockshornklee wegen seines dominanten Geschmacks ähnlich zurückhaltend verwendet werden wie Muskat. Innerlich kann man den Samen dagegen als anregendes Kräftigungsmittel einnehmen, da er sehr viel pflanzliches Eiweiß enthält. Ideal ist er nach überstandenen Atemwegserkrankungen. Auch als Magenstärker und zur Förderung der Milchsekretion bei stillenden Müttern ist der Samen des Bockshornklees in der Volksmedizin bekannt.

➤ Geschwüre, Abszesse, Furunkel, Brustdrüsenentzündung, Rekonvaleszenz, Förderung der Milchsekretion

Zum Pulverisieren des Samens verwenden Sie einen Mörser aus Keramik. Keinesfalls aus Metall!

Bohnenkraut

Pfefferkraut, Wurstkraut, Weinkraut, Käsekraut, Josefle. Satureja hortensis L. Die Benediktinermönche brachten das als Gewürz und Heilmittel bekannte Kraut über die Alpen zu uns. Seither ist es aus keinem Kräuter- und Gewürzgarten mehr wegzudenken. Das lilaweiß blühende Gewächs ist unproblematisch in der Aufzucht und verfeinert Gemüse- und Fleischeintöpfe sowie Gebratenes mit seinem bitterscharfen Geschmack. Nicht umsonst sind seine Volksnamen eher kulinarischer Natur. Gemeinsam mit dem aromatischen Basilikum (Seite 268f.) ersetzt es in der Diätküche sogar Salz und Pfeffer.

➤ Blähungen, Gicht, Durchfall, Verstopfung, Husten

Wie alle Gewürzpflanzen regt auch das frisch oder getrocknet verwendete Bohnenkraut die Verdauung an, fördert den Appetit und wirkt als Tee schleimlösend bei Husten.

Brennnessel

Saunessel, Donnernessel, Hanfnessel, Haarnessel. Urtica dioica L. und Urtica urens L. Kaum einer mag sich vorstellen, dass diese ein unangenehmes Brennen auf der Haut verursachende Pflanze reich an Heilstoffen ist, die den gesamten Stoffwechsel günstig beeinflussen und bei den verschiedensten Leiden sowie zur Frühjahrs- und Herbstkur Anwendung finden.

In früheren Zeiten wurde die Haut mit frischen Brennnesseln bestrichen zur Behandlung von Rheumaerkrankungen, Masern oder Scharlach. Heute mutet man dies den Patienten nicht mehr zu.

Die Brunnenkresse ist reich an Vitaminen und wirkt blutreinigend und fiebersenkend.

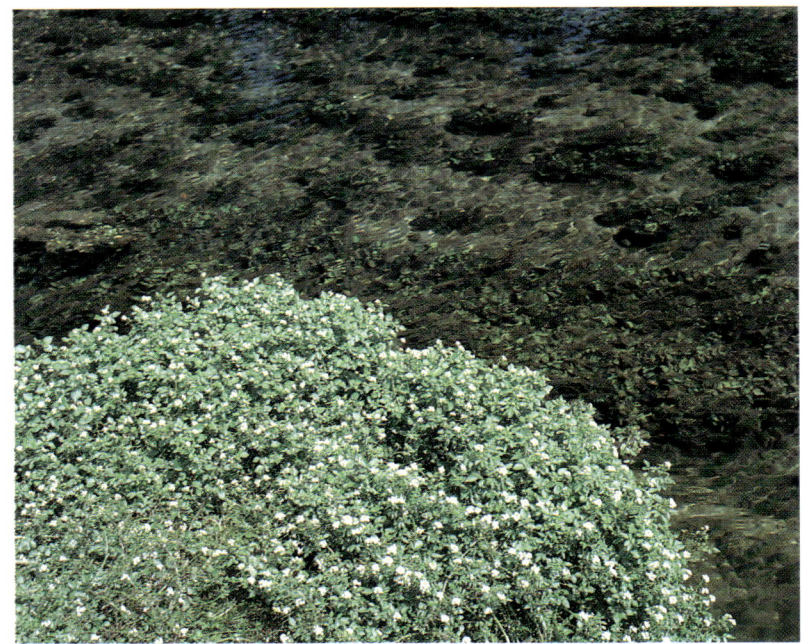

Brennnesseltee und -saft sollte nicht bei Wasseransammlungen (Ödemen) im Körper angewendet werden.

Als Tee wirkt die Brennnessel harntreibend, entwässernd und Stoffwechsel anregend, weshalb sie gerne bei Rheuma, Gicht sowie Leber- und Gallenblasenbeschwerden eingenommen wird. Auch bei Prostatabeschwerden unterstützt eine Brennnesselteekur die Heilung. In der Küche kennt man die Pflanze, die mit dem Welken ihre »Brennkraft« verliert, als leckere Zutat zum Salat oder zu grünen Suppen, »weil sie den Magen reinigt und den Schleim aus ihm wegnimmt«, so Hildegard von Bingen (Physica). Sie schrieb der Brennnessel – mit Öl vermischt – sogar eine Gedächtnis fördernde Wirkung zu.

Bei der Ernte sind etwas Vorsicht und Gartenhandschuhe geboten. Die Blätter streift man von oben nach unten von den Stängeln, um sie anschließend – ebenso wie die Wurzeln – an der Luft zu trocknen. Aus dem ganzen Kraut kann man zudem einen Saft herstellen.

➤ Rheuma, Gicht, Leber- und Gallenblasenerkrankungen, Prostatabeschwerden, Entschlackungskuren, Vergesslichkeit

Brombeere

Bramel, Hundsbeere, Moren, Hirschbollen, Rahmbeere. Rubus Fruticosus Agg. So gesund – weil vitamin- und mineralstoffreich – die vollreifen Früchte sind, so heilsam sind die Blätter dieser anspruchslosen Pflanze. Die weiß oder blassrötlich blühenden Büsche findet man allerorten und fast zu allen Jahreszeiten: Hauptsache, es ist sonnig.

Aus den blauschwarzen Beeren kann man einen kräftigenden Saft pressen, der besonders Rekonvaleszenten gut tut und zur Vorbeugung von Erkältungen hilft. Ein Tee aus den Blättern lindert Magenverstimmungen und Übelkeit. Auch entzündete Schleimhäute, etwa bei Halsentzündungen, schwellen bei der Behandlung mit den gerbstoffreichen Brombeerblättern schneller ab.

➤ Magenschmerzen, Übelkeit, Blähungen, Durchfall, Halsentzündung

Brunnenkresse

Wassersenf, Bachbitterkraut, Pfefferkraut, Kersche. Nasturtium officinale R. Br. Agg. Wild wächst die kleine, weiße Blüten hervorbringende Brunnenkresse am Ufer von sauberem und langsam fließendem Wasser. Sie schmeckt köstlich in Frühlingssalaten, als frische Zutat zu Eiern, Suppen und Gemüsen und regt den Stoffwechsel an.

Als Heilmittel verordnet die Volksmedizin die Brunnenkresse bei Schwächezuständen, Verstopfung, Husten und Lungenleiden sowie bei verschiedenen Stoffwechselkrankheiten.

➤ Rheuma, Gicht, Leber- und Gallebeschwerden, Schwächezustände, Blasen- und Nierenleiden, Verstopfung

Die leicht senfartig schmeckende Brunnenkresse kann man problemlos auch im eigenen Garten oder im Topf auf der Fensterbank ziehen.

Dill

Blähkraut, Gurkenkümmel. Anethum Graveolens L. Ein typisches Küchengartenkraut ist der gelb blühende Dill, in den alten Arzneibüchern eine wichtige Heilpflanze. Als Gewürz ist er uns heute geläufiger, besonders für Gurken, Fisch, Salate und Eintöpfe. Wie die meisten Gewürzpflanzen wirkt er auch verdauungs- und appetitanregend und entblähend. Zudem hilft er beim Entwässern und unterstützt die Milchsekretion stillender Mütter.

Früher betrachtete man den Dill als sicheren Schutz gegen Hexen und Zauberer. Man sollte sich nur ein Sträußchen davon über die Haustüre hängen. Gekochten Dill empfahl die heilige Hildegard zur Behandlung von Gicht (Seite 71).

Zur Hausmittelzubereitung werden die getrockneten Samen verwendet, die geerntet werden, sobald der Dill bräunlich wird.

➤ Blähungen, Magenschmerzen, Übelkeit, Milcheinschuss, Gicht

Dost

Der aromatische Duft des Dost erinnert vage an den aus Italien stammenden, als Oregano bekannten Thymian. Auch in seiner Heilkraft ist er diesem ähnlich.

Orangenkraut, Wilder Majoran, Wohlgemuth, Berghopfen. Origanum vulgare L. Der Dost stammt aus Asien und gelangte von hier aus nach Südeuropa und mit den Mönchen im Mittelalter zu uns. Die Staude mit ihren rötlich braunen Stängeln trägt kleine, eiförmige und fein behaarte Blätter und rosafarbene oder weiße Blüten.

Seit alters gilt der Dost als eines der vielseitigsten pflanzlichen Heilmittel und als Zauberkraut zugleich, weshalb er auch den Beinamen »Basilikum«, König, erhielt. Zur Zeit der Inquisition verwendete man ihn z. B. auch als Räuchermittel, um böse Geister fernzuhalten, die die Folter der als Hexen Angeklagten stören könnten.

Sein ätherisches Öl sowie die Gerb- und Bitterstoffe machen den Dost zum ausgezeichneten Heilmittel bei Magen- und Darmbeschwerden, Durchfällen, die mit Gärungsprozessen einhergehen, aber auch bei Husten, Halsentzündungen und Entzündungen in der Mundhöhle. Tees, Bäder und Gurgellösungen mit Dost spielen auch in der Volksmedizin eine wichtige Rolle. Um seine Wirksamkeit zu erhöhen, mischt man ihn auch gerne mit Salbei und Kamille.

Während einer Schwangerschaft sollte man auf eine innerliche Anwendung des Dost verzichten.

➤ Husten, Bronchitis, Bauchschmerzen, Durchfall, Blähungen, Mundschleimhautentzündung, Zahnfleischentzündung

Ehrenpreis

Allerweltsheil, Grindheil, Männertreu, Veronika, Hühnerraute. Veronica officinalis L. Die Pflanze mit den graugrünen Blättern und den hellblauen, kleinen Blüten gedeiht in lichten Waldungen, in der Heidelandschaft und überall, wo es trocken und sonnig ist. Als Allerweltsheilmittel ist der Ehrenpreis seit Jahrhunderten in der Volksheilkunde beliebt. Sebastian Kneipp empfahl ihn bei Schwindsucht, Gicht und rheumatischen Beschwerden sowie bei Blasenerkältungen. Im Mittelalter wurde er auch als Heilmittel gegen Skorbut oder Skrofulose eingesetzt. Besonders bekömmlich ist der Ehrenpreistee aus dem getrockneten Kraut bei Erkältungskrankheiten und als Gurgellösung.
Bei der Verarbeitung des blühenden Krauts sollte man darauf achten, dass es völlig durchgetrocknet ist, bevor es zerkleinert wird.
➤ Gicht, Rheuma, Magenbeschwerden, Durchfall, Appetitlosigkeit, Mundhöhlenentzündung, Husten, Schnupfen

Die Volksheilkunde legt den Ehrenpreis Patienten ans Herz, die von sensiblem Gemüt und eher zarter Konstitution sind.

Echter Eibisch

Flusskraut, Weiße Malve, Schleimwurzel, Alter Thee. Althaea officinalis L. Wild wächst der weiß und rötlich blühende Eibisch hier zu Lande nur noch selten. Er gedeiht vor allem auf salzigen Böden in der Nähe der See und gelegentlich auf feuchten Wiesen, ansonsten in Kulturen.
Der Eibisch ist sehr schleimhaltig, weshalb er gerne bei Magen- und Darmentzündungen sowie entzündlichen Prozessen im Mund- und Rachenraum verabreicht wird. Spülungen mit Eibisch lindern rasch Schmerzen bei Bläschen oder Wunden im Mundinnenraum, denn der Pflanzenschleim legt sich wie eine Schutzschicht über die wunden Stellen und lässt sie schneller abheilen.
Das Trocknen der Wurzel erfordert größte Sorgfalt, da sich bei zu langem Trocknen schnell Pilze bilden können und das Heilmittel völlig unbrauchbar wird.
➤ Magen- und Darmstörungen, Mundentzündung, Husten, Furunkel

In der Heilkunde finden vor allem die Eibischblätter und -wurzeln Anwendung. Sie enthalten viele Schleimstoffe und bringen Hautentzündungen leichter zum Abheilen.

Eiche

Eine Eiche kann majestätische 45 Meter und das hohe Alter von 1000 Jahren erreichen.

Quercus robur L. Die Stein- oder Sommereiche trifft man häufig auf kalkhaltigen Böden im Mischwald und im Gebirge an. Schon von unseren Vorfahren wurde sie als »König der Bäume« geschätzt, und sie taucht in vielen Sagen und Mythen auf. Zudem lieferte der Baum jahrhundertelang das Holz für den Schiffs- und Häuserbau.

In der Volks- und der Naturmedizin wird besonders die gerbstoffreiche Rinde der Stieleiche geschätzt. Sie kann Entzündungen der Schleimhäute zum Abklingen bringen und Blutungen stillen, indem sie den angesiedelten Bakterien den Nährboden entzieht.

Gesammelt wird die Rinde von jungen Eichenzweigen kurz vor und während ihrer Blütezeit, wenn sich die Rinde leicht abschälen lässt. Der Durchmesser dieser Äste und Zweige sollte nicht mehr als sechs Zentimeter betragen, die Rinde sollte frei von Flechten oder Algenbewuchs sein. Achten Sie darauf, dass sie nach dem Sammeln rasch durchtrocknet. Pulverisierte Eichenrinde erhalten Sie auch in Kräuterhandlungen und Apotheken.

➤ Durchfall, Wunden, Verbrennungen, Geschwüre, Ekzeme, Hämorrhoiden, offenes Bein, Mundschleimhautentzündung, Frostbeulen, Schweißfüße, Knochenbrüche

Esche

Als die Wikinger in England landeten, nannte man sie dort »ashmen« nach dem Holz der Esche, aus dem ihre Waffen, Bögen und Lanzen gefertigt waren.

Wundbaum, Geisbaum. Fraxinus Excelsior L. Den bis zu 30 Meter hohen Eschenbaum erkennt man leicht an seinen schwarzen Knospen und den Fiederblättchen. Er wächst auf feuchtem Boden an Flussufern und in Wäldern.

Aus den Blättern der Esche wird ein Tee zubereitet, der wassertreibend und abführend wirkt und daher bei Wasseransammlungen im Körper und bei Nierenschwäche eingesetzt wird. Der Eschenblättertee regt die Nierenfunktionen an, ohne das Organ zu reizen. Auch bei Rheuma und Gicht wird er in der Volksheilkunde verabreicht.

➤ Wasseransammlungen, Gicht, Rheuma

Faulbaum

Gichtholz, Grindholz, Hundsbeere, Schusterholz. Frangula Alnus Mill. Der Faulbaumstrauch wächst bei uns an Wegesrändern und an feuchten Niederwaldungen. Im Herbst trägt er blauviolette bis blauschwarze Steinfrüchte, die mit höchster Vorsicht zu genießen sind, denn sie sind giftig und erzeugen Durchfälle. In der Volksmedizin wird auch nur die Rinde des Faulbaums verwendet, die mild abführend und Wasser treibend wirkt. Auch bei Hämorrhoiden ist eine Behandlung mit Faulbaumrindentee angezeigt, welcher darüber hinaus gerne für Entschlackungskuren im Frühjahr und Herbst verabreicht wird.

In früheren Zeiten empfahlen Kräuterkundige den Faulbaum auch bei Galle- und Leberbeschwerden, Bleisucht und Fieber.

Die Rinde erntet man von den Ästen und Zweigen und trocknet sie an einem luftigen oder sonnenbeschienen Platz. Sie darf erst nach einem Jahr Lagerung verwendet werden, ansonsten verursacht sie Koliken.

➤ Verstopfung, Blähungen

Während der Schwangerschaft und Stillzeit sowie bei Durchfall darf der Faulbaumrindentee nicht angewendet werden. Ebenso ist von einem Dauergebrauch abzuraten.

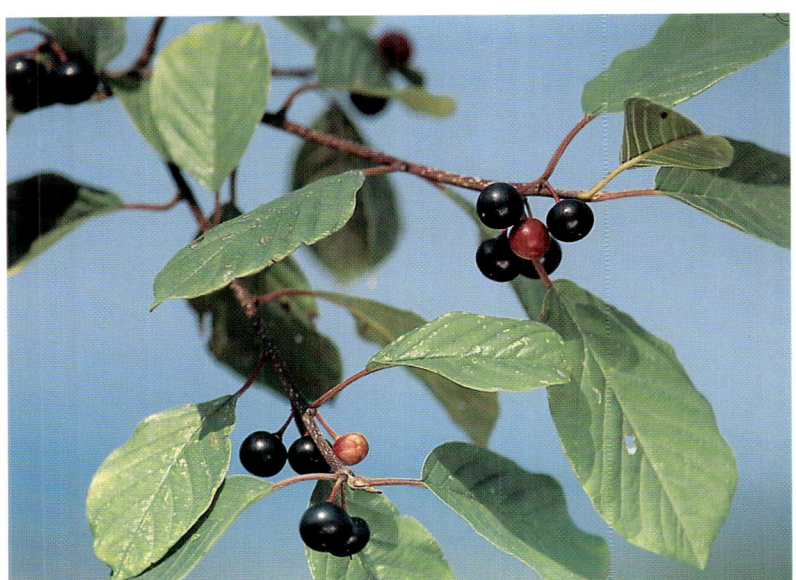

Ganz gleich wie verlockend die Beeren des Faulbaums aussehen mögen: Nur die Rinde der Pflanze aus der Familie der Kreuzdorngewächse ist für homöopathische Anwendungen geeignet.

279

Fenchel

Auch der Gemüse-
fenchel ist reich an
ätherischem Öl,
aber längst nicht
so wirksam wie der
medizinische.
Der Schriftsteller
Plinius d. Ä. be-
hauptete, dass
Schlangen nach
der Häutung
Fenchel fressen
würden, um ihre
Augen zu stärken.
Daher empfahl
er den Fenchel
für Augen-
waschungen.

**Brotsamen, Frauenfenchel, Kinderfenchel, Langer Anis. Foe-
niculum vulgare Mill. ssp. vulgare** Eine der Lieblingspflanzen
der heiligen Hildegard war der Fenchel, der bei uns meist in Gärten oder Kulturen gezogen wird. Arzneilich verwendet wird vor
allem die Frucht des Fenchels. Über ihre Wirkung schreibt Hildegard von Bingen: »Und wie auch immer er gegessen wird, macht
er den Menschen fröhlich und vermittelt ihm angenehme Wärme
und guten Schweiß, und er verursacht gute Verdauung. (…)«.
Sebastian Kneipp lobte den Fenchel mit seinem ätherischen Öl
bei Asthma und als wirksames Husten- und Beruhigungsmittel
bei Kindern. Auch bei Magenverstimmungen und Blähungen wirken Fenchelsamen und Fencheltee lindernd. Des Weiteren haben
sie eine reinigende Wirkung auf die Gebärmutter und regen
die Milchbildung an. Äußerlich angewendet helfen Fencheltee-
umschläge bei verschiedenen Ausschlägen. In der Apotheke sind
zudem verschiedenste Fenchelprodukte erhältlich.
➤ Augenentzündung, Ausschläge, Husten, Katarrhe, Unruhe bei
Kindern, Magenbeschwerden, Blähungen

Frauenmantel

**Frauenhilf, Frauenrock, Taukraut. Alchemilla vulgaris L. s.l.
agg.** Kleine, unscheinbare, gelbgrünliche Blüten krönen die Stau-
den des Frauenmantels im Hochsommer. Man findet ihn häufig in
Gebüschen, auf Wiesen, in Gräben und am Wegesrand.
In der Volksmedizin ist ein Tee aus seinen Blättern beliebt als viel-
seitiges Mittel bei Frauenleiden wie starke Regelblutungen oder
Wechseljahrebeschwerden. Doch auch zur Blutreinigung gegen
Pickel und Hautunreinheiten bei pubertierenden Mädchen und
Jungen wird er empfohlen. Die Gerbstoffe im Frauenmantel helfen bei Ausfluss oder Schleimhautentzündungen. Früher wu-
schen sich die Mädchen sogar ihre Geschlechtsteile mit Frauenmanteltee, der diese durch seine zusammenziehende Wirkung
verschließen sollte, um die Tugend zu bewahren. Auch die weib-

lichen Brüste sollen durch regelmäßige Waschungen mit dem Tee ihre straffe Form besser erhalten. Schließlich helfen die Gerbstoffe bei Durchfallerkrankungen oder Magen-Darm-Störungen.

➤ Durchfall, Ausfluss, Wechseljahrebeschwerden, starke Menstruation

Gänseblümchen

Marienblümchen, Mondscheinblume, Maßliebchen, Augenblümchen. Bellis perennis L. Aus Märchen und Kinderliedern wohl bekannt ist das Gänseblümchen. In früherer Zeiten war die kleine Blume mit dem weißen Strahlenkranz der nordischen Frühlingsgöttin geweiht. In Deutschland wurde sie lange Zeit als pflanzliches Mittel zum Schwangerschaftsabbruch verwendet, so dass sie 1739 per Gesetz ausgerottet werden sollte. Dies ist bis heute nicht geschehen, und so wächst sie überall, wo es sonnig ist. Verwendet werden die getrockneten Blüten und Blätter als Appetitanreger, Galle- und Lebermittel und zur Blutreinigung. Äußerlich helfen sie auch bei Hautleiden.

➤ Appetitlosigkeit, Leber- und Gallestörungen, Ausschlag, unreine Haut

Wie auch beim Johanniskraut ist die heilkräftige Wirkung des Gänseblümchens am größten, wenn man es am Johannistag, also dem 24. Juni, sammelt.

Goldrute

Heidnisch Wundkraut, Schoßkraut, Goldwundenkraut. Solidago Virgaurea L. Die gelb blühende, aromatisch duftende Goldrute wächst vor allem in trockenen, lichten Wäldern, in Gebüschen und an Wegrändern bis hoch hinauf ins Gebirge.

Volksmedizinisch bewährt hat sie sich bei Entzündungen der Niere, Blase und der Harnwege, bei Wassersucht, Gicht, Rheuma – äußerlich bei Hautleiden. Sie wirkt harntreibend und durchspülend und regt den Stoffwechsel an. Der Reformator Martin Luther soll mit ihr zahlreiche »Zipperlein« kuriert haben.

Geerntet werden die oberen, blühenden Teile der Pflanze mit Trieben, Blüten und Blättern.

➤ Blasenentzündung, Gicht, Wunden

Hagebutte

Heckenrose, Hainrose, Hundsrose, Wilde Heiderose. Rosa canina L. Heckenrosen wachsen in Sträuchern an Weg- und Waldrändern, Hecken und Gärten. Ihre Blüten sind hellrosarot und entwickeln sich im Herbst zu Hagebutten, deren Inneres aus harten Früchten und Borstenhaaren, als Juckpulver bekannt, besteht.

Frisch sind die Hagebutten reich an Vitamin C und daher ideal zur Vorbeugung gegen Erkältungen. Zur Frühjahrskur eignen sie sich ebenfalls, da die Kerne leicht abführend und harntreibend wirken. Die Volksmedizin verordnete zudem die frischen Früchte als Mittel gegen den Bandwurm.

Zum Trocknen schneidet man die Hagebutten auf und entfernt je nach Bedarf die Kerne. Aus den Früchten lässt sich übrigens eine wohlschmeckende Marmelade herstellen, die die Appetitlosigkeit nehmen soll.

➤ Erkältung, Blasen- und Nierenleiden, Wassersucht

Heidelbeere

Krähenauge, Blaubeere, Griffelbeere, Taubeere. Vaccinium Myrtillus L. Der kleine Halbstrauch mit seinen rosafarbenen Glockenblüten trägt ab August die köstlichen, dunkelblauen Heidelbeeren. Er ist in unseren Breiten besonders in schattigen Nadelwäldern und auf Heideland heimisch.

Volksmedizinisch verwendet werden die frischen oder getrockneten Beeren, die wegen ihres hohen Gerbstoffgehalts gerade für Kinder ein beliebtes Durchfallmittel sind. Der Tee aus den Blättern hingegen wirkt bei Blasenschwäche, Hämorrhoiden und äußerlich angewendet als Mundspülung, bei Ausschlägen (z. B. Schuppenflechte) und Brandverletzungen. Innerlich sollte der Tee höchstens vier Wochen in Folge eingenommen werden, da Überempfindlichkeiten auftreten können. Bei den vitamin- und mineralstoffreichen Früchten ist dies nicht zu befürchten. Frisches Heidelbeermus, -marmelade oder reife Heidelbeeren mit Milch und Zucker sind als gesunder Nahrungszusatz für Rekonvaleszenten oder zur Vorbeugung von Beschwerden zu empfehlen.

➤ Mundhöhlenentzündung, Durchfall, Hämorrhoiden, Schuppenflechte, Verbrennungen

Heublumen

Wiesengräser. Poaceae Als Heublumen werden die bei der Heuernte verbleibenden Pflanzenteile aus Blüten, Blättern, Samen und kleinen Stängeln bezeichnet, die man nicht auf die Heugabel nehmen kann. Da sie ein Resterzeugnis der Ernte sind, kann man sie auf dem Land recht billig bekommen.

Heublumenbäder, -auflagen oder -wickel (Seite 205f.) werden bei rheumatischen Erkrankungen ebenso wie bei Gicht, Gelenkschmerzen, Wechseljahrebeschwerden oder Hautleiden eingesetzt. Heublumenauflagen lindern zudem Nieren- und Blasenleiden, Magenschmerzen oder Leber- und Gallebeschwerden. Heublumentee, innerlich eingenommen, wirkt dabei unterstützend. Dampfbäder mit Heublumen sind bei Erkältungskrankheiten und chronischem Husten angebracht. Darüber hinaus kennt die Volksheilkunde auch noch den Heublumensack (Seite 206f.) und das Heublumenhemd als heilende Anwendungen für Erwachsene und Kinder. Bei beiden Anwendungen ist große Sorgfalt vonnöten; im Zweifelsfall besprechen Sie sich mit Ihrem Arzt.

➤ Gicht, Rheuma, Ausschlag, Husten, Grippe, Magenschmerzen, Gelenkschmerzen, Erkältung bei Kindern, Wechseljahrebeschwerden

In der Volksmedizin werden die Heublumen bei allen Krankheiten angewandt, bei denen zur Behandlung viel Wärme erforderlich ist.

Bei Allergien gegen Blütenpollen und Heustaub sowie bei offenen Wunden dürfen Heublumen nicht angewendet werden.

Himbeere

Katzenbeere, Runtzelbeere, Ambas, Mollbeere, Madebeere. Rubus idaeus L. Himbeersträucher wachsen wild an Waldrändern und an Böschungen sowie im heimischen Garten. Je karger der Boden, auf dem der weißrosa blühende Strauch gedeiht, desto aromatischer seine Früchte. In der Volksheilkunde galten sie als ideale Arznei bei schwachem Herzen.

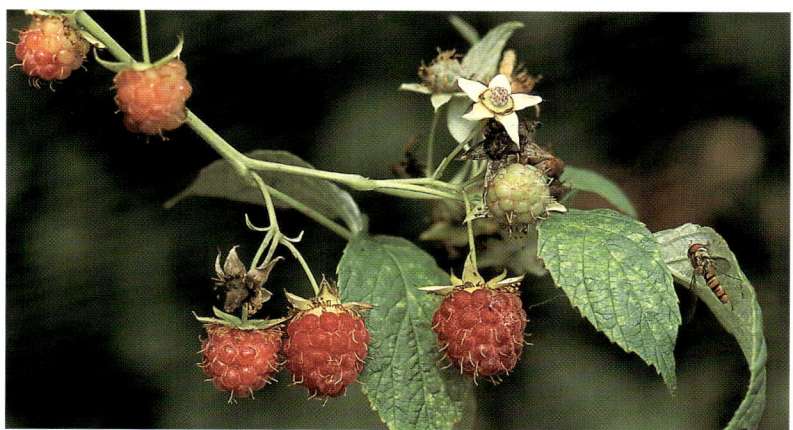

Durch Ihren hohen Vitamin-A-Gehalt sind Himbeeren ein natürliches Mittel gegen Augen- und Sehbeschwerden.

Noch im 18. Jahrhundert war man der Meinung, dass die Himbeerfrüchte als Herzmittel sogar das damalige Heilmittel schlechthin, die Perle, überträfe.

Heute kennt man weit wirksamere natürliche Drogen zur Behandlung von Herz-Kreislauf-Schwäche. Nach wie vor werden jedoch Himbeerblätter für wohlschmeckende Haustees und zu medizinischen Zwecken bei Schleimhautentzündungen oder Durchfall verwendet. Himbeerblättertee wird darüber hinaus schwangeren Frauen bei der Geburtsvorbereitung empfohlen. In ihrem weiteren Anwendungsfeld entspricht die Himbeere in weiten Zügen der Brombeere. Sie ist genauso Vitamin-C-reich und wird als Saft gerne bei Fieber- und Erkältungskrankheiten zur Stärkung verabreicht.

➤ Mundschleimhautentzündung, Durchfall

Hirtentäschel

Bauernsenf, Herzkraut, Schinkenkraut, Schneiderbeutel. Capsella Bursa-Pastoris (L.) Das genügsame Pflänzchen, das man leicht an seinen dreieckigen Kapselfrüchten erkennen kann, gedeiht selbst auf kargstem Boden. Aufgrund seiner blutstillenden Eigenschaften findet es in der Frauenheilkunde, besonders bei zu starken Monatsblutungen, Verwendung. Lange Zeit galt die Pflanze als einziges Mittel zur Behandlung von Gebärmutterblutungen. Heute wird es bei der Geburtshilfe als Wehen fördernd eingesetzt.

Doch auch als Blutreinigungsmittel zur Frühjahrskur ist ein Tee aus Hirtentäschelkraut empfehlenswert. Ebenso wie zur Anregung der Darmmuskulatur und als stärkendes Mittel bei zu hohem oder zu niedrigem Blutdruck, besonders bei älteren Menschen. Wegen seiner desinfizierenden Wirkung eignet es sich auch zum Gurgeln und Spülen von Rachen- und Mundraum.

➤ Starke Menstruation, schwaches Herz

Holunder

Holler, Elderbaum. Sambucus nigra L. Der Holunderbaum oder Hollerbusch ist auf dem Lande so beliebt, dass ihn jeder Bauer und Gartenbesitzer, der etwas auf seine Heilpflanzenkenntnisse hält, sein Eigen nennt. Die Blüten des Strauchs sind gelblich weiß und riechen unangenehm – ebenso wie seine graubraune Rinde. Die große Beliebtheit des Holunders in der Volksmedizin rührt vor allem daher, dass man alle seine pflanzlichen Bestandteile von der Rinde bis hin zur Frucht verwenden kann. Mit den jungen Blättern kann man eine gut wirkende Blutreinigungskur im Frühjahr durchführen, mit dem Saft daraus Hautkrankheiten behandeln, die Blüten sind ideal zur Vorbeugung von Erkältungskrankheiten, und Wurzel und Rinde wirken schließlich abführend und harntreibend bei Wasserstauungen im Körper. Auch der frische Fruchtsaft wirkt abführend.

In der ländlichen Küche sind gebackene Holunderblüten eine Spezialität, die zudem heilend bei Husten und Schnupfen wirkt.

➤ Verstopfung, Erkältung, Hautkrankheiten, Wasseransammlung, Frühjahrskur

Im Herbst trägt der Holunderbaum schwarzviolette Früchte, aus denen man einen dunkelroten Saft presst. Er ist sehr zuckerhaltig und vitaminreich.

Hopfen

Bierhopfen, Hoppen, Hupfen. Humulus lupulus L. Ohne den Hopfen gäbe es das Volksgetränk der Bayern, das Bier, nicht. Doch nur Wenige wissen, dass das Schlinggewächs, das wild in Hecken, Auwäldern und Gebüschen anzutreffen ist, auch als Tee oder Tinktur von medizinischem Nutzen ist.

Hopfen wurde früher vor allem als schmerzstillendes Mittel verordnet, zur Beruhigung und als Hilfe beim Einschlafen. In manchen Regionen ist es auch noch üblich, das Kopfkissen mit Hopfen zu füllen, der dann die Schlaflosigkeit nehmen sollte. Auch auf die weibliche Menstruation wirkt der Hopfen anregend und schmerzlindernd.

In der Volksmedizin wird ausschließlich die weibliche Pflanze verwendet. Sie bildet Hopfenzapfen, die im Spätsommer kurz vor der Reife geerntet werden, damit die außen anliegenden Schuppen nicht abfallen. Anschließend werden die Zapfen an der Luft getrocknet und entweder ganz verwendet oder pulverisiert eingenommen.

➤ Nervosität, Schlafstörungen, Menstruationsstörungen

Huflattich

In ihrer Form erinnern Huflattichblätter ein wenig an einen Pferdehuf, dem Namenspatron der seit dem Altertum arzneilich verwendeten Pflanze.

Fohlenfuß, Männerblume, Tabakkraut, Hitzeblätter. Tussilago farfara L. Nach Honig duften die gelben Blüten des Huflattich, der bei uns auf lehmigem Boden an Böschungen und auf Ödland gedeiht. Arzneilich genutzt werden die Blätter dieses Frühlingsboten, die man aufgrund ihres Schleimgehalts möglichst nicht waschen sollte.

Huflattichtee aus den Blättern wie auch aus den Blüten ist besonders hilfreich bei Lungenleiden und Verschleimung der Brust. Äußerlich angewendet – vermischt mit Honig – wird der Tee bei entzündeten Wunden oder Hautausschlägen. Pfarrer Kneipp empfahl die Blätter auch als heilsame Auflage bei Fußgeschwüren. Von einem Dauergebrauch des Huflattichtees sollte man absehen, ebenso von einer Einnahme während der Schwangerschaft oder Stillzeit!

Vor dem Trocknen kann man die sauberen Blätter etwas zerkleinern, um den Trocknungsvorgang zu beschleunigen. Denn nur richtig getrocknete Huflattichblätter sind wirksam und lange haltbar.

➤ Husten, Bronchitis, Staublunge, Fußgeschwür, Hautausschläge, Wunden, Entzündungen

Isländisch Moos

Blutlungenmoos, Berggraupen, Rentierflechte, Fiebermoos. Cetraria Islandica (L.) Ach. Die oliv- bis braungrüne Flechte wächst bei uns vor allem in Nadelwäldern auf trockenem Boden. Arzneilich verwendet wurde sie erstmals in Island.

Der hohe Schleimgehalt dieses Mischgewächses aus Alge und Pilz macht es zu einem idealen Heilmittel bei trockenem Husten: Es wirkt entzündungshemmend, Reiz lindernd und wird als Tee und als Gurgelmittel verabreicht.

Seine Bitterstoffe regen den Appetit an und aktivieren die Verdauung. Schließlich enthält Isländisch Moos noch antibiotisch wirkende Inhaltsstoffe. Und auch bei hartnäckiger Jugendakne und gegen Hautunreinheiten ist der Tee aus Isländisch Moos ein sanft wirksames Mittel.

Geerntet wird die ganze Pflanze, anschließend an einem schattigen Platz an der Luft getrocknet.

➤ Husten, Appetitlosigkeit, Akne

Schwarze Johannisbeere

Alpenbeere, Gichtbeere, Bocksbeere, Stinkstrauch. Ribes nigrum L. Heute kommt der gelbgrün blühende Johannisbeerstrauch vor allem in Gärten vor, wild nur noch gelegentlich in feuchten Wäldern oder Kahlschlägen. Ihr eigenartiger Geruch, der allerdings beim Trocknen und Kochen verschwindet, trug der Pflanze entsprechende Volksnamen ein.

In der Volksmedizin wird vor allem der Saft aus den reifen Beeren bei Appetitlosigkeit, zur Vorbeugung gegen Erkältungskrankheiten, bei Fieber und bei akuten Durchfällen verabreicht; er kann auch bedenkenlos kurmäßig eingenommen werden. Auch als Gurgelmittel bei Heiserkeit wird er empfohlen. Die Blätter des Johannisbeerstrauchs wirken schließlich stark Wasser treibend und haben sich bei Wassersucht und rheumatischen Beschwerden bewährt.

➤ Durchfall, Heiserkeit, Wassersucht, Rheuma

Auch die zahlreichen ungesüßten Zubereitungen mit der schwarzen Johannisbeere wie etwa Marmelade, Gelee oder Süßmost sind gesund.

Johanniskraut

Blutkraut, Jesuwundenkraut, Johannisblut, Teufelsflucht. Hypericum perforatum L. Goldgelb am Wegesrand, auf trockenen Wiesen und felsigen Hängen wächst das Johanniskraut, die Lieblingsheilpflanze des Paracelsus.

Äußerlich als Öl (Zubereitung Seite 256) angewendet heilt sie Wunden – vor allem Verbrennungen und Erfrierungen – und lindert Muskelschmerzen. Als Tinktur wirkt das Johanniskraut desinfizierend, innerlich als Tee galletreibend, stimmungsaufhellend und schließlich beruhigend bei Schlafstörungen und nervöser Unruhe.

Die besten Heilkräfte besitzt das Kraut am Johannitag, dem Sonnwendtag (24. Juni), und bei zunehmendem Mond, denn zu diesem Zeitpunkt hat es am meisten Sonnenkraft gespeichert und der Strauch steht in voller Blüte. Das Kraut wird dann kurz über dem Erdboden abgeschnitten und zum Trocknen aufgehängt.

➤ Wunden, Muskelschmerzen, Niedergeschlagenheit, Schlafstörungen, Nervosität (besonders nervöser Magen), Verbrennungen, Erfrierungen

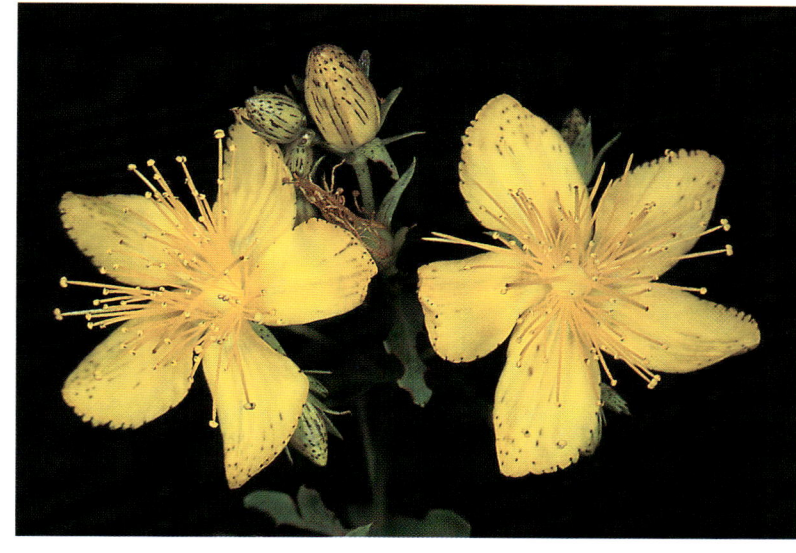

Trinken Sie jeden Abend zwei Tassen frisch aufgebrühten Johanniskrauttee. Nach einiger Zeit werden Sie spüren, wie beruhigend dieses Kraut auf Ihren Organismus wirkt.

Kalmus

Ackerwurz, Deutscher Ingwer, Magenwurz. Acorus Calamus L.
Der Kalmus wächst in der Nähe von Gewässern, wird aber auch in Kulturen angebaut. Seine Blätter sind schwertförmig und an ihrer Seite sprießt im Sommer ein sogenannter Blütkolben.
Die heilkräftigen Wurzeln verwendet die Volksmedizin damals wie heute bei Magenkatarrhen oder Appetitlosigkeit. Kalmusbäder hingegen stärken bei Erschöpfungszuständen und während der Rekonvaleszenz. Äußerlich angewendet wird Kalmustee auch bei Hautausschlägen und Kopfschuppen.
Reinigen Sie die Kalmuswurzel nach der Ernte sorgfältig, und legen Sie sie – in etwa zehn Zentimeter lange Stücke geschnitten – zum Trocknen aus. Eine Dauereinnahme ist genauso wenig zu empfehlen wie die Einnahme während einer Schwangerschaft.
➤ Appetitlosigkeit, Magenkatarrh, Hautausschlag

Bereits im Altertum war der Kalmus bekannt, er galt in südlichen Ländern als kostbare Opfergabe für die Götter. Erst im 16. Jahrhundert wurde er nach Europa eingeführt.

Kamille

Kummerblume, Mägdeblume, Mutterkraut. Matricaria chamomilla L. Anspruchslos in ihren Lebensbedingungen ist die Kamille, eine kleine Blume mit goldgelbem Blütenkopf, umringt von weißen Blütenblättern. Sie wächst auf Brachland, Wiesen, Äckern und gilt eher als lästiges Unkraut, denn als Heilpflanze. Dabei ist sie die in der Volksmedizin am meisten verwendete, wild wachsende Pflanze. Mit ihrem hohen Anteil an ätherischem Öl ist die Kamille nahezu ein Alleskönner: Sie wirkt entzündungshemmend, Krampf lösend bei Magen-, Darm- und Gallenleiden, schmerzstillend bei Erkältungen und Menstruationsbeschwerden, schweißtreibend, entblähend und lindernd bei Ausschlägen und Schleimhautentzündungen. Äußerlich wird sie für Einläufe, Sitzbäder, Spülungen und Inhalationen eingesetzt. Auch für die Schönheit wird die Kamille gern verwendet. Blondes Haar wird durch regelmäßige Spülungen mit Kamillentee noch heller.
Bei der Ernte sollten Sie darauf achten, ob Sie die Kamille zur inneren Einnahme oder für Bäder etc. verwenden wollen. Für Erste-

Wegen ihrer vielfältigen Heilwirkungen ist die Kamille die in der Volksmedizin am häufigsten verwendete Pflanze.

Der Name der Kamille stammt aus dem Griechischen und bedeutet »Apfel auf der Erde« – das rührt von dem apfelartigen Geruch her, den sie verströmt.

res benötigen Sie die Blütenköpfchen, für Letzteres auch Stiele und Blätter. Beim Sammeln und Trocknen ist größte Sorgfalt geboten.

➤ Verdauungsbeschwerden, Menstruationsbeschwerden, entzündete Wunden, Hämorrhoiden, Bronchitis, Schnupfen

Klette

Haarballe, Haarwachswürze. Arctium lappa L. Auf Brachland, Wiesen und an Wegesrändern ist die violett bis rot blühende Klette zu Hause. Ihre Blütenblätter tragen kleine Widerhäkchen, und mancher hat Klettenblüten schon nach einem Spaziergang ungewollt an seiner Kleidung heimgetragen.

Im Mittelalter stand die Klette als Heilmittel bei Hautkrankheiten sogar gegen die Pest in hohem Ansehen. Zur Zeit Heinrichs III. von Frankreich avancierte sie dann zur Arznei gegen Geschlechtskrankheiten, da dieser König durch sie von der Gonorrhöe geheilt wurde.

Medizinisch verwendet wird bis heute vor allem die Wurzel der Klette, die – innerlich als Tee eingenommen – günstig bei Leberleiden und als Blutreinigungsmittel wirkt. Äußerlich ist ihre Verwendung weit bekannter. Mit dem Ölauszug aus der Wurzel werden gerne schuppige Kopfhaut, aber auch frische Wunden und Geschwüre behandelt. Und auch den Tee kann man zur erfolgreichen Behandlung für Auflagen und Spülungen bei Akne, Verbrennungen oder Hautflechten verwenden.

Die Wurzel spaltet man nach der Ernte mehrmals und trocknet sie an einem luftigen Ort.

➤ Kopfschuppen, Hautunreinheiten, Leberleiden

Knoblauch

Gruserich, Knofel, Stinkerzwiebel. Allium Sativum L. Seine Verwandtschaft mit der Küchenzwiebel ist nicht von der Hand zu weisen, und auch was deren Heil- und Gewürzkräfte anbelangt, kann er durchaus mithalten. Der Knoblauch gedeiht an sonnigen

Plätzen im Garten und kann problemlos selbst angebaut werden. In der Küche bereitet er – in Maßen verwendet – Gaumenfreuden, in der Volksmedizin ist er eine wichtige und vielseitige Arzneipflanze. Knoblauch hilft bei Arteriosklerose, bei zu hohem oder zu niedrigem Blutdruck und gilt als Alterserscheinungen vorbeugende Arznei. Gesüßter Knoblauchsaft ist in der Volksheilkunde ein bewährtes Mittel bei Keuchhusten und Bronchitis.

➤ Magen- und Darmstörungen, Arteriosklerose, Schlafstörungen, Blutdruckstörungen, Schwächezustände, Keuchhusten

Bereits bei den Sumerern, den Ägyptern und Griechen wurde der Knoblauch als Heilmittel eingesetzt.

Königskerze

Fackelkraut, Marienkerze, Goldblume, Wollkraut. Verbascum densiflorum Bertol. Die zwei Arten der Königskerze, die sogenannte Großblütige Wollblume und die Filzige Wollblume, wachsen bevorzugt auf steinigen und sandigen Hügeln, an Wegrändern und in Holzschlägen. Sowohl Blätter als auch Stängel sind mit dichtem »Wollfilz« bewachsen. Ihre leuchtend gelb blühenden Sprossen werden bis zu drei Meter hoch.

Die Wurzeln der Königskerze fanden seit alters Verwendung bei Durchfall, die Blätter und Blüten hingegen kurierten Augenentzündungen. Als Tee verabreicht helfen die Blüten bei Atemwegserkrankungen, Verdauungskrämpfen und als schweißtreibendes Mittel; als Badezusatz bei Hämorrhoiden. Das sogenannte »Königsöl« wirkt schließlich bei Ohrenschmerzen, Ekzemen im Gehörgang und bei Mittelohrentzündung.

In den getrockneten Samen befinden sich betäubende Stoffe. Streute man früher die Samen in fischreiche Gewässer, so konnte man anschließend die narkotisierten Fische herausholen.

In der Volksmedizin werden nur die getrockneten Blüten verwendet. Beim Sammeln und Trocknen sollten Sie sehr vorsichtig sein, denn sobald die Blüten ihre gelbe Farbe verlieren, sind sie als Heilpflanzen nichts mehr wert. Bewahren Sie sie deswegen in einem dicht verschlossenen, dunklen Gefäß auf.

➤ Atemwegserkrankungen, Durchfall, Hämorrhoiden, Ohrenschmerzen

Aufgrund der Inhaltsstoffe – Pflanzenschleim, Saponin und ätherisches Öl mit Bitterstoffen – wurde die Königskerze bereits vor Jahrtausenden häufig eingesetzt.

Kümmel

Wiesenkümmel, Brotkümmel, Köm, Kümmich. Carum carvi L.
Wild wächst der Kümmel auf feuchten Wiesen, an Grasplätzen und Wegrändern. Die bis zu einem Meter hohe Pflanze trägt weiße bis schwachrötliche Blüten in Doppeldolden.

Der Kümmel zählt zu den ältesten Gewürzen und ist das beste pflanzliche Mittel gegen Blähungen und Magen-Darm-Krämpfe, das uns zur Verfügung steht. Auch Verdauungsbeschwerden von Säuglingen können mit Kümmel wirksam behandelt werden. Als aromatisches Würzmittel schätzte ihn schon die Küche der Antike, heute bereichert er deftige Hausmannskost, Brot, Käse und Spirituosen.

Bei der Ernte des Kümmels werden die Dolden mit den braunen Früchten abgeschnitten und kopfüber zum Trocknen aufgehängt. Anschließend reibt man die Früchte aus den Dolden heraus und trocknet sie noch einmal nach.

➤ Blähungen, Magen-Darm-Krämpfe, Menstruationsstörungen

Lavendel

Narden, Speik, Schwindelkraut, Nervenkräutchen. Lavandula angustifolia Mill. Der Lavendel wächst nur selten wild und ist eher in Gärten oder in Balkonkästen anzutreffen. Setzten ihn die Ärzte der Antike noch als Gegengift ein, so verwendeten ihn später die Mönche im Norden zur Füllung von Kräuterbeuteln.

Auch die Volksmedizin verordnet die violett blühende Pflanze mit Vorliebe bei nervösen Störungen und Unruhezuständen. Gemeinsam mit Hopfen wird der Lavendel auch als Schlaf fördernde Kissenfüllung verwendet. Menschen mit zu niedrigem Blutdruck wissen überdies ein erfrischendes Lavendelbad zu schätzen. Der Tee wird bei Magen-Darm-Störungen und Durchfall verabreicht. Man erntet den Lavendel kurz nach Entfaltung der Blüte und reibt die Blüten nach dem Trocknen ab.

➤ Niedriger Blutdruck, Magen- und Darmstörungen, nervöse Unruhe, Schlaflosigkeit

Liebstöckel

Badekraut, Gichtstock, Nervenkräutel, Suppenlob. Levisticum officinale Koch. Die blassgelb blühende Gewürz- und Heilpflanze gedeiht hier zu Lande vor allem im Kräuterbeet. Für die Würzküche werden die Blätter verwendet, die reich an ätherischem Öl sind und – wohldosiert – alle Fleischspeisen sowie deftige Gemüsegerichte und Eintöpfe geschmacklich bereichern und bekömmlicher machen. Arzneilich finden vor allem die Wurzeln der zweijährigen Pflanze Verwendung, die, nach der Reinigung zerkleinert, an Schnüren getrocknet werden.

Bei Verdauungsbeschwerden, Gichtschmerzen, Menstruationsstörungen und auch bei Migräne wirkt ein Tee aus der Wurzel lindernd und kräftigend. Die Anwendungsdauer sollte sich auf einige Tage beschränken. Bei Entzündungen der Niere, eingeschränkter Nierentätigkeit und während einer Schwangerschaft ist der Tee nicht empfehlenswert.

➤ Verdauungsbeschwerden, Gicht, Menstruationsstörungen, Migräne, Sodbrennen

Irrtümlicherweise wurde der Liebstöckel im Mittelalter als Aphrodisiakum verwendet. Obwohl sein Name dies suggeriert, steigert er die Liebesfähigkeit erwiesenermaßen nicht.

Linde

Tilia platyphyllos Scop. Der Lindenbaum wird in vielen Volksliedern besungen und gehört mit seinen herzförmigen Blättern zu den am leichtesten identifizierbaren Laubbäumen. Die getrockneten Blüten der Sommer- wie der Winterlinde werden schon seit dem Mittelalter gegen Epilepsie, Brustkrankheiten, Husten oder als schweißtreibende Arznei verwendet. Zudem stärken sie die Abwehrkräfte und sind daher ideal zur Vorbeugung von Erkältungskrankheiten. Da Lindenblütentee milder als Holunderblütentee wirkt, ist er besonders bei der Behandlung von Kindern angebracht.

Nach dem Trocknen sollten die Lindenblüten luftdicht verschlossen aufbewahrt werden, da ihre Wirksamkeit sonst schnell nachlässt.

➤ Erkältungskrankheiten

Löwenzahn

Butterblume, Kuhblume, Milchblume, Augenwurz. Taraxacum officinale Web. S.L. Der gelbe Löwenzahn mit seinem weißen Milchsaft – er tritt aus, wenn man die Blüten abknipst – ist äußerst anpassungsfähig und wächst auf Wiesen und an Feldwegen. Für die meisten Menschen ist er nur ein lästiges Gartenunkraut. Er gehört jedoch zu den wichtigsten entgiftenden und harntreibenden Heilpflanzen und kann auf vielfältige Art und Weise arzneilich angewendet werden: Die jungen Blätter im Salat sind ein ideales Mittel für Blutreinigungskuren. Auch Tee und Saft aus dem Löwenzahn können vier bis sechs Wochen lang kurmäßig zur Entschlackung eingesetzt werden. Generell stärken Wurzeln und Kraut den Organismus, fördern die Ausscheidung, regen die Nieren- und Lebertätigkeit sowie die Durchblutung des Bindegewebes an. Deshalb werden sie auch bei Rheuma- und Gichtschmerzen verordnet. Auch Gallensteinen kann der Löwenzahn vorbeugen.

Für Heilzwecke geerntet und getrocknet werden die tief im Erdboden steckenden Pfahlwurzeln und das Blätterkraut.

➤ Entschlackung, Gicht, Rheuma, Gallensteine

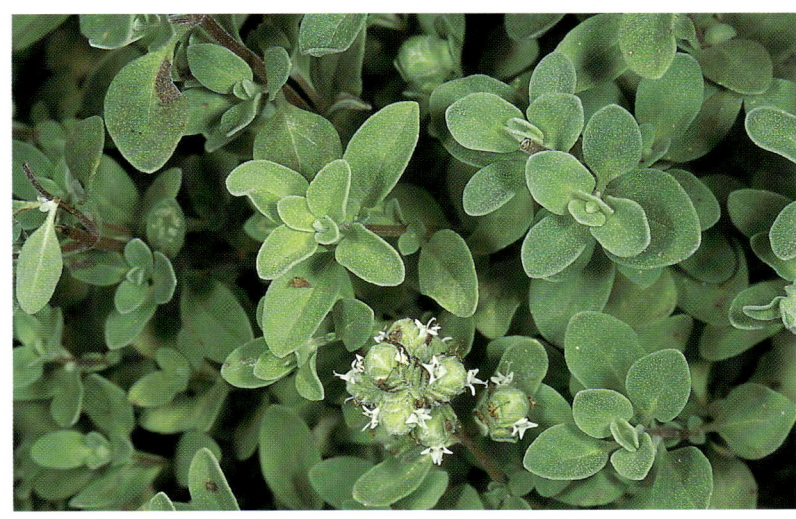

Das Gewürz Majoran kann auch als natürliches Konservierungsmittel für Wurstwaren verwendet werden.

Majoran

Kuchelkraut, Bratenkräutel. Origanum majorana L. Hellrot bis weiß blüht der aromatisch duftende Majoran hier zu Lande im sonnigen und windgeschützten Gewürzkräuterbeet. Seine Verwendung als Gewürz schlägt sich auch in seinen Volksnamen nieder, denn hier kennt man den Majoran schon seit dem 16. Jahrhundert. Noch früher bekränzten sich die Römer das Haupt bei festlichen Gelegenheiten mit dem Majorankraut.

Heute ist Majoran fester Bestandteil von Würzmischungen mit Thymian, Rosmarin und Basilikum und bereichert deftige Speisen und Nudelgerichte. Auch als Bestandteil von Schnupftabak wird Majoran verwendet. In der Volksmedizin schätzt man das Kraut als Teezubereitung bei Erkältungskrankheiten, Blähungen, Schnupfen und Zahnfleischbluten. Die Majoransalbe lindert darüber hinaus Nervenschmerzen, Schmerzen bei Verstauchungen und lässt Geschwüre leichter abheilen.

➤ Blähungen, Erkältungen, Zahnfleischbluten, Verstauchungen, Nervenschmerzen, Geschwüre

In der Antike war der Majoran der griechischen Göttin Aphrodite geweiht. Um das Verlangen der Angebetenen zu erwecken wurde der Tischwein mit Majoran versetzt.

Malve

Johannispappel, Katzenkäse, Rosspappel, Schwellkraut. Malva Silvestris L. In Deutschland kommt die anspruchslose, violett blühende Malve häufig vor. Man findet sie an Wald- und Wegesrändern ebenso wie auf Schuttplätzen und an Bahndämmen.

In der Volksmedizin wird die Malve aufgrund ihres hohen Schleimgehalts sehr häufig bei Entzündungen der Atemwege verwendet. Auch bei Magen- und Darmkoliken sowie leichten Durchfallbeschwerden lindert die gerbstoffhaltige Pflanze Schmerzen und wirkt Krampf lösend. Äußerlich kann man Malventee zur durchblutungsfördernden Behandlung von Sehnenknötchen einsetzen sowie bei entzündeten Wunden.

Bei der Ernte der Blüten sollten Sie den Stiel nicht mitpflücken. Blätter und Kraut werden gesondert gepflückt.

➤ Erkältung, Halsentzündung, entzündete Wunden

Meerrettich

Pfefferwurzel, Rachenputzer, Bauernsenf, Kren. Armoracia rusticana G. Die Wurzelstange, die in der Küche ebenso beliebt ist wie als Arznei in der Volksheilkunde, gedeiht bei uns vor allem in Kulturen. Wild wächst sie noch an der meerumbrandeten bretonischen Küste.

Den Seefahrern früherer Zeiten wurde der Meerrettich gegen Skorbut auf ihre Fahrten mitgegeben. Heute kennt man zwar noch Vitamin-C-reichere Pflanzen und Früchte, die bei dieser Mangelkrankheit helfen, doch ist der Wert des Meerrettich in der Volksmedizin nach wie vor unbestritten. Sein antibakteriell wirkendes Senföl lindert Husten – frisch geraspelt oder als Saft-, während seine harntreibende Wirkung Patienten mit Blasen- und Nierenleiden zugute kommt. Auch Rheumatiker, Kopf- und Zahnschmerzgeplagte wissen Breiumschläge aus Meerrettich zu schätzen. Am wirksamsten ist der schwarze Meerrettich.

➤ Husten, Rheuma, Blasen-, Nierenschmerzen, Zahnschmerzen

Melisse

Den Karmelitermönchen des frühen 17. Jahrhunderts gelang mit Hilfe dieses Heilkrauts die Erfindung eines der universalsten Heilmittel überhaupt: Melissengeist.

Zitronenmelisse, Bienenkraut, Frauenwohl, Hasenohr. Melissa officinalis L. Gewürzpflanze und Heilkraut zugleich, wächst die nach Zitronen duftende Melisse bei uns vor allem in Gärten und auf dem Balkon. Ihr Name stammt aus dem Griechischen, »meli«, Honig, da die weiß bis weißgelblich blühende Pflanze auch von den Bienen sehr geschätzt wird.

Ihr wichtigster Inhaltsstoff ist das ätherische Melissenöl, das sich an der Oberfläche der Blätter befindet. Diese müssen vor der Blütezeit geerntet und sehr schonend (auf keinen Fall zu warm) getrocknet werden.

Melisse beruhigt und stärkt zugleich, weshalb sie gerne bei Schlafstörungen, Nervosität, Herzbeschwerden, nervösen Magen-Darm-Leiden, Menstruationsbeschwerden, Kopfschmerzen sowie bei körperlichen und geistigen Erschöpfungszuständen angewandt wird. Innerlich kann man sowohl den Tee als auch den

Geist einnehmen. Zur äußerlich Anwendung empfiehlt sich ein Bad und der Geist als Einreibung.

➤ Schlafstörungen, Nervosität, Magen-Darm-Leiden, Menstruationsbeschwerden, Kopfschmerzen, Erschöpfung

Mistel

Hexennest, Donarbesen, Wintersamen. Viscum album L. Der kugelige, immergrüne Busch mit seinen ledrigen Blättern und den weißlichen Früchten schmückt oft in der Weihnachtszeit, als Strauß gebunden, die Wohnung. Als Halbschmarotzer ist die Mistelpflanze auf einen Wirtsbaum angewiesen, dabei bevorzugt sie Nadel- und Laubbäume.

Die Mistel enthält Bitterstoffe, Öl und Saponin sowie Wirkstoffe, die den Blutdruck senken. Pfarrer Kneipp empfahl sie als blutstillendes Mittel. Heute werden Mistelzubereitungen aus den Zweigspitzen mit Blättern vor allem bei Wechseljahrebeschwerden, Arterienverkalkung, Nervenleiden und zu hohem Blutdruck verwendet. Misteltee wirkt sehr gut bei leichteren Herzstörungen.

➤ Nervöse Herzbeschwerden, Arterienverkalkung, hoher Blutdruck, Wechseljahrebeschwerden

Die Druiden der Kelten bestiegen an bestimmten Tagen nach Neumond die Bäume, um mit goldenen Sicheln die Misteln abzuschneiden, denen sie magische und heilkräftige Wirkungen zuschrieben.

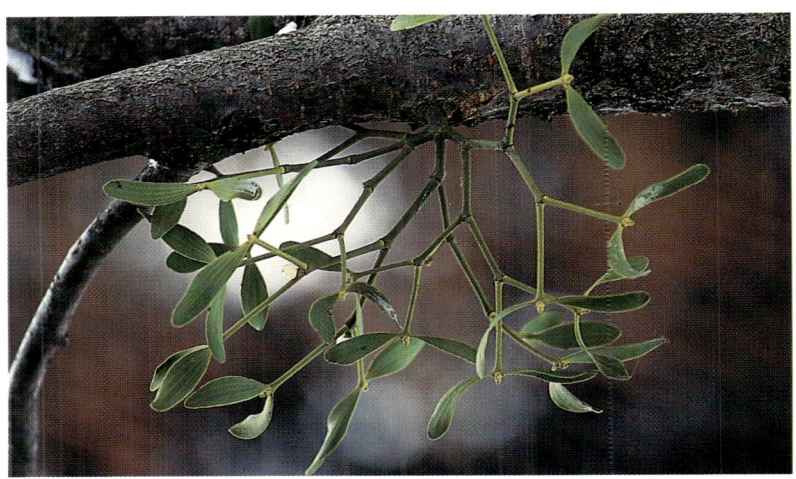

Küssen sich zwei Verliebte unter einem mit Mistelzweig geschmückten Türrahmen, so steht nach Volksglauben bald eine Hochzeit ins Haus.

Nadelbäume

Weißtanne, Kiefer, Lärche, Fichte, Latschenkiefer Die ätherischen Öle und Harze aus den Nadelbäumen sind durch ihren typischen Geruch allbekannt. Besonders das schmerzlindernde und angenehm duftende Harz nutzt die Volksmedizin zur Behandlung von Rheuma- und Gichtschmerzen, als durchblutungsfördernde und erfrischende Einreibung bei Erkältungen, zur Herstellung von Hustensäften oder Erkältungsbädern und bei Muskelschmerzen. Der Fichtennadel-Franzbranntwein gehört zum unentbehrlichen Bestandteil der gut sortierten Hausapotheke.
Die fertigen Zubereitungen erhalten Sie in der Apotheke oder in der Drogerie. Von der eigenen Herstellung der Heilmittel mit Nadelbaumextrakten und dem Umgang mit dem reinen Harz sollte man besser absehen.

➤ Rheuma, Gicht, Erkältungen, Husten, Muskelschmerzen

Petersilie

Bei der Dosierung der Petersiliensamen ist Vorsicht geboten – in zu großer Menge und über einen zu langen Zeitraum genutzt sind sie giftig.

Peterle, Suppenkraut, Bittersilche. Petroselinum crispum Die zweijährige Pflanze ist mit einem langen, dicken Wurzelstock im Erdreich verhaftet. Im ersten Jahr bildet sie buschig gefiederte oder krause Blätter, im zweiten einen langen kantigen Stängel, der später gelblich grüne Blüten trägt. Das beliebte und stark duftende Gewürzkraut wächst auf nahrhaftem Humusboden in Kulturen und kommt gelegentlich auch wild vor.
Schon im Altertum wurde die Petersilie als Küchenkraut und Heilpflanze verwendet, daneben aber auch als Zauberpflanze genutzt. Und galizische Bräute sollten Brot und Petersilienkraut bei sich tragen, um der Ehe schlecht gesonnene Geister zu bannen.
Die Petersiliensamen und -wurzeln werden in der Volksmedizin bei Menstruationsbeschwerden, Nierenentzündungen, Darmkoliken und als harntreibendes Mittel verwendet. Der Saft der zerdrückten Pflanzen hingegen wirkt äußerlich bei Mückenstichen und zum Ausbleichen von Sommersprossen.

➤ Nierenentzündung, Darmkolik, Insektenstiche

Pfefferminze

Aderminze, Teeminze, Katzenbalsam, Flohkraut. Mentha piperita L. Die aus England stammende Echte Pfefferminze wächst bei uns nur in Kulturen. Ihr aromatischer Geruch ist jedem Kind vertraut, denn kaum ein Tee wird häufiger bei Magen- und Darmbeschwerden oder Übelkeit verabreicht als der Pfefferminztee. Auch bei starkem Periodenschmerz lindert der Tee die Krämpfe. Besonders wirksam ist das ätherische Öl der Minze (in der Apotheke erhältlich) mit dem darin enthaltenen Menthol als Zusatz zu Inhalationen bei Husten und Schnupfen.

Geerntet werden nur die Blätter kurz vor der Blütezeit. Bei Blähungen sind die Blätter der Krauseminze, einer weiteren Pfefferminzart, die im Garten gezogen werden kann, der Echten Pfefferminze in der Wirksamkeit sogar überlegen.

➤ Blähungen, Übelkeit, Magen- und Darmbeschwerden, Menstruationsschmerzen

In der Würzküche ist die Minze als erfrischende Beigabe zu Salaten, Suppen und selbst gemachtem Essig beliebt.

Quendel

Feldthymian, Rauschkraut, Wilder Zimt. Thymus serpyllum L. Der Quendel mit seinen rosablauen bis violett gefärbten Blüten gedeiht als Halbstrauch an trockenen, sonnigen Hängen, auf Wiesen und auf Heiden.

Während die Christen das Kraut noch Gebärenden ins Bett legten, um Zauberei vom Kindbett fernzuhalten, schrieb man ihm im 12. Jahrhundert im Norden Europas bereits eine menstruationsfördernde Wirkung zu. Später wurde ein Quendelauszug sogar als hervorragendes Gegenmittel bei der Trunksucht gepriesen. Heute wird der Quendel in der Volksmedizin als Tee vor allem bei Keuchhusten, Magen- und Darmbeschwerden und Periodenschmerzen verabreicht. Der alkoholische Auszug hingegen wird als Einreibung bei Gicht und Rheuma, Verstauchungen und Quetschungen verwendet.

➤ Menstruationsschmerzen, Keuchhusten, Magen- und Darmstörungen, Gicht, Rheuma, Verstauchungen

Zur Zeit der alten Ägypter genoss der Quendel großes Ansehen als Heilpflanze und als Schutz vor Dämonen. Daher wurde das Kraut auch bei der Einbalsamierung der Toten verwendet.

Ringelblume

Aufgrund ihrer entzündungshemmenden und heilenden Wirkung wird Säuglingen gerne der wunde Po mit Ringelblumensalbe eingerieben.

Butterblume, Sonnenwende, Ringelrose, Totenblume, Jesusblume. Calendula officinalis L. In Gärten und als Grabschmuck wird die Ringelblume gerne angepflanzt wegen ihrer leuchtend gelben Blüten. Als Arzneipflanze wird sie auf Feldern gezogen und sollte zum Standardrepertoire jeder Hausapotheke gehören. Wie auch Arnika (Seite 266) und Johanniskraut (Seite 288) zeigt die Ringelblume äußerlich angewendet bei eitrigen und nässenden Wunden eine entzündungshemmende und heilende Wirkung. Als Tee, Salbe (Seite 259) oder Tinktur wirkt sie darüber hinaus auch bei Geschwüren, Sportverletzungen, Blutergüssen, Hämorrhoiden oder Warzen. Auch den frisch gepressten Saft aus den Blättern kann man auf die verletzte Haut auftragen, um die Wundheilung zu beschleunigen. Die sogenannte Ringelblumenbutter ist zudem wertvoll als Einreibung bei Bauchschmerzen, Gelenkschmerzen und Muskelkater. Innerlich eingenommen wirkt ein Ringelblumentee krampfstillend, schweißtreibend und bei Gallenleiden.

➤ Wunden, Geschwüre, Abszesse, Nagelbettentzündung, Hämorrhoiden, Warzen, Bauchschmerzen, Gelenkschmerzen, Muskelkater, Verstauchung, Verrenkung, Gallenblasenleiden

Rosmarin

Als köstliches Gewürz verleiht der Rosmarin Gemüse, Käse und feinen Fleischgerichten Geschmack und macht sie – wie alle Kräuter der Würzküche – bekömmlicher.

Brautkleid, Meertau, Weihrauchkraut, Kranzenkraut. Rosmarinus officinalis L. Der aromatisch duftende Rosmarinstrauch gedeiht in unseren Breiten im Garten und auf dem Balkon. Seine Blüten sind blassblau gefärbt und werden gemeinsam mit den Blättern in der Volksmedizin arzneilich genutzt.

In der Antike war der Rosmarin der Göttin der Liebe, Aphrodite, geweiht, und die Römer schmückten später ihre Hausgötter mit dem Kraut. In Bayern werden bis heute Brautkränze daraus geflochten.

Die wichtigsten medizinisch verwertbaren Inhaltsstoffe sind ätherisches Öl, Gerbstoffe und Rosmarinkampfer. Insgesamt

wirkt der Rosmarin stärkend und belebend und wird daher gerne bei zu niedrigem Blutdruck und Schwächezuständen, aber auch bei Rheuma und Gicht sowie Völlegefühl und leicht krampfartigen Magen- und Darmstörungen eingesetzt. Verwendet wird er innerlich als Tee, äußerlich als belebendes Bad und als Einreibung.
➤ Schwächezustände, niedriger Blutdruck, Gelenkrheuma, Hexenschuss, Verdauungsstörungen

Rosskastanie

Gichtbaum, Saukastanie. Aesculus hippocastanum L. Auf dem Dorf gehört der Kastanienbaum quasi zum Hausbestand. Und fast kein bayerischer Biergarten kommt ohne die massiven Schattenspender aus. Im Winter sind die Kastanien eine Leckerei fürs Wild und werden ansonsten oft als stärkehaltiges Mastfutter verwendet.

Doch auch der arzneiliche Nutzen ist unbestritten, denn die Rosskastanie wirkt zusammenziehend und entzündungshemmend. So sollen, wie der Aberglaube lehrt, drei Kastanien, die man in der Tasche mit sich trägt, Krankheiten abwehren helfen.

Wenn die Knospen des Kastanienbaums aufgehen, beginnt der Frühling, und der Herbst setzt ein, wenn die braunen Samen aus der stacheligen Schale brechen.

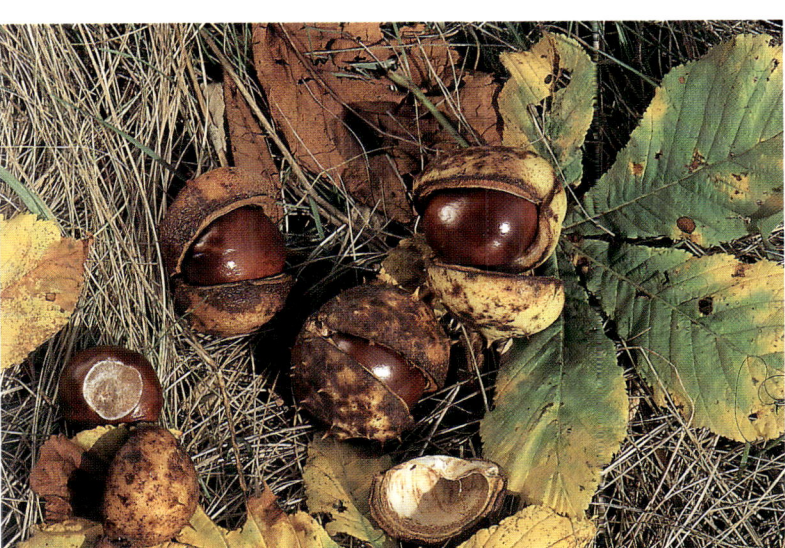

Im Gegensatz zur echten Kastanie ist die Rosskastanie für den Menschen nicht zum Verzehr geeignet.

Neben den Samen stehen auch Blüten, Blätter und Rinde des Baumes als Arznei zur Verfügung. Ein Tee aus den Blättern, der allerdings recht bitter schmeckt, hilft bei Husten. Zum äußerlichen Gebrauch eignen sich Auflagen, Bäder und Salben – am besten fertig gemischt aus der Apotheke – bei Durchblutungsstörungen, Hämorrhoiden, Krämpfen, Verstauchungen, Blutergüssen oder Gicht.

➤ Husten, Krampfadern, Venenentzündungen, Hämorrhoiden, Verstauchungen, Gicht, Rheuma

Salbei

Der Salbeitee wirkt beruhigend und entzündungshemmend und hilft bei krankhafter Speichel- oder Schweißabsonderung.

Königssalbei, Kreuzsalbei, Salbine. Salvia officinalis L. Neben seinen Heilkräften, die aus dem hohen Gehalt an Gerb- und Bitterstoffen sowie Flavonoiden und ätherischem Öl herrühren, ist der Salbei mit seinen grünweißen Blättern und den hell- bis violettblauen Blüten auch äußerst dekorativ. Ein Grund mehr, ihn in den heimischen Gewürzgarten mit aufzunehmen. Der wild wachsende Wiesensalbei wird generell nicht für arzneiliche Zwecke verwendet.

Im Altertum galten die Blätter des Salbei als universale Medizin, und auch als Zauber- und Liebesmittel standen sie in hohem Ansehen. Dem Salbeitee eilte im alten Ägypten zudem der Ruf voraus, er würde fruchtbar machen.

Bei Magen- und Darmentzündungen sowie Katarrhen der Atemwege sind die Salbeiblätter ein sicheres Heilmittel. Abstillenden Müttern hilft der Salbeitee, die Milchmenge im Körper zu reduzieren. Äußerlich angewendet bringt er Insektenstiche und Hautentzündungen und – als Spülung – Zahnfleischentzündungen rascher zum Abklingen. Auch vor einer anstehenden Zahnwurzelbehandlung wirkt er beruhigend.

Regelmäßig ein Schluck Salbeiwein vor dem Mittagessen dient der allgemeinen Stärkung.

➤ Magen- und Darmentzündungen, Atemwegsentzündungen, krankhaftes Schwitzen, Zahnfleischentzündungen, Insektenstiche, Hautentzündungen

Sauerampfer

Salatampfer, Sauerknöterich. Rumex acetosa L. Wie auch der Löwenzahn gehört der Sauerampfer zu den Wiesenpflanzen, die neben ihren Heilkräften auch die gesunde Salatküche bereichern. Seine pfeilförmigen, saftigen Blätter schmecken jedoch säuerlich. Man findet den Sauerampfer auf feuchten Wiesen, Weiden und an Bachufern.

Seine Wirkstoffe und sein hoher Vitamin-C-Gehalt machten ihn in früheren Zeiten zu einem beliebten Heilmittel bei Skorbut. In jedem Fall helfen sie dabei, den Appetit wieder herzustellen, das Blut zu reinigen, den Körper zu entwässern und Leberleiden zu lindern. Äußerlich verwendet man die frischen, zerdrückten Blätter als Auflage auf Wunden oder entzündete Hautstellen. Auch der Tee kann für Umschläge oder zur Wundspülung eingesetzt werden. Nicht im Übermaß verwenden.

➤ Entschlackung, Hautkrankheiten

Schachtelhalm

Ackerschachtelhalm, Katzenschwanz, Scheuergras, Zinnkraut. Equisetum arvense L. Der Schachtelhalm ist ein lästiges Unkraut auf dem Acker. Vom Frühsommer an wachsen die jungen, unfruchtbaren Triebe, die auch in der Volksmedizin verwendet werden. Im Altertum als blutstillendes Mittel und Kräuterarznei gegen Husten und auch Gicht geschätzt, geriet es mit der Zeit in Vergessenheit und diente lediglich als pflanzliches Scheuermittel, um das Zinngeschirr schön glänzend zu erhalten. Pfarrer Sebastian Kneipp schließlich gehörte zu den Wiederentdeckern des vielseitigen Heilkrauts.

Die im Schachtelhalm enthaltenen Wirkstoffe regen die Wasserausscheidung an und eignen sich daher zur Durchspülung von Niere und Blase. Doch auch bei Bronchitis, Asthma und Schnupfen ist eine innerliche Behandlung mit Schachtelhalmtee empfehlenswert. Bäder mit Schachtelhalmextrakten regen die Durchblutung an und werden daher bei Arterienverkalkung, geschwol-

Um Verwechslungen mit anderen giftigen Schachtelhalmarten zu vermeiden, besorgen Sie sich das Schachtelhalmkraut beim Kräuterhändler oder fertig zubereitet als Tee oder Bad in der Apotheke.

lenen Beinen, Schwellungen nach Knochenbrüchen aber auch offenen Beinen oder Frostbeulen eingesetzt. Auch bei Rheuma und Gicht wirken die kieselsäurehaltigen Vollbäder schmerzlindernd und stärken die Widerstandskraft des Körpers. Darüber hinaus können schlecht heilende Wunden und Entzündungen in Mund und Rachen mit Schachtelhalmtee erfolgreich behandelt werden.

➤ Bronchitis, Schnupfen, Arterienverkalkung, Rheuma, Gicht, Nieren- und Blasenleiden, Mundentzündungen, Wunden

Schafgarbe

Der griechische Sagenheld Achill versorgte seine Kriegsverletzungen mit dem Kraut der Schafgarbe.

Achilles, Judenkraut, Bauchwehkraut, Blutstillkraut. Achillea millefolium L. Sonnig und trocken mag es die Schafgarbe, entsprechend häufig findet man sie an Berghängen, auf Wiesen sowie an Feld- und Wegrändern. Bereits die alten Chinesen vor 4000 Jahren und auch die Indianer Nordamerikas wussten um die wundheilenden Kräfte der Schafgarbe.

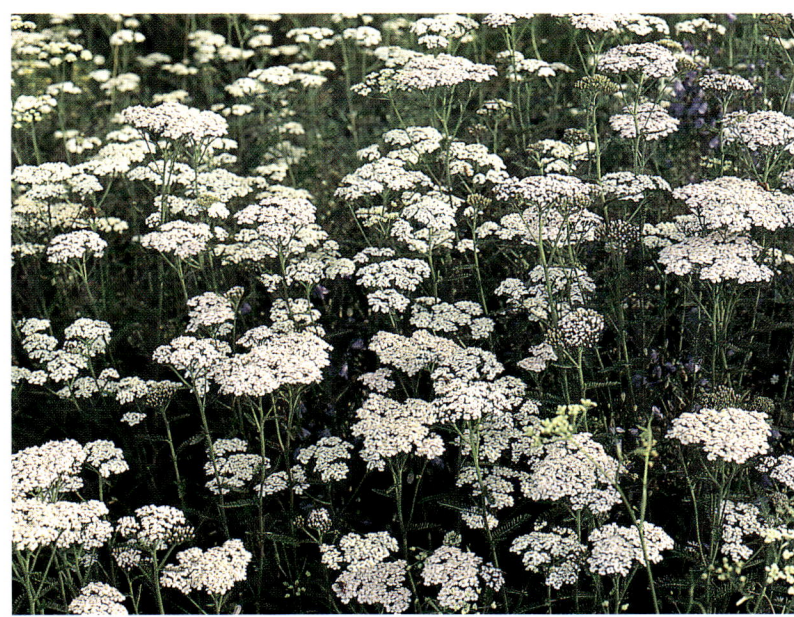

Der Frischpflanzen-presssaft der Schafgarbe hilft besonders gut bei Appetitlosigkeit.

Neben dem Kraut werden in der Volksmedizin auch die doldenartigen, weiß- oder rosafarbenen Blüten verwendet. Dazu schneidet man es etwa eine Handbreit über dem Boden ab, sortiert die holzigen Teile aus und legt es dann zum Trocknen.

Ihre Bitterstoffe und ihr ätherisches Öl machen die Schafgarbe zu einem guten Magenmittel. Aufgrund der entkrampfenden und entzündungshemmenden Wirkung wird sie auch gerne bei schmerzhafter Menstruation verbunden mit Kreuzschmerzen eingesetzt. Bei Wechseljahrebeschwerden und Kreislaufstörungen wirkt der Tee ausgleichend. Der frische Saft kann kurmäßig eingenommen werden, denn sein hoher Kaliumgehalt regt die Nieren- und damit die Ausscheidungstätigkeit an. Bei schlecht heilenden Wunden, Hautentzündungen, Flechten und auch bei wunden Brustwarzen lindern Auflagen und Bäder mit Schafgarbenzusatz die Symptome. Allergische Reaktionen sind möglich. In diesem Fall sollte die Behandlung nicht fortgesetzt werden.

➤ Frühjahrskur, Menstruationsschmerzen, Magen- und Darmbeschwerden, Hautentzündungen

Schlehe

Haferpflaume, Hagedorn, Schlehdorn, Schwarzdorn. Prunus spinosa L. Der Schlehdornstrauch wächst wild in Hecken und an Waldrändern. Der gerbstoffreiche und Vitamin-C-haltige Saft der Schlehenfrüchte wurde lange Zeit zur Erfrischung von Fieberkranken, bei Nasenbluten sowie zum Gurgeln bei Hals- und auch bei Zahnfleischentzündungen verwendet. Das Mus aus den reifen Früchten ist ein beliebtes Hausmittel bei Nieren- und Blasenbeschwerden sowie bei Magenschmerzen. Es regt die Magensäfte an und hilft damit auch bei Appetitlosigkeit. Blüten und Blätter sowie die Fruchtstiele der Schlehe wirken schließlich als Tee leicht abführend und harntreibend und haben sich besonders bei der Behandlung von Kindern und älteren Menschen bewährt.

Die Früchte erntet man im Herbst nach dem ersten Nachtfrost.

➤ Nasenbluten, Zahnfleischentzündung, Halsentzündung, Nieren- und Blasenbeschwerden, Magenschmerzen, Appetitlosigkeit

Der römische Feldherr Lucellus brachte die Schlehe mit ihren blauschwarzen Früchten von seinem Feldzug im kleinasiatischen Cerasunt mit und machte sie so in unseren Breiten heimisch.

Senf

Mostrich. Brassica nigra L. Der Schwarze Senf, der in der Volksmedizin äußerst beliebt ist, gedeiht in Kulturen. Bereits vor mehr als 2000 Jahren wurde er als Heil- und Gewürzpflanze angebaut. Ebenso wie in der Küche verwendet man auch in der Heilkunde die dunkelbraunen Samen der gelb blühenden Pflanze. Aus diesen presst man das als Lebensmittel verwendete Senföl. Aus den Rückständen der Samen stellt man dann den Senf selbst her, eines der gesündesten Gewürze überhaupt.

Senf entlastet den Kreislauf und fördert gerade bei Kindern den Appetit. Medizinisch verwendet man seit alters her die pulverisierten Samen entweder in Pflastern, Wickeln oder in Umschlägen bei Rheuma, Gicht, Ischiasbeschwerden, aber auch bei Muskelschmerzen und Zerrungen. Der Senfwickel (Seite 223f.) hat sich besonders bei Bronchitis, die mit Fieber einhergeht, als erfolgreiches Heilmittel bewährt. Innerlich eingenommen fördern die Senfsamen bei Magen- und Darmbeschwerden die Verdauung.

➤ Gicht, Rheuma, Hexenschuss, Ischiasbeschwerden, Bronchitis, Magen- und Darmbeschwerden

Spitzwegerich

Rossrippe, Spießkraut, Wegetritt. Platango Lanceolata L. Die robuste Pflanze mit den für sie typischen Blütenähren ist weit verbreitet an Wegrändern, Zäunen, Wiesen und Weiden. Seit dem Altertum wird der Spitzwegerich als Wundheilmittel gelobt, da er viel Schleim enthält. Der Saft der ausgepressten, frischen Blätter wird deswegen bei Verletzungen mechanischer Art, bei Brandwunden, Geschwüren oder Insektenstichen eingesetzt. In der Volksheilkunde sind die Blätter außerdem sehr beliebt, da sich aus ihnen ein Auszug bereiten lässt zur Behandlung von Bronchitis, verschleimten Atemwegen generell sowie Blasenleiden.

Äußerlich angewandt wird der Tee zum Gurgeln bei Halsentzündungen oder als Tropfen bei Augenentzündungen. Der frische Saft hingegen eignet sich ideal für eine Frühjahrskur.

Die größten Heilkräfte stecken in den Blättern, wenn man sie kurz vor der Blütezeit sammelt.

➤ Wunden, Insektenstiche, Verbrennungen, Brcnchitis, Atemwegskatarrhe, Augenentzündung

Stiefmütterchen

Ackerveilchen, Dreifaltigkeitsblümchen. Viola tricolor L. Das wild wachsende Stiefmütterchen kommt auf trockenen Wiesen, Äckern und Wegrändern vor.

Zubereitet als Tee wirkt das blühende Kraut harntreibend, blutreinigend und schleimlösend, weshalb es besonders bei trockenem Husten und Katarrhen der Atemwege wirksam ist. Auch bei typischen Hautkrankheiten von Kindern und Säuglingen wird es häufig eingesetzt und kann nachweislich Erfolge aufzeigen. Waschungen oder Auflagen mit dem Tee lassen Hautausschläge, Milchschorf und auch Jugendakne abklingen. Hier wirkt das Veilchen ähnlich wie die Ringelblume (Seite 300).

➤ Husten, Hautausschlag, Rheuma, Gicht

Das Stiefmütterchen blüht in den Farbtönen weiß, gelb, violett und rosa.

Stockrose

Bauerneibisch, Baummalve. Alcea rosea L. Die Stockrose, in der Wirksamkeit vergleichbar mit dem Eibisch und der Malve, gedeiht in Gärten und Kulturen. Neben der rein dekorativen Nutzung in Bauerngärten nahm man in früheren Zeiten die Stockrosenfrüchte in einer Mischung aus Essig und Öl als Gegenmittel beim Biss giftiger Tiere ein. Auch die Rosenblätter galten, in Öl zerrieben, als gute Wundbehandlung bei Verbrennungen.

Bis heute verwendet man in der Volksheilkunde jedoch vor allem die dunkelvioletten, roten, weißen oder gelben Blüten der Stockrose bei Reizhusten oder Asthma. Ungesüßt wird derselbe Tee auch bei Magen- und Darmbeschwerden verwendet sowie als Gurgellösung bei Mund- und Rachenentzündungen.

➤ Bronchitis, Husten, Asthma, Mund- und Rachenentzündungen, Magen- und Darmbeschwerden

Die vielfarbigen Blüten der Stockrose hängen in Trauben zwischen den filzig behaarten Blättern und machen sich bis heute als Gartenschmuck außerordentlich gut.

Süßholz

Glycyrrhiza glabara L. Die Süßholzstaude gedeiht bei uns nur selten, denn sie hat es gerne warm. Sie besitzt ein reich verzweigtes Wurzelsystem und hohe Stängel mit wollig behaarten Blättern und blauvioletten Blüten. Ein ambitionierter Gärtner mit viel Platz im Garten – die Wurzelausläufer können bis zu acht Meter lang werden – mag es dennoch mit der Staude versuchen.

Medizinisch verwendet wird die Wurzel. Aufgrund ihrer entzündungshemmenden und Krampf lösenden Wirkung ist sie als Heilmittel bei Husten und auch bei Magenschleimhautentzündung seit dem Altertum bekannt. Neben dem Saft werden hierzu Tees aus Süßholzwurzel eingesetzt. Süßholzsaft, aus dem die beliebten Lakritze hergestellt sind, stammt auch aus der Wurzel und ist ebenso wie die zu Arzneizwecken pulverisierte Form der Süßholzwurzel im Handel erhältlich.

➤ Husten, Magenbeschwerden

Thymian

Demut, Immenkraut, Römischer Quendel. Thymus vulgaris L. Während der Thymian in seinen Heimatländern am Mittelmeer wild auf den Hügeln wuchert, gedeiht er hier zu Lande vor allem in Gärten oder auf dem Balkon.

Die stark duftende Heil- und Gewürzpflanze blüht in rosa, violett oder purpurrot. Gemeinsam mit Rosmarin ist ihr Kraut die ideale Ergänzung zu fettigen Speisen.

Ätherisches Öl, Gerbstoffe und Thymol, das sehr wirksam gegen Darmbakterien ist, sind die medizinisch relevanten Inhaltsstoffe. Da sie über die Lunge ausgeschieden werden, ist der Thymian gerade bei Erkrankungen der oberen Atemwege bis hin zur Verschleimung der Lunge hilfreich. Seine Krampf und schleimlösende Wirkung wird durch die harntreibende und verdauungsfördernde ideal ergänzt.

Verwendet werden in der Volksmedizin der Tee – sowohl innerlich wie äußerlich zum Spülen und Gurgeln –, Bäder, Einreibungen mit Öl und Inhalationen. Auch Kräuterkissen können mit dem wohlriechenden Kraut gefüllt werden.

➤ Husten, Keuchhusten, Blasenerkältung, Bronchitis, Magen- und Darmbeschwerden, Durchfall

Veilchen

Marienstengel, Schwalbenblume, Märzveilchen, Veigerl. Viola odorata L. Wild wächst das wohlriechende Veilchen mit seinen herzförmigen Blättern und den meist tiefvioletten Blüten an Waldrändern, auf feuchten Wiesen, Heiden und Auen sowie unter Hecken und Umzäunungen.

Im Altertum waren Veilchenblätter zusammen mit Honig eine bewährte Arznei zur Behandlung von Kopfwunden. Das ätherische Öl, der Pflanzenschleim und die Saponine der Pflanze wirken schleimlösend, Reiz lindernd, blutreinigend und entzündungshemmend. Daher wird das Veilchen besonders zur Linderung von schwereren Atemwegserkrankungen wie etwa Keuch-

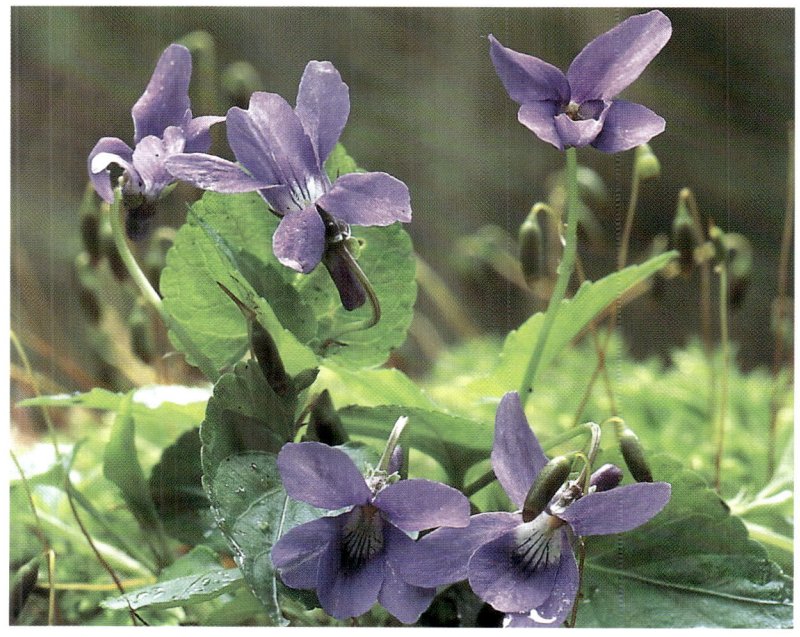

In der Aromatherapie soll der Veilchenduft Ängste vertreiben und die Stimmung heben.

husten oder aber äußerlich als Waschung bei Hautkrankheiten oder als Gurgellösung bei Mundentzündungen geschätzt. Bei Hautausschlägen empfiehlt sich eine längere Veilchenteekur ebenso wie bei hartnäckigen Bronchial- oder Lungenkatarrhen. Beliebt ist hier auch ein Sirup aus Veilchenblüten.

Auch in der Krebstherapie fand das Veilchen bei manchen Medizinern Anklang: Krebswunden sowie Zungenkrebs und Kehlkopfkrebs werden bisweilen mit Auszügen aus den frischen Veilchenblättern behandelt.

Gesammelt wird in erster Linie das blühende Kraut, für bestimmte Zubereitungen ist auch die Wurzel von Nutzen.

➤ Hartnäckiger Husten, Bronchitis, Hautkrankheiten

Walderdbeere

Frische Erdbeeren sind eine Wohltat für Leber und Gallenblase. Verwenden Sie jedoch für medizinische Zwecke selbst gezogene oder Walderdbeeren und nicht ihre chemisch behandelten Artgenossen.

Flohbeere, Besingkraut, Darmkraut, Erbel. Fragaria vesca L.

Die weiß blühende Rosettenstaude, die wild an Wegböschungen, an Waldwegen oder auf Lichtungen wächst, ist zwar allbekannt und beliebt, beinhaltet aber auch Stoffe, die bei manchen Menschen allergische Reaktionen wie etwa die Nesselsucht auslösen. Heute wird die Erdbeere in großflächigen Kulturen gezogen und nicht geschont, was Pflanzenschutzmittel und Dünger anbelangt. Zur Herstellung von Marmeladen und Nachspeisen seien diese Früchte – gut abgewaschen – akzeptiert, für medizinische Zwecke sind jedoch die Walderdbeeren oder selbst gezogene Beeren zu bevorzugen. Verwendet werden hierzu die Blätter und auch die Früchte, denen eine kräftigende Wirkung auf den Organismus nachgesagt wird.

Blätter für einen Haustee sammelt man früher als die Blätter zur medizinischen Verwendung. Zusammen mit Waldmeisterkraut kann man einen wohlschmeckenden Haustee bereiten, den bereits Kneipp empfahl. Den medizinischen Tee verwendet man bei durchfallartigen Magen- und Darmstörungen, ebenso wie bei Schleimhautentzündungen.

➤ Magen- und Darmstörungen, Durchfall, Mundschleimhautentzündung, Leber- und Gallenblasenstörungen, Gicht

Walnuss

Steinnuss, Christnuss. Juglans regia L. Der Walnussbaum ist sowohl in Laubmischwäldern heimisch als auch in Gärten und Parkanlagen. Er kann bis zu 20 Meter hoch werden.

Zu Heilzwecken werden nur die ganz jungen Blätter genutzt, die kurz nach der Blütezeit gesammelt werden. Die darin enthaltenen Gerbstoffe, ätherischen Öle und Bitterstoffe dienen der Blutreinigung und Kräftigung, was besonders Kindern in den Entwicklungsjahren zugute kommt.

Der Walnusstee wird bei Magen- und Darmbeschwerden, zur Verdauungsförderung und auch bei Würmern eingesetzt. Äußerlich verwenden kann man die Walnussblätter für Bäder, Auflagen und Wickel bei geschwollenen Lymphdrüsen, Ekzemen, Hautausschlägen wie Herpes simplex und offenen oder eitrigen Geschwüren. Fußbäder mit Walnusszusätzen wirken sehr gut bei starkem Fußschweiß. Vorsicht bei empfindlichem Magen, denn Walnussblätter wirken recht heftig. Setzen Sie bei Übelkeitsreaktionen den Tee sofort ab!

➤ Appetitlosigkeit, Verstopfung, Rachitis, Pickel, Hautschorf, Fußschweiß

Im Herbst platzen die Walnüsse aus ihren grünen Hüllen und werden dann getrocknet. So stellen sie eine leckere und gesunde Knabberei dar, die auch in der Weihnachtsbäckerei nicht fehlen darf.

Weide

Katzenstrauch, Korbweide, Maiholz. Salix alba. Am liebsten stehen Weiden auf feuchtem Boden, an Flüssen aber auch an feuchten Wiesen oder in Auwäldern. In früheren Zeiten galt die Weidenrinde als ausgezeichnetes Fieber- und Rheumamittel, heute ist sie vielfach durch effizientere chemische Verbindungen wie etwa das Aspirin ersetzt worden. Trotzdem ist ihre schweißtreibende, entwässernde und schmerzlindernde Wirkung unumstritten.

In der Volksmedizin hat der Weidenrindentee gerade bei Erkrankungen, die mit Fieber einhergehen, bei Gicht und Rheuma und auch bei Kopfschmerzen seinen festen Platz. Während einer Schwangerschaft sollte der Tee keinesfalls angewendet werden,

Die als Strauch oder Baum wachsende Weide ist leicht zu erkennen – spätestens im Frühjahr, während ihrer Blütezeit, wenn an den Ästen die kleinen, wolligen Weidenkätzchen erscheinen.

311

Nicht umsonst steht die Weide unter Naturschutz. Nur zu oft werden die hübschen Weide-kätzchenzweige als Osterschmuck verwendet.

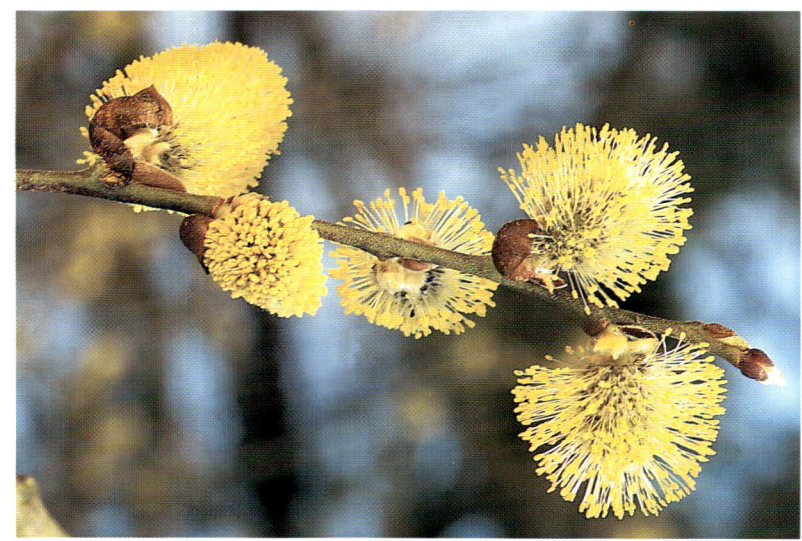

denn schon in der Antike war seine abtreibende Wirkung bekannt.

Die Weidenrinde, die für den Tee benötigt wird, schält man kurz bevor die Blätter austreiben vor allem von den mitteldicken Zweigen ab.

➤ Fieber, Kopfschmerzen, Gicht, Rheuma

Weißdorn

Der Gattungsname des Weißdorn stammt aus dem griechischen und bedeutet zu deutsch »kräftig«. Tatsächlich ist er ein ideales Kräftigungsmittel.

Zaundorn, Hagedorn. Crataegus monogyna Jacq. Weißdornsträucher werden bis zu fünf Meter hoch und gedeihen in lichten Laub- oder Föhrenwäldern, Gärten und Hecken. Der stark verästelte Strauch, der ab dem Spätsommer hellrote Früchte trägt, ist mit spitzen Dornen versehen.

In der Volksmedizin finden die Blätter und Blüten sowie die reifen Früchte Verwendung. Aufgrund seiner Wirkstoffe aus ätherischen Ölen, Glykosiden, Flavonoiden und Saponinen ist der Weißdorn schon seit dem Altertum ein ideales Heil- und Kräftigungsmittel für das Herz-Kreislauf-System und wird daher besonders von älteren Patienten geschätzt.

Bei der Nachbehandlung von Infarkten kann Weißdorn außerdem dabei helfen, die Durchblutung der Herzkranzgefäße zu verbessern. Zudem wirkt er beruhigend bei Schlafstörungen und stabilisierend bei schwachem Kreislauf sowie bei nervösen Beschwerden. Die heilkräftige Wirkung des Weißdorn tritt allerdings erst nach längerer, oft monatelanger Einnahme ein.

Den Weißdorntee sollte man in gut schließenden Behältern aufbewahren, da die Inhaltsstoffe leicht flüchtig sind. Empfehlenswert ist der Tee aus den Blüten und Blättern übrigens auch bei der Neigung zu Übergewicht, da er entwässernd wirkt.

➤ Herz- und Kreislaufbeschwerden

Weiße oder Taubnessel

Kuckucksnessel, Bienensaug. Lamium album L. Oberflächlich betrachtet sieht sie der Brennnessel (Seite 273f.) ähnlich, doch brennt sie nicht, wenn man in ihre Reichweite kommt. Sie wächst bevorzugt auf sonnigen Weiden, in Gärten, Gebüschen und an Wald- und Feldrändern. Volksmedizinisch finden die weißen Blüten Verwendung, was das Sammeln zur Fleißarbeit macht. Sie gelten als typisches Frauenheilmittel, da mit ihr – äußerlich als Spülung wie innerlich als Tee – Ausfluss und Periodenschmerzen behandelt werden können. Ihre Wirksamkeit reicht jedoch noch weiter. Auch als Einschlafhilfe wissen besonders ältere Menschen die Weiße Nessel zu schätzen.

➤ Weißfluss, Menstruationsbeschwerden, Schlaflosigkeit

Wermut

Absinth, Bitterer Beifuß, Magenkraut, Heilbitter, Wurmkraut. Artemisia absinthium L. Der robuste Wermutbusch mit seinen kugeligen, gelben Korbblüten kommt bevorzugt in sonnigen, trockenen Regionen vor, wo er wild auf Mauern, Weiden und in Weinbergen wächst. Für arzneiliche Zwecke wird die altbekannte Heilpflanze auch in Kulturen angebaut; verwendet werden die oberen Triebe des Krauts.

Im Mittelalter stellte man mit Hilfe der Weißen Nessel fest, ob ein Mädchen noch Jungfrau war. Konnte es, mit der Nessel in der Hand, das Wasser nicht mehr lassen, war man sich sicher, dass es um die Jungfernschaft geschehen war.

Die griechische Göttin der Jagd, Artemis, die auch als Helferin bei Frauenleiden galt, stand Patin beim Gattungsnamen des Wermut. Oft wird der bittere Wermutlikör bei verdorbenem Magen verabreicht. Eine Überdosierung kann jedoch zu Vergiftungserscheinungen führen – deshalb wurde auch der Absinth, ein französisches Wermutgetränk, dort verboten.

Aufgrund seines hohen Bitterstoffgehalts ist der blühende Wermut ein beliebtes Heilmittel bei Blähungen, Appetitlosigkeit, Verdauungsstörungen und Gastritis. Aber auch bei Beschwerden von Leber und Galle sowie bei Periodenschmerzen hat sich der Wermut bewährt, denn er wirkt entkrampfend und entwässernd. Bei Menstruationsschmerzen fördert Wermuttee kurzfristig den Blutfluss und lässt so den Schmerz schneller abklingen. Während der Schwangerschaft sollte man auf Wermut verzichten, denn er wirkt abtreibend.

➤ Magen- und Darmbeschwerden, Appetitlosigkeit, Periodenschmerzen

Als Küchengewürz ist Wermut eine ideale Zutat für fette Speisen, typischerweise einen Gänsebraten, da er die Verdauung wohltuend entlastet.

Ysop

An der Spitze eines Ysopzweiges wurde Jesus der Essigschwamm gereicht, mit dem er am Kreuze hängend seinen Durst stillen sollte. Obwohl der Ysop wild nie in Israel heimisch war, wird er in der Bibel mehrfach erwähnt.

Kirchenseppl, Söpli, Bienenkraut. Hyssopus officinalis L. Eine alte Kulturpflanze, die bei uns auch als Gewürz- und Heilkraut angepflanzt wird, ist der Ysop. Dieser Strauch wird über einen halben Meter groß und blüht blau, etwas seltener weiß oder rosa. Er duftet sehr aromatisch, und sein Kraut wird gerne in der Küche als Zutat zu zarten Fleischspeisen, aber auch zu Eintöpfen, Salaten und Käse als pikante Zutat verwendet.

Im Mittelalter war der Ysop durch seinen vermehrten Anbau in Klostergärten zur beliebten Heilpflanze geworden. Für medizinische Zwecke nutzt man heute die oberen, feineren Teile der Pflanze, deren ätherisches Öl, Gerbstoffe und Flavonoide in der Volksmedizin bei Nachtschweiß, Halsentzündung, Atemwegskatarrhen sowie Magen- und Darmbeschwerden lindernd wirken. Zudem ist das Krampf lösende und leicht Wasser treibende Heilkraut eine begehrte Futterpflanze für Bienen.

➤ Atemwegserkrankungen, Magen- und Darmstörungen

Zwiebel

Küchenzwiebel, Bolle, Zipolle, Zwiefel. Allium cepa L. Rund kann sie sein, platt oder länglich geformt. Die trockenen, äußeren Schalen sind von bräunlicher, weißer oder roter Farbe. Über der Erde sprießen röhrenförmige Blätter, zwischen ihnen ragt ein langer Stiel empor mit einer grünweißen Blütenkugel.

Seit Jahrtausenden ist die Zwiebel in Asien, im Orient und in den Mittelmeerländern als Kulturpflanze geschätzt. Mit Karl dem Großen hielt die Küchenzwiebel in unseren Landen Einzug und ist heute eines der am weitesten verbreiteten Gartengewächse.

Innerlich und äußerlich nutzt die Volksmedizin die vitamin- und gerbstoffreiche Pflanze, die zudem ätherisches Öl sowie ein dem Senföl ähnliches Glykosid enthält. Eine frische Zwiebel regt die Bildung der Körpersekrete an, ist harntreibend, fördert die Verdauung und den Appetit, wirkt gegen Husten, Schnupfen und beugt fieberhaften Grippeerkrankungen vor. Äußerlich kann man einen Zwiebelauszug auch bei Erfrierungen und leichteren Verbrennungen einsetzen.

Manche Menschen reagieren auf übermäßigen Zwiebelgenuss empfindlich und sollten sie daher nur in Maßen genießen.

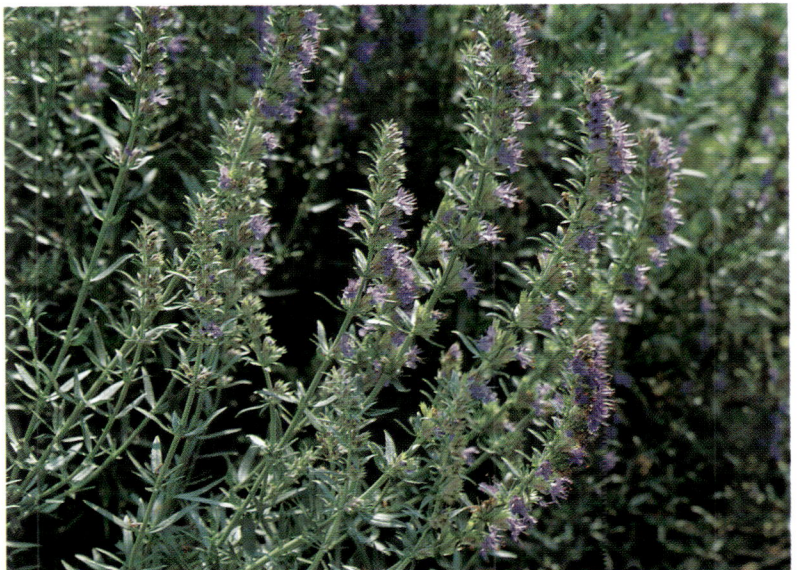

Traditionell wird das Kraut der Ysop gern zu schmackhaftem Kräuterlikör verarbeitet.

Erntekalender

Pflanze	Wirksame Pflanzenteile	Blütezeit	Erntezeit
Alant	Blätter	Juli, August	Juli, August
	Wurzeln		September–November
Anis	Früchte	Juni–September	August–September
Arnika	Blüten, Blätter, Kraut	Juni–August	Juni–Juli
(nur Arnica Chamissonis)	Wurzeln		September, Oktober
Augentrost	Blüten, Blätter, Kraut	Juli–Oktober	Juli–Oktober
Baldrian	Wurzeln	Juni–August	September
Bärlauch	Kraut	Mai, Juni	April, Mai
	Zwiebeln		September, Oktober
Basilikum	Blätter	Mai–August	Mai–August
Beifuß	Blätter, Blüten	Juni–September	Juni–September
Beinwell	Wurzeln	Mai–September	März–Mai, Oktober
Berberitze	Früchte	Mai, Juni	August, September
	Wurzelrinde		November
Bibernelle	Wurzeln	Juni–August	März, April, September, Oktober
Blutwurz	Wurzeln	März–Juni	April, Mai, September, Oktober
Bockshornklee	Früchte, Samen	Mai, Juni	Juni
Bohnenkraut	Kraut	Juli–September	Juli, September
Brennnessel	Kraut, Blätter	Mai–Juli	Mai–August
	Wurzeln		April, Mai, September, Oktober
Brombeere	Blätter	Mai–Winter	April, Mai
	Früchte	September, Oktober	

Pflanze	Wirksame Pflanzenteile	Blütezeit	Erntezeit
Brunnenkresse	Blätter, Kraut	April–Juni	Mai
Dill	Kraut, Samen	April–Juni	Mai
Dost	Kraut	Juli–September	Juli–September
Ehrenpreis	Kraut	Mai, Juni	Juni
Eibisch	Blätter, Blüten	Juni–August	Juli, August
	Wurzeln		September, Oktober
Eiche	Rinde	April, Mai	Frühjahr
Esche	Blätter	April	April
Fenchel	Früchte	Juli–September	September
	Samen		August
Frauenmantel	Blätter, Kraut	Mai–September	Mai, Juni
Gänseblümchen	Blüten, Blätter	April–Oktober	24. Juni, auch ganzjährig
Goldrute	Kraut	August–Oktober	Anfang August
Hagebutte	Früchte	Juni, Juli	September, Oktober
Heidelbeere	Blätter	Mai, Juni	April–Juni
	Früchte	August, September	
Heublumen	Blätter, Blüten, Stängel	Unterschiedlich	Heuernte
Himbeere	Blätter	Mai, Juni	April, Mai
Hirtentäschel	Kraut mit Wurzeln	März–November	Ganzjährig
Holunder	Blüten, Blätter	Mai–Juli	April, Mai
	Früchte		September
	Rinde, Wurzeln		Mai, September
Hopfen	Blüten	Juni–August	August
Huflattich	Blätter	Februar, März	Mai, Juni
Isländisch Moos	Ganze Pflanze		August–Oktober

Pflanze	Wirksame Pflanzenteile	Blütezeit	Erntezeit
(Schwarze) Johannisbeere	Blätter	April, Mai	Juni
	Früchte		August, September
Johanniskraut	Kraut	Juni	24. Juni
Kalmus	Wurzeln	Juni, Juli	Juni–August
Kamille	Blüten	Mai, Juni	Juni
Knoblauch	Kraut, Zwiebeln	Juli, August	September, Oktober
Königskerze	Blüten	Juni–September	Juni–September
Kümmel	Früchte	Mai, Juni	Juli–September
Lavendel	Blüten	Juli, August	Juli
Liebstöckel	Wurzeln	Juli, August	September
Linde	Blüten	Juni	Bis zu 4 Tage nach dem Aufblühen
Löwenzahn	Kraut, Wurzeln	März–Mai	April, Mai
Majoran	Kraut	Juli, August	Juli, August
Malve	Blüten, Blätter, Kraut	Juni–August	Juni–August
Meerrettich	Wurzeln	Juni, Juli	September–Februar
Melisse	Blätter	Juni–August	Mai
Mistel	Zweigspitzen mit Blättern	März, April	Oktober–Dezember
Petersilie	Blätter	Juni, Juli	Ganzjährig
	Früchte, Wurzeln		September des ersten Jahres
Pfefferminze	Blätter	Juni–August	Mai
Quendel	Kraut	Mai–August	Mai–August
Ringelblume	Blüten	Juni–Oktober	Juni–Oktober
Rosmarin	Blätter	März–Mai	März, April

Pflanze	Wirksame Pflanzenteile	Blütezeit	Erntezeit
Rosskastanie	Blüten	Mai	Mai
	Rinde		März, April
	Samen		September
Salbei	Blätter, Triebe	Juni, Juli	Mai
Sauerampfer	Blätter	April, Mai	März, April
Schachtelhalm	Triebe	Mai–August	
Schafgarbe	Kraut, Blüten	Juni–November	Juni–September
Schlehe	Blüten, Blätter	März, April	März, April
	Früchte, Stiele		Oktober
Senf	Samen	Juni, Juli	September
Spitzwegerich	Blätter	Mai–September	Mai–August
Stiefmütterchen	Kraut, Blüten	Mai–August	Mai–August
Stockrose	Blüten	Juli–September	Juli–September
Süßholz	Wurzeln	Mai, Juni	September, Oktober
Taubnessel	Blüten	April–Oktober	April–Oktober
Thymian	Kraut	Mai–September	Juni–August
Veilchen	Kraut	März–Mai	März–Mai
Walderdbeere	Blätter	Mai–Juni	Mai
	Früchte		Juni, Juli, August
Walnuss	Blätter	Mai, Juni	Juni
Weide	Rinde	März	April, Mai
Weißdorn	Blätter, Blüten	Mai, Juni	Mai, Juni
	Früchte	Juli, August	
Wermut	Kraut	Juni–September	Juni–September
Ysop	Kraut	Juli–August	Juli, August
Zwiebel	Zwiebel	Mai, Juni	

Zum Nachschlagen

Abkochung Die Pflanzenteile werden in kaltem Wasser angesetzt, erhitzt und langsam zum Kochen gebracht; bei Wurzeldrogen bevorzugt.

Absud ➤ Abkochung.

Akne Hautleiden mit Erkrankung der Talgdrüsen und Haarfollikeln.

Alant Heilpflanze, deren heleninhaltige Wurzel schleimlösend und Husten dämpfend wirkt.

Alchemie Wissen um die Verwandtschaft und Verwandelbarkeit chemischer Stoffe; im Mittelalter als Geheimwissenschaft betrieben.

Alkaloide Alkalisch reagierende Wirksubstanzen vieler Pflanzen, die als »heilende Gifte« die Heilstoffe in anderen Pflanzen unterstützen.

Amara acria ➤ Bitterstoffe, die den Kreislauf stärken.

Amara aromatica ➤ Bitterstoffe, die auf die Verdauung, auf Leber und Galle sowie gegen Bakterien wirken.

Amara tonica Stärkende, die Magensäfte und die Speichelbildung anregende ➤ Bitterstoffe.

Anis Weiß blühende Pflanze, deren Früchte ➤ ätherische Öle enthalten.

Antibakteriell gegen ➤ Bakterien wirksam oder gerichtet.

Antibiotika Von Lebewesen gebildete natürliche Stoffwechselprodukte oder chemische Stoffe, die andere Lebewesen im Wachstum hemmen oder töten.

Aphrodisiakum Arzneimittel, das der Steigerung des Geschlechtstriebes dient.

Armbad Reicht von der Hand bis zur Mitte des Oberarmes. Wird bei kalter, warmer oder ansteigender (von ca. 33 °C auf 42 °C) Wassertemperatur verabreicht.

Armguss Der kalte Wasserstrahl wird an der Außenseite des Arms bis zur Schulter und an der Innenseite des Arms wieder zurückgeführt. (➤ Guss)

Arnika Eine der vielseitigsten ➤ Heilpflanzen; wirkt entzündungshemmend und desinfizierend.

Arteriosklerose Arterienverkalkung.

Arthritis Akute oder chronische Gelenkentzündung.

Asthma Anfallsweise auftretende Atemnot infolge verengter Bronchien.

Ätherische Öle Leicht flüchtige Öle, die u. a. entzündungshemmend, schleimlösend und desinfizierend wirken.

Aufguss Blüten und Kräuter werden mit kochendem Wasser überbrüht, dann lässt man sie zehn Minuten ziehen; wird angewendet, wenn die Inhaltsstoffe erst durch Kochen erschlossen werden.

Augenspülung Für überanstrengte Augen und zum Entfernen von Fremdkörpern aus dem Auge.

Augentrost ➔ Heilpflanze, die innerlich und äußerlich bei Augenerkrankungen angewendet wird.

Badezusätze Pflanzliche, chemisch-synthetische oder mineralische Mittel, die Bädern zugegeben werden.

Bakterien Verschieden geformte, einzellige Kleinlebewesen.

Baldrian Wirkt besänftigend und gilt als pflanzlicher Vorläufer der chemischen Beruhigungsmittel.

Beifuß Der »kleine Bruder« des Wermut; macht als Gewürz fette Speisen bekömmlicher.

Beinguss Der kalte Wasserstrahl wird von der Ferse über die Kniekehle bis zur Hüfte und über Oberschenkel und Knie zur Fußsohle zurückgeführt. (➔ Guss)

Berberitze In Hecken wachsender Strauch mit Fieber senkender Wirkung.

Bibernelle ➔ Heilpflanze, deren Wurzel einen pfefferartigen Beigeschmack hat.

Bindehautentzündung Rötung und Schwellung der Augenbindehaut.

Bitterstoffe Pflanzeninhaltsstoffe, die in geringer Dosierung auf die Verdauungsorgane, in größerer auf den Organismus tonisierend wirken.

Blähungen Lufteinschlüsse im Darm.

Blasenentzündung Von außen durch die Harnröhre aufsteigende Entzündung der Blasenschleimhaut.

Blasenschwäche Der unkontrollierte Urinabgang infolge eines geschwächten Schließmuskels der Blase.

Bluthochdruck Häufige Erhöhung der Blutdruckwerte über 165/95 mmHg.

Blutwurz Gerbstoffreiche Droge, die u. a bei Halsentzündungen zum Gurgeln verwendet wird.

Bockshornklee Stark riechende Pflanze, die pulverisiert u. a. bei Geschwüren aufgelegt wird.

Brennnessel ➔ Heilpflanze, die den gesamten Stoffwechsel günstig beeinflusst.

Bronchitis Akute oder chronische Entzündung der Bronchien.

Brunnenkresse ➔ Gewürzpflanze, die oft in Frühlingssalaten verwendet wird; regt den ➔ Stoffwechsel an.

Brustwickel Reicht vom unteren Rippenbogen bis zu den Achseln; kalt oder heiß. (➔ Wickel)

Depression Seelische Verstimmung.

Desinfektion Beseitigung der ➔ Infektionsgefahr durch Abtötung der Erreger.

Dilution Flüssiges ➔ Homöopathikum auf alkoholischer Basis.

Dost ➔ Heilpflanze, die reich an ➔ ätherischem Öl, ➔ Gerb- und Bitterstoffen ist.

Droge Heilpflanze und ihre Teile (Wurzeln, Blüten, Blätter).

Durchfall Wässrige oder schleimige Stuhlentleerung mehrmals täglich.

Ehrenpreis ➔ Gerbstoffhaltige Pflanze, die für Gurgellösungen bei Erkältungen eingesetzt wird.

Eibisch Pflanze mit schleimhaltigen Wurzeln, die vor allem bei Magen- und Darmstörungen verabreicht werden.

Einlauf Maßnahme zur Enddarmspülung und -entleerung. (➤ Irrigator)

Ekzem Häufige Hautkrankheit mit Juckreiz und Hautveränderungen.

Entschlacken Ausscheidung von ➤ Schlackenstoffen und anderen Giften aus dem Körper. (➤ Frühjahrskur)

Erkältung Akute, infektiöse Erkrankung der oberen Atemwege.

Erstverschlimmerung Begriff aus der ➤ Homöopathie. Oft werden die Beschwerden nach der ersten Einnahme der Medizin stärker. Dies gilt als Beweis, dass das Verfahren anspricht.

Eukalyptus Myrtengewächs, dessen ➤ ätherisches Öl Bestandteil vieler Hustenbonbons ist.

Extrakt Konzentrierter Auszug einer ➤ Droge unter Zusatz von Wasser, Weingeist und Ähnlichem

Faulbaum Strauch, dessen Rinde mild abführend und wassertreibend wirkt.

Fenchel ➤ Heilpflanze, die innerlich und äußerlich gegen verschiedenste Beschwerden eingesetzt wird.

Fieber Erhöhung der Körpertemperatur über den Normalwert (37–38 °C). Entsteht, wenn sich der Körper mit ➤ Stoffwechselgiften oder ➤ Bakterien auseinandersetzt.

Frauenmantel Staude, deren Blätter gegen verschiedenste Frauenleiden helfen.

Frühjahrskur Eine meist sechswöchige Trinkkur, bei der die im Winter angesammelten ➤ Schlackenstoffe ausgeleitet werden sollen.

Furunkel Eitrige Entzündung des gesamten Haarfollikels.

Fußbad Reicht bis eine Handbreit unter die Kniekehle. Wird mit kalter, warmer oder ansteigender (von 33 °C auf 42 °C) Wassertemperatur verabreicht.

Ganzkörperwaschung Betrifft – außer Gesicht und Kopf – den ganzen Körper. (➤ Waschung)

Gastritis ➤ Magenschleimhautentzündung.

Genussgift In zu großer Menge konsumiertes und daher schädlich wirkendes Nahrungs- oder Genussmittel (Alkohol, Kaffee, Zigaretten).

Gerbstoffe Pflanzeninhaltsstoffe, die zusammenziehend und bisweilen magenreizend wirken.

Gerstenkorn Entzündung der Talgdrüsen des Oberlides.

Gesichtsguss Der kalte Wasserstrahl regt die Durchblutung an und erfrischt die Gesichtshaut.

Gewürzpflanzen Pflanzen bzw. Pflanzenteile, die stark aromatisch riechen und/oder schmecken und vor allem in der Küche eingesetzt werden.

Gicht ➤ Stoffwechselerkrankung, bei der sich Harnsäurekristalle an den Gelenken ablagern.

Globuli Zuckerkügelchen, die mit

flüssiger Arzneimittelzubereitung (➛ Homöopathikum) getränkt sind.

Glykoside Zuckerhaltige Stoffe mit starker Wirkung und breitem Anwendungsspektrum.

Glyzerin Klare, ➛ sirupartige Flüssigkeit; dreiwertiger Alkohol.

Goldrute Gelb blühende Pflanze, die u. a. harntreibend wirkt.

Guss Führt zu einer Umstimmung des ➛ Stoffwechsels und regt die Blutzirkulation an. Der Wasserstrahl von einem Duschschlauch mit abgeschraubtem Kopf soll dabei ruhig den Körper bespülen; wird mit kaltem, wechselwarmem oder warmem Wasser gegeben.

Hagebutte Die frischen Früchte sind reich an Vitamin C und ideal zur Vorbeugung von Erkältungen.

Halsschmerzen Symptom von Entzündungen und Erkältungen im Bereich der Atemwege.

Halswickel Um den Hals gelegter ➛ Wickel; wird bei Erkältungen im Mund- und Rachenraum angewendet.

Hämorrhoiden Knotenförmige Erweiterung der Blutgefäße im Bereich des Darmausganges.

Hautausschlag Hautveränderungen, wie z. B. Rötung, Flecken, Bläschen; Jucken und ➛ Ödeme möglich.

Heidelbeere Halbstrauch, dessen dunkelblaue Früchte sehr ➛ gerbstoffreich sind; beliebtes Durchfallmittel.

Heilerde Altes Volksmittel zur inneren

und äußeren Anwendung; besteht aus fein pulverisierten Lößarten mit hohem Anteil an Silizium, Eisen-, ➛ Kalzium- und Magnesiumoxid.

Heilpflanzen Pflanzen bzw. Teile davon, die als Heilmittel verwendet werden.

Herzjagen Tachykardie; erhöhter Puls von 90 oder mehr Schlägen pro Minute.

Herzschwäche Verminderte Pumpleistung des Herzens.

Heublumen Mischung verschiedener getrockneter Wiesenblumen, die eine schmerzlindernde und beruhigende Wirkung haben.

Heublumenbad Mit ➛ Heublumenabsud angereichertes, warmes Bad.

Heublumensack Mit ➛ Heublumen gefüllter Leinensack, der als Auflage vor allem entkrampfend, durchblutungsfördernd und schmerzlindernd wirkt.

Heuschnupfen Begleiterscheinung einer Pollenallergie; äußert sich durch verstopfte Nase und gerötete Augen.

Hexenschuss Blitzartig einschießende Schmerzen im Bereich der Lendenwirbelsäule.

Hirtentäschel Pflänzchen, das wegen seiner blutstillenden Eigenschaften bei starker Regelblutung eingesetzt wird.

Histamin Bei allergischen Reaktionen freigesetztes ➛ Hormon.

Holunder Strauch, dessen Blüten vor allem gegen Erkältungen helfen.

Homöopathie Heilverfahren, bei dem der Kranken solche Mittel in hoher Verdünnung gegeben werden, die in größeren Mengen bei Gesunden ähnliche Erscheinungen hervorrufen wie die Krankheiten, gegen die sie angewandt werden.

Homöopathikum Arzneimittel, zubereitet nach dem homöopathischen Arzneimittelbuch.

Hopfen Schlinggewächs, dessen Zapfen beruhigende Wirkung zeigen.

Hormone Körpereigene Wirkstoffe; steuern die Vorgänge von ➤ Stoffwechsel, Wachstum und Fortpflanzung.

Huflattich ➤ Heilpflanze, deren schleimhaltige Blätter vor allem bei Lungenleiden und ➤ Bronchitis wirken.

Hühnerauge Deutliche Verdickung der Hornschicht mit einem in die Tiefe reichenden, zentralen Sporn.

Humoralpathologie Lehre von den Säften des Körpers. Krankheiten entstehen ihrzufolge durch eine Veränderung des Säftegleichgewichts.

Husten Wird bei Reizung der Atemwege reflexartig ausgelöst, um Fremdkörper zu entfernen.

Hydrotherapie Dosierte und gezielte Wasseranwendungen (Bäder, ➤ Waschungen, ➤ Wickel u. v. a. m.) zu Heilzwecken.

Infektion Eindringen von Krankheitserregern in den Körper.

Inhalation Einatmen von aufsteigenden Dämpfen; vor allem bei Erkrankungen der Atemwege. (➤ Kopfdampfbad)

Irrigator Gefäß mit Gummischlauch, Hahn und Ansatzstück, mit dem Flüssigkeit in den Darm eingeleitet wird (➤ Einlauf).

Ischias Blitzartig einschießende Schmerzen im Kreuz mit Ausstrahlung in die Beine. (➤ Hexenschuss)

Isländisch Moos Braungrüne Flechte mit hohem Schleimgehalt.

Johanniskraut Wird als Öl, Tee oder Tinktur vielseitig eingesetzt.

Kalzium Mineralstoff; wichtig für Knochen, Zähne und die Muskelerregbarkeit.

Kartoffelsack Mit weich gekochten Kartoffeln gefüllter Sack als Auflage; erwärmt und entkrampft.

Kartoffelwickel Mit weich gekochten, zerstampften Kartoffeln gefülltes Leinentuch. (➤ Wickel)

Kaudasyndrom Sonderform des akuten ➤ Ischias.

Kieselsäure Pflanzeninhaltsstoff, der Haut, Haare und Nägel stärkt; vor allem in Schachtelhalmgewächsen und Gräsern enthalten.

Klimakur Ausnützung der Reizwirkung klimatischer Verhältnisse auf den Organismus zur Besserung oder Verhütung von Krankheiten.

Kneippsche Anwendungen Von Sebastian Kneipp entwickelte Heilverfahren nach natürlichen Grundsätzen. Sie beinhalten Bäder, ➤ Güsse, ➤ Wickel u. v. a. m.

Knieguss Der kalte Wasserstrahl wird von den Fußzehen bis zur Kniekehle und an der Innenseite wieder zurückgeführt; kurbelt den Kreislauf an und entstaut die Venen. (➤ Guss)

Königskerze Schleimhaltige Pflanze; vor allem bei Atemwegserkrankungen angewandt.

Konzentrationsstörungen Von Objekt zu Objekt springende Gedanken ohne einheitliche Linie.

Kopfdampfbad ➤ Inhalation.

Kopfschmerzen Oft nicht genau lokalisierbare Schmerzen im Bereich des Schädels.

Krampfadern Erweiterte Beinvenen, die sichtbar unter der Haut verlaufen.

Kräuteressig Eine der ältesten Konservierungsmethoden ist, Kräuter in Essig oder Öl (➤ Kräuteröl) einzulegen. Die Heilstoffe gehen mit der Zeit in die Flüssigkeit über.

Kräutergeist Besteht in der Regel aus ätherischen ➤ Kräuterölen, mit hochprozentigem Weingeist versetzt.

Kräuteröl Öl, in das Kräuter eingelegt wurden. Wird zur Behandlung von Wunden, für Umschläge, und Massagen verwendet. (➤ Kräuteressig)

Kräutersalbe Eignet sich besonders gut zur Wundbehandlung, da sie schnell schmerzlindernd und entzündungshemmend wirkt.

Kräutersäckchen Mit heißen Kräutern gefüllter Leinbeutel; wird zur Schmerzlinderung aufgelegt.

Kräutertinktur Konzentrierter, haltbarer Drogenauszug; erst nach längerer Lagerung gebrauchsfähig. Meist wirksamer als eine ➤ Abkochung, da die Kräuterinhaltsstoffe in ganz aufgeschlossener Form vorhanden sind.

Kräuterwein Besteht meist aus gutem, trockenen Wein, in dem die Drogen einige Tage angesetzt werden.

Kreislaufstörungen Durchblutungsstörungen, die u. a. mit Schwindel, kalten Händen und Füßen, Appetitlosigkeit und allgemeiner Leistungsminderung einhergehen können.

Kümmel Das beste pflanzliche Mittel bei ➤ Blähungen und Magenproblemen.

Lavendel Aromatische Pflanze mit beruhigender Wirkung.

Lehmwickel Der Lehm wird auf die Haut oder auf ein Tuch aufgetragen. (➤ Wickel)

Leibwickel Reicht vom Rippenbogen bis zur Schamgegend; wird vor allem bei Erkrankungen der Unterleibsorgane angewendet. (➤ Wickel)

Lendenwickel Reicht vom Nabel bis zur Mitte der Oberschenkel; wird vor allem bei ➤ Blasen- und Nierenentzündungen angewendet. (➤ Wickel)

Lezithin Fettartige Stoffe; besonders reichlich in Hülsenfrüchten enthalten.

Liebstöckel ➤ Gewürz- und Heilpflanze, die Eintöpfe bereichert.

Löwenzahn Wichtige entgiftende und harntreibende ➤ Heilpflanze.

Magenschleimhautentzündung Geht mit Völlegefühl, → Sodbrennen und Schmerzen im Oberbauch einher.
Magnesium Mineralstoff; wichtig für Knochen und Zellen, besonders die Muskelzellen.
Majoran → Heil- und Gewürzpflanze.
Makrobiotik »Die Kunst, lange zu leben«; ursprünglich auf C. W. Hufeland zurückgehend.
Mandelentzündung Eitrige Entzündung des lymphatischen Gewebes besonders im Bereich der Gaumenmandeln.
Meerrettich Wurzelstange, die → antibakteriell wirkendes Senföl enthält.
Melisse → Heilpflanze, enthält das ätherische Melissenöl.
Menstruation Periode; monatliche Regelblutung.
Migräne Anfallsweise und meist einseitig auftretende Kopfschmerzen.
Mineralstoffe Unerlässlich für den Zellaufbau und alle lebenswichtigen → Stoffwechselfunktionen.
Mistel → Heilpflanze, die → Bitterstoffe, Öl, → Saponin und blutdrucksenkende Wirkstoffe enthält.
Mittelohrentzündung Bakterielle Entzündung des Mittelohrraums.
Moorbad Aufschwemmung von pulverisiertem Moor in Wasser; hilft vor allem bei → rheumatischen Erkrankungen und Frauenleiden.
Mundschleimhautentzündung Rote und geschwollene Mundschleimhaut; oft fauliger Geschmack im Mund.
Muskelkrampf Krampfartiges Zusammenziehen der Muskulatur; meist nach Überanstrengung.

Nackenguss Der Wasserstrahl wird von der Hand bis zur Schulter und zum Nacken geführt; lockert die Muskulatur in diesem Bereich. (→ Guss)
Nasenbluten Venöse Blutung im Bereich der Nasenscheidewand.
Nasennebenhöhlenentzündung Akute oder chronische Entzündung der Schleimhaut der Nasennebenhöhlen.
Nasenspülung Eine Flüssigkeit wird zur Abschwellung in die Nasenlöcher eingesaugt und wieder ausgestoßen.
Nasse Socken Von Kneipp eingeführte Variante des Fußwickels; in kaltes Wasser getauchte und ausgewrungene Leinen- oder Baumwollsocken.
Naturheilkunde Lehre der Krankheitsbehandlung, die auf die Steigerung der dem Menschen innewohnenden natürlichen Heilkräfte abzielt.
Nervosität Zeigt sich u. a. in starker Erregbarkeit, Herzklopfen, innerer Unruhe und Magendruck.
Neurodermitis Chronische, entzündliche Hauterkrankung; geht mit Juckreiz, trockener und geröteter Haut und Bläschenbildung einher.
Niedriger Blutdruck Absinken der Blutdruckwerte unter 110/80 mmHg.
Nierensteine Bildung von Steinen im Nierenbecken, die in Harnleiter und Blase abgehen können.

Oberkörperwaschung Betrifft den Oberkörper bis zur Hüfthöhe und beide Arme. (➡ Waschung)

Ödem Anschwellung im Unterhautzellgewebe durch Wasseransammlung.

Ohnmachtsanfall Durch Blutleere im Gehirn erzeugter vorübergehender Zustand der Bewusstlosigkeit.

Packung Andere Bezeichnung für ➡ Wickel.

Pfefferminze Enthält Menthol; wird ➡ Inhalationen bei ➡ Husten beigesetzt.

Potenzierung In der ➡ Homöopathie Verdünnung von Arzneimitteln nach ganz bestimmten Vorschriften.

Prophylaxe Zur Verhütung von Krankheiten.

Psychopharmaka Arzneimittel, die auf das Gehirn wirken und die Stimmung beeinflussen.

Pulver Fein zerkleinerte Arzneistoffe oder -zubereitungen für den äußeren oder inneren Gebrauch.

Quarkwickel Mit Quark gefülltes Leinentuch; wirkt entzündungshemmend. (➡ Wickel)

Quendel Halbstrauch mit vielfältiger Heilwirkung.

Rekonvaleszenz Genesung.

Rheumatische Erkrankungen Entzündliche, degenerative und schmerzhafte Erkrankungen, die Gelenke sowie Weichteile betreffen.

Ringelblume Pflanze mit stark entzündungshemmender Wirkung.

Rizinusöl In Dünn- und Dickdarm wirkendes Abführmittel.

Rosskastanie ➡ Heilpflanze mit zusammenziehender und entzündungshemmender Wirkung.

Rückenguss Der Wasserstrahl wird von der Hand über Schulter und Rücken bis zum Po geführt; steigert die Durchblutung. (➡ Guss)

Salbei ➡ Heilpflanze mit beruhigender, entzündungshemmender Wirkung.

Saponine Ergeben zusammen mit Wasser eine schäumende Lösung; wirken meist schleimlösend, harntreibend oder als Brechmittel.

Sauerampfer Appetitanregende und entwässernde ➡ Heilpflanze.

Sauna Heißluftbad bei einer Lufttemperatur von ca. 80–90 °C.

Schachtelhalm ➡ Heilpflanze mit durchblutungsfördernder und entzündungshemmender Wirkung.

Schafgarbe ➡ Heilpflanze mit entzündungshemmender und krampflösender Wirkung.

Schenkelguss Der Wasserstrahl wird vom Vorderfuß über die Außenseite des Beines bis zum Gesäß geführt und an der Innenseite des Beines zur Ferse zurück; zur Abhärtung und bei Venenleiden. (➡ Guss)

Schlackenstoffe Täglich auszuscheidende ➡ Stoffwechselendprodukte.

Schlehe Wild wachsender Strauch mit vielfältiger Heilwirkung.

Schleimstoffe Pflanzeninhaltsstoffe, die Schleimhäute und Wundoberflächen schützen und abführend wirken.

Schluckauf Plötzliches, unwillkürliches Zusammenziehen des Zwerchfells, das ein abruptes, lautes Einatmen hervorruft.

Schneegehen Kurzes Barfußgehen im Schnee; zur Abhärtung.

Schnupfen Entzündung der Nasenschleimhaut.

Schuppenflechte Hautkrankheit mit charakteristischem schuppenden ➤ Hautausschlag.

Senf ➤ Heilpflanze, die den Kreislauf entlastet und den Appetit anregt.

Senfwickel Wasser wird mit Senfmehl verdünnt und auf ein Leinentuch aufgetragen; wirkt durchblutungsfördernd und ➤ antibakteriell. (➤ Wickel)

Signaturenlehre Nach Paracelsus; besagt, dass Farbe und Aussehen einer ➤ Heilpflanze Rückschluss auf seine Verwendung zuließen.

Sirup Wässrige oder alkoholische Kräuterzubereitung mit 70-prozentiger Zucker- oder Honiglösung eingedickt.

Sitzbad Umfasst den Unterkörper ohne Beine und dient der gezielten Behandlung von Bauch- und Geschlechtsorganen.

Sodbrennen Brennende oder kratzende Empfindung hinter dem Brustbein, gewöhnlich nach der Mahlzeit auftretend; entsteht durch Entzündungen der Speiseröhre oder des Magens.

Sonnenbad Die ultravioletten Strahlen der Sonne üben eine starke Reizwirkung auf den Körper aus.

Sonnenbrand ➤ Verbrennungen der Haut durch übermäßige Sonneneinstrahlung.

Spitzwegerich Robuste Pflanze; wird aufgrund ihres Schleimgehalts als Wundheilmittel gelobt.

Stiefmütterchen Wiesenblume, die gegen ➤ Akne und ➤ Husten hilft.

Stockrose Schleimhaltige Pflanze; hilft bei ➤ Husten und ➤ Bronchitis.

Stoffwechsel Gesamtheit der chemischen Umsetzungen im Körper der Lebewesen; z. B. Aufnahme des Sauerstoffs der Luft durch Atmung; Transport, Verarbeitung, Verdauung und Aufnahme der Nahrungsmittel und vieles mehr

Süßholz ➤ Heilpflanze; aus ihrem Saft wird Lakritze hergestellt.

Tautreten Kurzes Gehen in taufeuchtem Gras zur Abhärtung.

Terpentin Dickflüssiges Harz bestimmter Kiefernarten; wird auch zu Heilzwecken verwendet.

Thymian Stark duftende ➤ Heil- und Gewürzpflanze; wirksam gegen Darmbakerien.

Trockenbürsten Das Bürsten der Haut regt die Durchblutung und den Hautstoffwechsel an, verbessert den Kreislauf und entschlackt.

Unterkörperwaschung Betrifft den ganzen Körper von der Gürtellinie bis zu den Fußsohlen. (➺ Waschung)

Verbrennung Schädigung des Gewebes, z. B. der Haut, durch Hitze.

Verstauchung Überdehnung von Gliedmaßen durch ungeschickte Bewegung oder Gewalteinwirkung.

Verstopfung Verzögerte Stuhlentleerung.

Virus Erreger von ➺ Infektionskrankheiten.

Vitamine Für den Menschen lebenswichtige Nahrungsbestandteile; sind fett- oder wasserlöslich.

Vollbad Der ganze Körper bis zum Hals wird in das Wasser eingetaucht; wirkt sehr entspannend.

Wadenwickel Reicht von der Knöchelgegend bis zur Kniekehle; wird vor allem bei fieberhaften Erkrankungen angewendet. (➺ Wickel)

Walnuss Baum, dessen junge Blätter zu Heilzwecken genutzt werden.

Warzen Kleine, rundliche, oft zerklüftete Hautwucherungen; durch verschiedene ➺ Viren hervorgerufen.

Waschung Wirkt wiederherstellend und kräftigend; mit einem in Wasser eingetauchten und ausgewrungenen Tuch werden die entsprechenden Körperteile befeuchtet, aber nicht frottiert.

Wassertreten Bewegungen im waden-tiefen Wasser bei 10–18 °C. Die Beine werden bei jedem Schritt bis über die Wasseroberfläche gehoben.

Wechselbad Betrifft Arme oder Füße; durch den Wechsel von kalt und warm werden sowohl die Durchblutung als auch der Kreislauf angekurbelt; man benötigt eine Wanne mit warmem und eine mit kaltem Wasser.

Wechseldusche Beginnt mit warmem Wasser und hört mit kaltem auf. In der Regel wird mehrmals gewechselt.

Weide Baum oder Strauch, dessen Rinde schweißtreibend, entwässernd und schmerzlindernd wirkt.

Weißdorn Strauch, dessen Teile als Heil- und Kräftigungsmittel gelten.

Weiße oder Taubnessel ➺ Heilpflanze; wird bei Frauenleiden eingesetzt.

Wermut Altbekannte ➺ Heilpflanze mit hohem ➺ Bitterstoffgehalt.

Wickel Anwendungen mit Tüchern, die Körperteile oder größere Körperzonen umfassen; werden im Bett verabreicht, entweder kalt, warm oder heiß; Wickel müssen dicht an den Körper angelegt werden.

Ysop Aromatische ➺ Gewürz- und Heilpflanze.

Zahnfleischentzündung Das Zahnfleisch ist gerötet und schmerzt.

Zwiebelwickel Mit Zwiebeln gefüllter ➺ Wickel; wirkt entzündungshemmend, desinfizierend und entgiftend.

Impressum

© 1997 W. Ludwig Buchverlag in der Südwest Verlag GmbH & Co. KG, München
2. Auflage 1997

Redaktion:
Cornelia Zucker
Redaktionsleitung:
Dr. med. Christiane Lentz
Bildredaktion:
Ute Schoenenburg
Produktion:
Manfred Metzger
Grafische Gestaltung, Satz/DTP:
Dirk Risch

Printed in Slowenia

ISBN 3-7787-3524-1

Über die Autorinnen

Andrea-Anna Cavelius ist freie Journalistin und Redakteurin.
Birgit Frohn ist Diplom-Biologin und ebenfalls freie Journalistin. Die Schwerpunkte der beiden Autorinnen sind Naturheilkunde und alternative Heilmethoden.

Bildnachweis

AKG, Berlin: 31, 185, 220; Bavaria, Gauting: 18, 24 (Fiore), 36 (Peter Irish), 104 (Winter), 240 (Worldstock); Bilderberg, Hamburg: 13 (Eberhard Grames), 236 (Wolfgang Kunz); Bilder Pur, München: 70 (Hans Reinhard); Das Fotoarchiv, Essen: 181 (Oswald Baumeister); IFA-Bilderteam, Taufkirchen: 225 (Bumann); klett floradruck, Filderstadt: 315 (S. Eigstler); Mauritius, Mittenwald: 41 (Hubatka), 55, 65, 154, 203, 260 (Rosenfeld), 79 (Dr. Pott), 90 (Pele), 118 (AGE Kat.), 127 (Rosenfeld/Images Ltd.), 132 (West Studios), 142 (Altmann), 207 (Ernst Grasser), 247 (O' Brien), U4 und 252 (Reinhard); Südwest Verlag, München ©: Titel (Karl Nehwedel); 113, 212, 232 (Michael Nagy), 229 (Hans Seidenabel), 149 re. und li.; Low Tim, Australien: 217; Transglobe Agency, Hamburg: 171 (Aloha/Seeling), 194 (Antje Wiech), 199 (Marka), 256 (E. Martino); Wildlife, Hamburg: 48, 85, 166, 279, 301 (D. Harms), 59, 95 re. und li., 109, 122, 288, 294 (Peter Hartmann), 75 (H. C. Kappel), 99, 264 (J. Mallwitz), 137 (C. Heumader), 159 (H. Wirth), 176 (HPH Photograpers), 189 (M. Harvey), 269 (Bernd Zoller), 274 (W. Fiedler), 284 (D. Harms/PANDA), 297 (H. O. Schulze), 304 (K. Bogon), 309 (Bianca Frey), 312 (Delpho)

Hinweis

Das vorliegende Buch ist sorgfältig erarbeitet worden. Dennoch erfolgen alle Angaben ohne Gewähr. Weder Autorinnen noch Verlag können für eventuelle Nachteile oder Schäden, die aus den im Buch gemachten praktischen Hinweisen resultieren, eine Haftung übernehmen.

Anmerkung der Redaktion

Sie haben sicher gemerkt, dass wir diesem Buch die neuen amtlichen Rechtschreibregeln zu Grunde/zugrunde gelegt haben.

Beschwerden und Symptome

Anwendungen und Rezepte

Sachregister